全国优秀教材二等奖

"十四五"职业教育国家规划教材

国家卫生健康委员会"十三五"规划教材
全 国 高 职 高 专 规 划 教 材

供眼视光技术专业用

眼镜定配技术
第 2 版

主　　编　闫　伟　蒋金康

副主编　朱嫦娥　杨　林　金婉卿

编　　者（以姓氏笔画为序）

王景辉　天津眼科医院

朱嫦娥　天津职业大学

刘亚丽　豪雅（上海）光学有限公司

闫　伟　济宁职业技术学院

杨　林　郑州铁路职业技术学院

金婉卿　温州医科大学附属眼视光医院

郑家春　无锡工艺职业技术学院

唐　洁　厦门医学院

蒋金康　无锡工艺职业技术学院

舒宝童　河南医学高等专科学校

谭书贞　济宁职业技术学院

数字资源负责人　闫　伟　蒋金康

人民卫生出版社

图书在版编目（CIP）数据

眼镜定配技术/闫伟，蒋金康主编. —2版. —北京：人民卫生出版社，2019

ISBN 978-7-117-28661-9

Ⅰ. ①眼… Ⅱ. ①闫… ②蒋… Ⅲ. ①眼镜检法－医学院校－教材 Ⅳ. ①R778.2

中国版本图书馆 CIP 数据核字（2019）第 133983 号

| 人卫智网 | www.ipmph.com | 医学教育、学术、考试、健康，购书智慧智能综合服务平台 |
| 人卫官网 | www.pmph.com | 人卫官方资讯发布平台 |

眼镜定配技术

第 2 版

主　　编：闫　伟　蒋金康
出版发行：人民卫生出版社（中继线 010-59780011）
地　　址：北京市朝阳区潘家园南里 19 号
邮　　编：100021
E - mail：pmph @ pmph.com
购书热线：010-59787592　010-59787584　010-65264830
印　　刷：人卫印务（北京）有限公司
经　　销：新华书店
开　　本：889×1194　1/16　印张：18
字　　数：483 千字
版　　次：2012 年 4 月第 1 版　2019 年 8 月第 2 版
　　　　　2024 年 11 月第 2 版第 11 次印刷（总第 21 次印刷）
标准书号：ISBN 978-7-117-28661-9
定　　价：99.00 元
打击盗版举报电话：010-59787491　E-mail：WQ @ pmph.com
（凡属印装质量问题请与本社市场营销中心联系退换）

全国高职高专院校眼视光技术专业
第二轮国家卫生健康委员会规划教材（融合教材）修订说明

全国高职高专院校眼视光技术专业第二轮国家卫生健康委员会规划教材，是在全国高职高专院校眼视光技术专业第一轮规划教材基础上，以纸质为媒体，融入富媒体资源、网络素材、慕课课程形成的"四位一体"的全国首套眼视光技术专业创新融合教材。

全国高职高专院校眼视光技术专业第一轮规划教材共计13本，于2012年陆续出版。历经了深入调研、充分论证、精心编写、严格审稿，并在编写体例上进行创新，《眼屈光检查》《验光技术》《眼镜定配技术》《眼镜维修检测技术》和《眼视光技术综合实训》采用了"情境、任务"的形式编写，以呼应实际教学模式，实现了"老师好教，学生好学，实践好用"的精品教材目标。其中，《眼科学基础》《眼镜定配技术》《接触镜验配技术》《眼镜维修检测技术》《斜视与弱视临床技术》《眼镜店管理》《眼视光常用仪器设备》为高职高专"十二五"国家级规划教材立项教材。本套教材的出版对于我国眼视光技术专业高职高专教育以及专业发展具有重要的、里程碑式的意义，为我国眼视光技术专业实用型人才培养，为促进人民群众的视觉健康和眼保健做出历史性的巨大贡献。

本套教材第二轮修订之时，正逢我国医疗卫生和医学教育面临重大发展的重要时期，教育部、国家卫生健康委员会等八部门于2018年8月30日联合印发《综合防控儿童青少年近视实施方案》（以下简称《方案》），从政策层面对近视防控进行了全方位战略部署。党中央、国务院对儿童青少年视力健康高度重视，对眼视光相关工作者提出了更高的要求，也带来了更多的机遇和挑战。我们贯彻落实《方案》、全国卫生与健康大会精神、《"健康中国2030"规划纲要》和《国家职业教育改革实施方案》（职教20条），根据教育部培养目标、国家卫生健康委员会用人要求，以及传统媒体和新型媒体深度融合发展的要求，坚持中国特色的教材建设模式，推动全国高职高专院校眼视光技术专业第二轮国家卫生健康委员会规划教材（融合教材）的修订工作。在修订过程中体现三教改革、多元办学、校企结合、医教协同、信息化教学理念和成果。

本套教材第二轮修订遵循八个坚持，即①坚持评审委员会负责的职责，评审委员会对教材编写的进度、质量等进行全流程、全周期的把关和监控；②坚持按照遴选要求组建体现主编权威性、副主编代表性、编委覆盖性的编写队伍；③坚持国家行业专业标准，名词及相关内容与国家标准保持一致；④坚持名词、术语、符号的统一，保持全套教材一致性；⑤坚持课程和教材的整体优化，淡化学科意识，全套教材秉承实用、够用、必需、以职业为中心的原则，对整套教材内容进行整体的整合；⑥坚持"三基""五性""三特定"的教材编写原则；⑦坚持按时完成编写任务，教材编写是近期工作的重中之重；⑧坚持人卫社编写思想与学术思想结合，出版高质量精品教材。

本套教材第二轮修订具有以下特点：

1. 在全国范围调研的基础上，构建了团结、协作、创新的编写队伍，具有主编权威性、副主编代表性、编委覆盖性。全国15个省区市共33所院校（或相关单位、企业等）共约90位专家教授及一线教师申报，最终确定了来自15个省区市，31所院校（或相关单位、企业等），共计57名主编、副主编组成的学习型、团结型的编写团队，代表了目前我国高职眼视光技术专业发展的水平和方向、教学思想、教学模式和教学理念。

2．对课程体系进行改革创新，在上一轮教材基础上进行优化，实现螺旋式上升，实现中高职的衔接、高职高专与本科教育的对接，打通眼视光职业教育通道。

3．依然坚持中国特色的教材建设模式，严格遵守"三基""五性""三特定"的教材编写原则。

4．严格遵守"九三一"质量控制体系确保教材质量，为打造老师好教、学生好学、实践好用的优秀精品教材而努力。

5．名词术语按国家标准统一，内容范围按照高职高专眼视光技术专业教学标准统一，使教材内容与教学及学生学习需求相一致。

6．基于对上一轮教材使用反馈的分析讨论，以及各学校教学需求，各教材分别增加各自的实训内容，《眼视光技术综合实训》改为《眼视光技术拓展实训》，作为实训内容的补充。

7．根据上一轮教材的使用反馈，尽可能避免交叉重复问题。《眼屈光检查》《斜视与弱视临床技术》《眼科学基础》《验光技术》，《眼镜定配技术》《眼镜维修检测技术》，《眼镜营销实务》《眼镜店管理》，有可能交叉重复的内容分别经过反复的共同讨论，尽可能避免知识点的重复和矛盾。

8．考虑高职高专学生的学习特点，本套教材继续沿用上一轮教材的任务、情境编写模式，以成果为导向、以就业为导向，尽可能增加教材的适用性。

9．除了纸质部分，新增二维码扫描阅读数字资源，数字资源包括：习题、视频、彩图、拓展知识等，构建信息化教材。

10．主教材核心课程配一本学习指导及习题集作为配套教材，将于主教材出版之后陆续出版。

本套教材共计 13 种，为 2019 年秋季教材，供全国高职高专院校眼视光技术专业使用。

第二届全国高职高专眼视光技术专业
教材建设评审委员会名单

顾　问

瞿　佳　温州医科大学
赵堪兴　天津医科大学
崔　毅　中国眼镜协会
刘　斌　天津职业大学
齐　备　中国眼镜协会
谢培英　北京大学
高雅萍　天津职业大学

主任委员

王海英　天津职业大学

副主任委员

赵云娥　温州医科大学
贾　松　苏州卫生职业技术学院
亢晓丽　上海交通大学

委　员（按姓氏拼音排序）

边云卓　沧州医学高等专科学校
陈大复　厦门大学
陈丽萍　天津职业大学
陈世豪　温州医科大学
崔　云　长治医学院
丰新胜　山东医学高等专科学校
冯桂玲　唐山职业技术学院
高雅萍　天津职业大学
高玉娟　长治医学院
顾海东　南京远望视光学研究所
郝少峰　长治医学院
胡　亮　温州医科大学
黄小明　温州医科大学
姬亚鹏　长治医学院
贾　松　苏州卫生职业技术学院
姜　珺　温州医科大学
蒋金康　无锡工艺职业技术学院
金晨晖　深圳职业技术学院
金婉卿　温州医科大学
亢晓丽　上海交通大学
李　兵　锦州医科大学
李　捷　天津爱尔眼科医院
李丽娜　包头医学院
李瑞凤　漳州卫生职业学院
李童燕　南京科技职业学院
李延红　上海第二工业大学
刘　念　广州商贸职业学校
刘　宁　郑州铁路职业技术学院
刘　意　郑州铁路职业技术学院

第二轮教材（融合教材）目录

眼科学基础（第2版）　　　　　主　编　贾　松　赵云娥
　　　　　　　　　　　　　　　副主编　王　锐　郝少峰　刘院斌

眼屈光检查（第2版）　　　　　主　编　高雅萍　胡　亮
　　　　　　　　　　　　　　　副主编　王会英　杨丽霞　李瑞凤

验光技术（第2版）　　　　　　主　编　尹华玲　王立书
　　　　　　　　　　　　　　　副主编　陈世豪　金晨晖　李丽娜

眼镜定配技术（第2版）　　　　主　编　闫　伟　蒋金康
　　　　　　　　　　　　　　　副主编　朱嫦娥　杨　林　金婉卿

接触镜验配技术（第2版）　　　主　编　谢培英　王海英
　　　　　　　　　　　　　　　副主编　姜　珺　冯桂玲　李延红

眼镜光学技术（第2版）　　　　主　编　朱世忠　余　红
　　　　　　　　　　　　　　　副主编　高玉娟　朱德喜

眼镜维修检测技术（第2版）　　主　编　杨砚儒　施国荣
　　　　　　　　　　　　　　　副主编　刘　意　姬亚鹏

斜视与弱视临床技术（第2版）　主　编　崔　云　余新平
　　　　　　　　　　　　　　　副主编　陈丽萍　张艳玲　李　兵

低视力助视技术（第2版）　　　主　编　亢晓丽
　　　　　　　　　　　　　　　副主编　陈大复　刘　念　于旭东

眼镜营销实务（第2版）　　　　主　编　张　荃　刘科佑
　　　　　　　　　　　　　　　副主编　丰新胜　黄小明　刘　宁

7

获取融合教材配套数字资源的步骤说明

① 扫描封底红标二维码，获取图书"使用说明"。

② 揭开红标，扫描绿标激活码，注册/登录人卫账号获取数字资源。

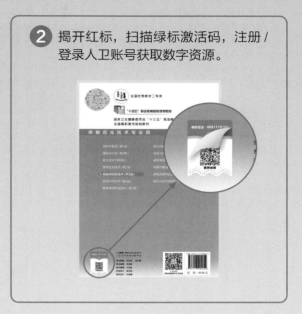

③ 扫描书内二维码或封底绿标激活码随时查看数字资源。

④ 登录 zengzhi.ipmph.com 或下载应用体验更多功能和服务。

扫描下载应用

客户服务热线 400-111-8166

关注人卫眼科公众号
新书介绍　最新书目

前　言

　　本教材是对 2012 年出版的《眼镜定配技术》的修订。在修订过程中，编写团队充分听取了广大师生和读者的反馈意见和建议，对本书的部分情境、任务和配套学习资源进行了适当调整和补充。突出了"学习情境导向、任务驱动""教、学、做"相结合的教学模式改革要求，学习情境的设计以眼镜定配岗位典型的工作任务为载体，按真实的工作过程组织理论和技能学习内容；学习内容的设计，遵循了"由简单到复杂、由单一任务到综合任务"的认知规律，契合了"以能力培养为中心"的现代高职教育理念。

　　第二版教材在内容上减少了与本系列其他教材内容重叠的部分，调整了各学习情境和任务之间的重复内容，并对照眼镜定配工国家职业技能标准增加了棱镜眼镜定配的内容。本教材按照最新的教改成果完善了"学习目标"和"实训项目及考核标准"，对于工作内容和技术要点的描述更加精炼、细致，图文并茂，突出了工作步骤和操作要点。同时，为了便于学生更好的学习，本教材采用彩图印刷，同时增加了融合教材数字资源，对于眼镜定配加工中所使用仪器设备，尽可能使用目前行业普遍使用的典型的仪器设备。

　　本教材共分四个情境。情境一包括六个工作任务，唐洁老师修订了任务一，舒宝童老师修订了任务二，谭书贞老师修订了任务三，朱嫦娥老师修订了任务四，闫伟老师修订了任务五和本书的绪论，蒋金康老师修订了任务六。杨林老师修订了情境二；刘亚丽老师修订了情境三中的任务一和任务二；金婉卿老师修订了情境三中的任务三和任务四；郑家春老师编写了情境四中的任务一，王景辉老师编写了情境四中的任务二。

　　在本教材的修订编写过程中，济宁职业技术学院、无锡工艺职业技术学院、天津职业大学、郑州铁路职业技术学院、温州医科大学附属眼视光医院、豪雅（上海）光学有限公司、厦门医学院、河南医学高等专科学校、天津眼科医院给予了全力的支持，在此谨致以诚挚的感谢。

　　由于水平与时间所限，且材料和技术日新月异，难免有疏漏不妥之处，恳请使用和关心本教材的同道和读者多提宝贵意见，以便再版修订完善。

闫　伟　蒋金康

2019 年 7 月

目　录

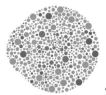

绪　　论

学习目标

1. 掌握：眼镜定配工作的内容和主要工作任务。
2. 掌握：眼镜定配技术的学习方法。
3. 熟悉：框架眼镜的种类和分类方法。
4. 了解：眼镜的历史与发展。

一、眼镜的历史与发展

眼镜是矫正眼睛屈光不正、保护眼睛健康和提高视功能的一种特殊光学器具。随着经济和社会的发展，眼镜的功能也在不断拓展，以保健、美容、时尚为配镜目的人群正不断增加，眼镜与人类的生活也变得更加密切，正逐渐成为人类生活中的必需用品。

1. 眼镜的历史　眼镜，古称"叆叇"，最早是用水晶或透明矿物质制作的圆形单片，不带边框，手持使用。后来为了使用方便，用木质或者金属给镜片做了边框，并将边框固定在一个手柄上，好像现在的单柄放大镜。随着时代的进步和发展，由于单柄眼镜使用不方便，开始出现把两个单柄镜通过针销或铆合连接在一起，当中绕轴可以上下分合，用绳带牵挂在头或帽子上，也可利用压力把它夹在鼻梁上使用。16世纪开始，才出现了架在鼻梁上的双片眼镜，在镜架两端系上线挂在耳朵上。

最原始的眼镜是起源于"放大镜"，即光学透镜中的凸透镜。相传，在我国古代有人看到一滴松香树脂结晶体上恰巧有只蚊子被夹在其中，通过松香晶体球看到这只蚊子体形特大，由此启发了人们对光学折射作用的认识，进而利用天然水晶琢磨成凸透镜，来放大微小物体，用以谋求解决人们视力上的困难。这就是我国眼镜的雏形时期。

春秋末年，齐国工业技术官书《考工论》就有用凹球面镜取火的记载，当时记载的是镜片的概念。晋朝张华著的《博物志》中有"削冰命圆，举以向日，以艾承其影则得火"的记载，可见我国在公元3世纪已经知道利用凸透镜的折光聚焦取火了。

明代文学家田艺蘅在《留青日札》卷二《叆叇》中写道："每看文章，目力昏倦，不辨细节，以此掩目，精神不散，笔画信明。中用绫绢联之，缚于脑后，人皆不识，举以问余。余曰：此叆叇也。"这时的叆叇即眼镜最初的叫法。

中国历史博物馆馆藏明代宫廷画《南都繁会景物图卷》中有一老者戴着眼镜，这是眼镜在我国使用的最早图像记录。

根据Duke Elder所著的眼科全书介绍，意大利人马可波罗（Marco Polo，1254—1324），1274年到北京时，看到元朝宫廷里有人戴眼镜阅读文件，遂将其带到威尼斯，由工匠设法仿制，从而使眼镜传入欧洲。在意大利威尼斯北部的圣尼可拉教堂中有一幅壁画，那是托马索·达·莫代纳（Tommaso da Modena）于1352年描绘的老年人戴眼镜阅读小字的内容，这也是目前已知的出现在艺术作品上最早的眼镜，这幅壁画表明，13世纪末欧洲已经开始制作眼镜了，到了14世纪中期老花眼镜已经比较发达了。

眼镜真正得到普及应是15世纪中期的事情，由于约翰内斯·谷登堡发明了活版印刷术，致使书籍大量上市，人们对眼镜的需求也呈飞速增长之势。

1600年，一位荷兰玻璃吹制工人，根据光的折射定律，制造了世界上第一架望远镜，这是人们首次利用镜片，使人眼在正常状态下能看到原本无法看见的物体。

2. 眼镜的发展　镜片的材料最初采用的是天然水晶（水晶、茶晶），随着玻璃工业的出现和发展，玻璃逐渐成为了制镜材料，我国采用玻璃制作眼镜已经有200多年的历史。由于天然水晶与玻璃相比，重量比较重，并且存在双折射现象，后来玻璃材料逐步取代了天然水晶。

随着科学技术的发展和人类对镜片材料研究的不断深入，不同类型和不同折射率的镜片材料随之相继出现，其中最具代表性的是皇冠玻璃（又称冕牌玻璃），其折射率为1.523，它成了以后玻璃材料或折射率标准的对照材料。为了减轻镜片重量或减薄镜片的厚度，还研制出了一些高折射率玻璃镜片。

后来随着航空业的发展，一些原本为航空领域研制和发展的树脂材料，如哥伦比亚树脂材料的39号（CR39）、聚碳酸酯（PC）（又称宇宙片或太空片）等，逐渐被应用到眼镜领域，这些材料的应用为眼镜材料带来了革命性发展，不仅满足了配镜者对轻、薄的要求，而且还使配镜者戴起来更安全、更健康，视觉也更加清晰等。

为了从生理和视觉角度减少镜片的反光、眩光，更多地阻断紫外线对眼睛的影响，镜片表面的镀膜技术也在不断提高。镀膜工艺从最初的"抗反射膜"逐步发展到由耐磨损膜（又称加硬膜）、多层减反射膜、憎水膜（又称抗污膜）等组成的复合膜，从而大大提高了镜片的清晰度和美观度，同时还增加了镜片的耐用性，延长了镜片的使用寿命。

在镜片设计上，随着多学科研究的交叉、融合，如数学、光学和计算机的应用，镜片设计由最初的球面设计发展到非球面设计，非球面设计的镜片相比球面设计的镜片无论从成像质量、外观和承受重量方面都达到了良好的效果。矫正老视的镜片，也由原来只能看近的单焦点镜片发展为既能看远又能看近的双焦点镜片；随后出现了能看远、看中和看近距离的三焦点镜片。20世纪50年代又出现了一种能满足不同距离注视要求的镜片——渐变焦镜片。近年来，随着计算机技术的迅速发展，渐变焦镜片在消除周边变形等方面已取得重大进展，更加符合眼睛视觉生理的镜片层出不穷。

早期的镜架材料有木质、纸质、角质、皮革和玳瑁甲等。后来相继发展到采用金属材料，如：铜、铁、金、银及现代的各种合金、镀金、包金、K金、不锈钢和塑胶材料等。

总之，眼镜作为既具备视觉矫正功能，又具备时尚美学的特殊光学器具，正朝着安全、轻巧、舒适、时尚等方面不断发展。

二、框架眼镜的组成和分类

眼镜是矫正眼球屈光不正、保护眼睛健康和提高视功能的一种特殊光学器具。它既是保护眼睛的工具，又是一种美容的装饰品。

人们通常所说的眼镜指的是框架眼镜（frame glasses），即把镶嵌在框架内的镜片，戴在眼睛前方的眼镜，简称"眼镜（glasses）"。另外，还有一种是把镜片戴在眼睛角膜上的眼镜，称为接触镜（contact lens），俗称"隐形眼镜"。本教材主要介绍框架眼镜的定配技术，简称"眼镜定配技术"。

（一）眼镜的组成

眼镜是由镜片（lens）和镜架（frame）组成。镜架一般是由镜圈、鼻梁、鼻托、桩头、镜腿、铰链、脚套、撑片组成，不同类型的镜架还有眉毛、尼龙拉丝、螺丝、螺母、螺帽、垫圈等辅助零件。

（二）眼镜的分类

眼镜有以下几种分类方法：

1．按镜片焦点　可分为单焦眼镜、双焦眼镜、三焦眼镜和渐变焦眼镜。

2．按眼睛屈光状态　可分为近视眼镜、远视眼镜、散光眼镜、老花眼镜和平光眼镜等。

3．按眼镜功能　可分为普通眼镜（矫正眼镜）、保护眼镜、特殊眼镜和治疗眼镜。

普通眼镜就是通常用来矫正屈光不正、提高视力的眼镜，也称矫正眼镜。包括近视镜、远视镜、散光镜、老花镜等。

保护眼镜包括遮阳镜（太阳镜）、遮风镜、电焊镜、气焊镜、高炉镜、普通防护眼镜等。

特殊眼镜包括望远镜式眼镜（助视镜）、3D眼镜等。

治疗眼镜是指用于治疗斜视、弱视等眼屈光异常和眼疾病的眼镜。

4．按镜型款式　可分为全框眼镜、半框眼镜、无框眼镜、组合架眼镜和折叠架眼镜。

全框眼镜是现在最常用的一款镜架类型。其特点是牢固、易于定形，可遮掩一部分的镜片厚度。

半框眼镜俗称拉丝眼镜，它是用一条很细的尼龙丝作部分框缘来固定镜片的镜架，镜片经特殊磨制，将其边缘磨平，边缘中有一条窄槽，使尼龙丝嵌入槽中，形成无底框的式样，因而重量很轻，给人以轻巧别致之感，也较为牢固。

无框眼镜就是没有镜框，只有鼻梁和镜腿，镜片与鼻梁、镜片与镜腿均是直接由螺丝紧固连接，需要在镜片上打孔，所以无框眼镜也称打孔眼镜。无框架比普通镜架更加轻巧、别致，但强度稍差。

组合架眼镜前框处有两组镜片，其中一组以夹持、磁吸等方式固定于眼镜架上，不需要时可上翻或直接取下来。通常为屈光不正人士室内、户外两用。

折叠架眼镜的镜架可以折叠，最多的可以折成四折或六折，多为老花镜。

三、眼镜定配工作的内容与学习方法

（一）眼镜定配工作的内容

眼睛是感知外界信息的重要器官，人们获得的外界信息大约有83%是靠眼睛来完成的，所以它是人类观察世界、与外部世界沟通的主要渠道。而眼镜又是戴在眼睛前方用来矫正视力、保护眼睛的光学器件，所以，眼镜既是保护眼睛的工具，又是一种美容的装饰品。眼镜与人类的生活联系密切，一副眼镜配的合适与否对人们的劳动、学习和生活影响很大。所谓"定配"就是根据配镜处方，为配镜者"量身定做"，以此来获得最理想的配戴效果。理想的眼镜不仅带来清晰的视觉，还应让戴镜者获得舒适的感觉、持久的近距离阅读和高品位的外观。

因此，眼镜定配工作就是指眼镜定配工根据配镜处方所提供的数据和配镜者的具体情况，通过一系列科学工艺和制作技术，为配镜者定配制作视物清晰、戴用舒适、持久阅读、外型美观的眼镜。

1．眼镜定配的主要工作任务。

序号	主要工作任务	序号	主要工作任务
1	接待	9	磨边
2	咨询	10	装配
3	瞳距测量	11	光学参数检测
4	分析处方	12	外观检查
5	商品介绍	13	整形
6	镜架参数的测量	14	校配
7	模板制作	15	质量检测
8	确定加工中心	16	仪器维护

关于仪器维护的相关内容，重点在眼视光常用仪器设备课程中学习，本课程不再介绍。

2. 眼镜定配需要掌握的职业知识

序号	职业知识
1	掌握与眼镜和眼睛相关的几何光学、物理光学和眼球生理光学方面的基本知识
2	掌握球镜、柱镜、棱镜的有关基本理论
3	掌握眼屈光不正及其光学矫治原理
4	掌握瞳距测量和镜片移心的基本知识和基本方法
5	掌握眼镜架规格和测量的基本知识；全面了解各种常用材料和最新材料性能和特点
6	掌握眼镜片材料分类与设计及镀膜的基本知识
7	掌握多焦点镜片的分类与设计及验配方面的有关知识
8	掌握眼镜的装配工艺
9	掌握眼镜配发与常规问题的处理方法
10	掌握眼镜维修整形的原理及方法
11	了解视光眼镜行业的现行有关国家标准，掌握配装眼镜的检验方法
12	掌握常用仪器设备维护的基本知识

3. 从事眼镜定配工作应具备的职业素质　作为一名合格的定配师，在兼备高超的职业技能之外，还必须要有良好的职业道德和职业素质：①遵纪守法、爱岗敬业，这是对员工的基本职业素质要求；②对待顾客，要文明礼貌、态度随和，全心全意为消费者服务；③对待同事，要谦虚谨慎、团结协作；④要自觉履行工作职责，遵守操作规程，爱护使用的仪器设备，做到常查、常维护；⑤要刻苦学习，勤奋钻研，不断提高自身素质。

（二）学习眼镜定配技术的方法

眼镜定配技术是眼视光技术专业的核心专业课，是眼镜定配工必修的技能课程。它不仅涉及光学、材料学、生物化学，还与眼球生理学、眼科学、视光学、双眼视觉学、心理学和美学等有着不可分割的联系。因此，学习本课程一定要注意以下方法：

1. 牢固树立以人为本的理念，刻苦学习，勤奋钻研　眼镜定配工作服务的对象是人，眼镜的工作对象是眼睛，眼镜配的理想与否直接影响人们的劳动、学习和生活。因此，学习本课程必须要牢固树立以人为本的理念，刻苦学习，勤奋钻研，不断提高自身的业务水平，为广大配镜者提供更好、更优质的技术服务，使他们都能过上幸福美好的生活。

2. 学习本课程，一定要把眼镜、眼睛和人看作一个整体进行学习　眼睛虽然是完美的光学器具，但是由于各种因素的变化，如角膜过陡或过平、眼轴过长或过短等，使得所要注视的外界物体不能清晰成像在视网膜上，从而引起视物不清。如在眼前配戴合适镜片，就能弥补眼球光学方面的缺陷，使外界物体成像在视网膜上。此时，该光学镜片就相当于和眼球重新组成了理想的眼球光学系统，成为眼的重要组成部分。同时，在学习本课程的过程中，还必须要考虑人们的用眼习惯、工作的特殊环境、对过去配镜处方的使用习惯、对时尚、美学的看法等因素，必须要把眼镜、眼睛和人看作是一个整体进行学习。

3. 眼镜既是一种光学器具又是一种"特殊的医疗器具"，要强化健康意识　随着眼镜使用范围的不断扩大，人们往往注重眼镜的物理属性，而忽略了眼镜与人眼的生理和病理关系。眼镜不仅是光学器具，具备商品性，更是特殊的医疗器具。在传统的医疗服务模式中，人们往往生病后才求医，消除疾病症状也以化学药物和手术为主，光学矫正为辅。随着社会的进步和发展，人们对健康概念的认识发生变化，越来越多的人通过眼保健服务的方式在早期发现视觉问题，并且通过眼镜的光学矫正获得良好的视功能效果。目前，光学矫正已经成为眼视光医疗服务中的主要手段之一。如：

（1）眼镜与儿童斜视弱视：眼镜不仅具有视觉矫正功能，还能矫治儿童的斜视弱视。一些类型的儿童斜视或弱视如及时配戴矫正眼镜进行早期矫正和训练,可以迅速得以恢复。

（2）眼镜与无晶状体眼:某些先天性白内障的婴幼儿,由于多种原因不能植入人工晶状体,这时可通过在眼睛前配戴高度数的正镜片,即相当于外置一个"人工晶状体",就可解决患者因无晶状体而发生的重度弱视、眼球震颤、眼球废用性斜视等问题。

（3）眼镜与低视力:低视力患者最好眼的矫正视力通常低于 0.3 或视野小于 10°,框架眼镜实际上是低视力患者经常选择使用的助视器。此外,某些由于脑卒中、外伤引起的视野缺损者,亦可使用特殊眼镜,如菲涅耳棱镜等,达到扩大视野的效果。

因此,在学习本课程时,要注重对"眼镜是特殊光学器具"的理解,强化健康意识,镜片材料、设计或参数上的任何问题都可能影响到眼睛,从而影响人的视觉,甚至影响人的全身健康。

4. 要重视实践性教学环节的学习,加强动手能力的训练　眼镜定配技术是一门实践性、应用性非常强的学科,要求学生除掌握必备的基础理论知识外,更主要的是要具有扎实过硬的实践技能和解决实际问题的能力。因此,在本课程的学习过程中,一定要重视实践性教学环节的学习,加强动手能力的训练。

通过本教材的学习,能够学会分析配镜处方,能帮助顾客挑选各种性能、材料的眼镜架和眼镜片;能学会使用各种加工设备定配制作各种款式眼镜;能对各种款式眼镜进行整形、校配,使顾客配戴一副视物清晰、戴用舒适、外形美观的眼镜。能达到国家职业资格标准初、中、高级眼镜定配工的要求（国家三级）。

作业:框架眼镜市场调查

（一）调查内容

1. 框架眼镜的种类有哪些?功能有哪些?其大体构造如何?
2. 目前市场上销售的眼镜架的材质、种类、品牌有哪些?价格如何?
3. 目前市场上销售的眼镜片的种类、性能、品牌有哪些?价格如何?
4. 眼镜公司（店）为顾客定配眼镜的工作流程有哪些?需要使用哪些设备?
5. 目前市场上流行的眼镜造型有哪些?

（二）调查要求

1. 调查前的组织准备

（1）学生以各自的实训小组为组织单位,也可自由组合,成立市场调研小组,选举各自的市场调研小组长。

（2）各市场调研小组组织在一起讨论和制订市场调研计划。

1）讨论和确定市场调研的时间、出行方式和线路,选择三家或三家以上眼镜公司或眼镜店作为调查对象。

2）讨论和确定调查内容。

3）讨论和确定调查内容的实施方案,明确小组成员的任务分工。

4）讨论和制订市场调研注意事项。

2. 各市场调研小组按照各自的市场调研计划实施市场调查。

3. 调查后的总结汇报

（1）各市场调研小组及时汇总调查结果。

（2）以各市场调研小组为单位撰写市场调查报告。

（3）举办"眼镜市场调查成果展示会",由各市场调研小组组长汇报调查成果,小组其他成员可以补充。

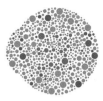

情境一　单光眼镜定配加工

任务一　分　析　处　方

任务描述

顾客张××，男，15岁，由于上课时看不清黑板上老师写的内容，就到××眼镜公司配眼镜。验光师经检查开具的便笺式配镜处方如下：

姓名　张××　性别　男　年龄　15　日期　××年××月××日

Rx: DV　　　　　BE: −1.50DS

　　　　　　　　PD: 63mm

签名　×××　日期　××年××月××日

另一位顾客李××，男，19岁，在××医院验光后，拿着一张××医院印制的表格配镜处方来××眼镜公司配眼镜。样式如下：

××医院配镜处方

编号：　　　　　　　　　　　　　　××年××月××日

姓名：		性别：		年龄：		联系电话：			
项目		球镜(S)	柱镜(C)	轴向(A)	棱镜(△)	基底(B)	裸眼视力(SC)	矫正视力(CC)	
远用	右眼	−3.00	−0.75	180			4.3	5.0	
(DV)	左眼	−3.25	−0.50	175			4.3	5.0	
近用	右眼								
(NV)	左眼								
下加光	瞳距	右眼：		远用瞳距(PD)：		64	瞳高	右眼：	mm
(ADD)	(mm)	左眼：		近用瞳距(NPD)：			(PH)	左眼：	mm
医师/验光师：						验光日期：××年××月××日			
××医院眼科							医师：××		

作为一名眼镜定配人员,在接到顾客的配镜处方后,如何完成以下工作任务?

1.能看懂各种样式的配镜处方;能根据配镜处方了解顾客目前的屈光状态。

2.能用眼镜定配的专业术语,向顾客解释配镜处方并回答顾客提出的有关配镜问题。

3.能向顾客解释框架眼镜和接触镜的度数为什么不同,会对框架眼镜和接触镜的处方进行转换。

4.能规范书写配镜订单,能帮助公司设计和改进其配镜处方。

一、配镜处方中的名词术语

(一)配镜处方

配镜处方是眼镜定配的依据,是眼科医生或验光师根据配镜者眼睛的检查情况,将用于治疗或矫正视力的一系列数据,按一定方式进行记录的汇总。

配镜处方能反映配镜者眼的屈光状态,所需的矫正镜度,瞳孔距离及配镜的使用目的。如果处方中有不确切或不清楚的地方,由眼科医生或验光师更改,加工者不能擅自涂改配镜处方。配镜处方应包括以下内容:

1.配镜者的一般资料,包括姓名、性别、年龄等。

2.眼镜的用途(远用或近用)。

3.左、右眼的屈光状态,包括球镜度数、柱镜度数和柱镜的轴位、矫正视力、棱镜度数和基底朝向、下加光等。

4.配镜者的瞳距。如果定配渐变焦眼镜,须注明单眼瞳距和瞳高。

5.验光者的签名、记录日期。

(二)处方常用名词术语缩写与符号

为了方便医生和验光师开具配镜处方,处方中一些常用的名词、术语,通常可以用一些名词、术语的缩写与符号来代替。这样,可以有效提高医生和验光师的工作效率。处方中常用名词术语缩写与符号见表1-1-1。

表1-1-1 处方常用名词术语缩写与符号

缩写	外文*	中文
Rx	Recipe(拉丁文)	处方
SC	Sin Correccion(西班牙文)	裸眼视力
CC	Con Correccion(西班牙文)	矫正视力
DV	Distance Vision	远用
NV	Near Vision	近用
RE	Right Eye	右眼
LE	Left Eye	左眼
BE	Both Eye	双眼
OD	Oculus Dexter(拉丁文)	右眼
OS	Oculus Sinister(拉丁文)	左眼
OU	Oculus Unati(拉丁文)	双眼
V	Vision	视力
Sph	Spherical	球面
Cyl	Cylindrical	柱面

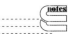

续表

缩写	外文[*]	中文
Ax	Axis	轴
D	Diopter	屈光度
PD	Pupil Distance	瞳距
P、Pr	Prism	三棱镜
△	Prism Diopter	棱镜度
BI	Base In	基底向内
BO	Base Out	基底向外
BU	Base Up	基底向上
BD	Base Down	基底向下
Add	Addition	附加度
PL	Plano	平光
/		联合
CL	Contact Lens	接触镜

[*] 未特殊说明的为英文

（三）配镜处方中的名词术语

1. 透镜屈光力（dioptric power）　应用于眼镜片的透镜，主要目的是利用其光学原理矫正眼的屈光不正。它是由前后两个折射面组成的透明介质，这两个折射面至少有一个是弯曲面。透镜可分为四种类型：①球面透镜；②圆柱透镜；③球柱透镜；④环曲面透镜。由于球面透镜可以使平行光线聚焦于一点，而圆柱透镜、球柱透镜和环曲面透镜都不能使平行光线聚焦于一点，因此，圆柱透镜、球柱透镜和环曲面透镜通常也称为散光透镜。

聚散度（vergence）是指光束聚集或发散的程度，它等于光束所在介质的折射率与基准点至光束发出点（或会聚点）距离的比值。透镜可以改变光束的聚散度，如凸透镜使光束趋于会聚，凹透镜使光束趋于发散。透镜使光束聚散度改变的程度称为透镜屈光力，也常称为透镜的镜度，用 F 来表示。屈光力的单位为屈光度（diopter），符号为 D，在眼镜定配中，常变成 100 倍读数。例如，屈光力为 -2.00D 的镜片，读作负二百度的镜片。屈光力为 $+2.00$D 的镜片，读作正二百度的镜片。

如图 1-1-1 所示，当光束由 A 点发出，经过透镜 B，最后成像于 C 点。则：光束进入透镜时的聚散度为物聚散度，用 L 表示；光束离开透镜时的聚散度为像聚散度，用 L' 表示。

透镜屈光力（F）与物聚散度（L）、像聚散度（L'）的关系如下：

$$L'-L=F \qquad\qquad 公式（1-1-1）$$

在眼镜定配中，由于透镜放在空气中，公式 $L'-L=F$ 也可等效为：

$$\frac{1}{l'}-\frac{1}{l}=\frac{1}{f'}$$

式中，l 表示物距；f' 表示透镜的像方焦距；l' 表示像距。

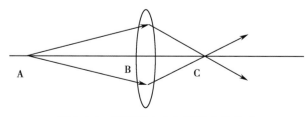

图 1-1-1　透镜屈光力与聚散度的关系

例如，当光束发出位置 A 点距离透镜为 1m，则物聚散度 $L=-1.00D$；又知凸透镜 B 的屈光力为 +3.00D，就可以根据公式（1-1-1）：$L'-L=F$，得出：

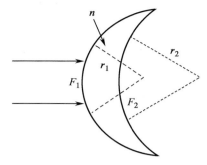

图 1-1-2　透镜的屈光力

像聚散度 $L'=-1+3=+2.00D$；即，像 C 到透镜的距离 50cm。

尤为值得注意的是，尽管透镜可以改变光束的聚散度，但透镜屈光力的大小是由透镜本身的性质决定的，如果忽略透镜的中央厚度，透镜的屈光力取决于其前后表面的曲率半径和其材料的折射率。如图 1-1-2 所示：

设透镜前表面的屈光力为 F_1，后表面的屈光力为 F_2，r_1、r_2 分别为前后两表面的曲率半径，且折射率为 n 的透镜置于空气中，则有：

$$F_1 = \frac{n-1}{r_1}; \quad F_2 = \frac{1-n}{r_2}$$

经推导可得薄透镜屈光力公式：$F=F_1+F_2$

$$F = (n-1)\left(\frac{1}{r_1} - \frac{1}{r_2}\right) \qquad 公式（1-1-2）$$

工厂生产镜片时，可根据屈光力公式计算镜片前后表面所需的曲率半径，因此，公式（1-1-2）也被称作透镜制作公式。

在眼镜光学中，透镜的中央厚度远小于前后折射面曲率半径的称为薄透镜（thin lens）。此时透镜屈光力等于透镜前后表面屈光力之和，即 $F=F_1+F_2$。如果透镜的中央厚度与前后折射面曲率半径相比不能忽略，则称为厚透镜。此时，透镜中央厚度对屈光力有一定的影响，计算时需加以考虑。

厚透镜屈光力公式：$F = F_1 + F_2 - \frac{t}{n}F_1F_2$；式中 t 为透镜的厚度，单位为米（m）。

2. 球面透镜（spherical lens）　球面透镜简称球镜，是指透镜的前后两个表面是球面，或一面是球面，另一面是平面的透镜。球镜各个方向的曲率半径相同，因而屈光力也相等。球镜的屈光力可以表示为：+1.50DS、−3.75DS；"D" 为屈光力的单位，"S" 为球镜的表示符号，是球面（sphere）的缩写。

球镜可分为凸透镜（convex lens）和凹透镜（concave lens）。凸透镜的结构特点是，中央厚，周边薄；凹透镜的结构特点是，中央薄，周边厚。凸透镜又可分为双凸、平凸和凹凸三种类型；凹透镜又可分为双凹、平凹和凸凹三种类型，如图 1-1-3 所示。

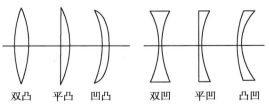

双凸　平凸　凹凸　　双凹　平凹　凸凹

图 1-1-3　球镜的分类

目前眼镜片大多采用的是新月形（凹凸和凸凹）的设计，这是因为当眼睛的视轴与镜片光轴偏离时，双凸（或双凹）、平凸（或平凹）等类型的镜片，像差非常大，而新月形的镜片由于其弯度增大，像差相对来说比较小。

根据公式 $L'-L=F$，当入射光为平行光时，$L=0$；可得：$F=L'$。

为了计算简便，在眼镜定配中通常将球镜的像方焦距，简称为球镜的焦距（f'）；若球镜在空气中，球镜的屈光力为透镜焦距的倒数，即：$F = \frac{1}{f'}$。

由于凸透镜对光线有会聚作用，焦距（f'）为正值，屈光力也为正值，因此凸透镜也称为正透镜或正镜，常用于矫正远视或老视。凹透镜对光线有发散作用，焦距（f'）为负值，屈光力也为负值，因此凹透镜也称为负透镜或负镜，常用于矫正近视。

如，凸透镜的焦距为 50cm，其屈光力：F=1/+0.50=+2.00D；可用于矫正 200 度的远视或老视；凹透镜焦距为 50cm，其屈光力：F=1/-0.50=-2.00D；可用于矫正 200 度的近视。

3. 柱面透镜（cylindrical lens） 柱面透镜指一面是柱面，另一面是平面的透镜，又称柱镜。如沿圆柱玻璃体的轴向切下一部分就是一个正柱面透镜。柱面透镜分为正柱面透镜和负柱面透镜，如图 1-1-4。

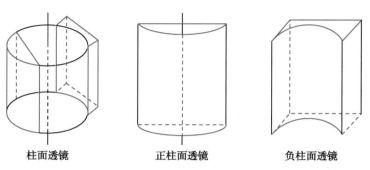

柱面透镜 正柱面透镜 负柱面透镜

图 1-1-4 柱面透镜、正柱面透镜、负柱面透镜

柱面透镜沿轴方向的曲率为零，与轴垂直方向有最大的曲率，该方向的屈光力为柱面透镜的屈光力。如果柱面最大曲率的半径为 r，透镜的折射率为 n，则柱面的屈光力为：

$$F = \frac{n-1}{r}$$

通常柱面透镜的屈光力可以表示为：+1.00DC；-1.00DC。"D"为屈光力的单位，"C"为柱面透镜的表示符号，是柱面（cylinder）的缩写。

如图 1-1-5 所示，当水平方向的入射光通过柱面透镜屈折聚焦后，可得到一条垂直方向的焦线。可知该柱面透镜的轴向位于垂直方向上，即 90°，而最大的屈光力是在水平方向上，即 180°。柱面透镜的特点如下：

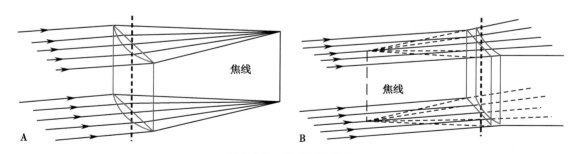

图 1-1-5 柱面透镜成像

A. 正柱镜成像；B. 负柱镜成像

（1）柱面透镜在与轴平行的方向上曲率为零，所以光线通过柱面透镜这个方向时，不发生屈折，即该方向屈光力为零。

（2）柱面透镜在与轴垂直的方向上有最大曲率，所以光线通过柱面透镜这个方向时，屈折最厉害，即该方向屈光力最大。

（3）平行光通过柱面透镜后无法会聚到一个焦点，而是会形成一条焦线，焦线与轴向平行，焦线到透镜的垂直距离为透镜的焦距。

4. 轴向 轴向是柱镜轴位的方向标记，通常称为柱镜轴位。轴向标记的方法有：标准标记法（又称 TABO 标记法）、鼻端轴向标记法和太阳穴轴向标记法。

目前国际上普遍采用的轴位标记法是标准标记法，如图 1-1-6，它规定：0°起于被检者每眼的左侧，按逆时针旋转 180°终于右侧。其中水平向度不以 0°称呼，而以 180°称之，书写处方时度数符号"°"省略不写，以避免把 10°误认为是 100。

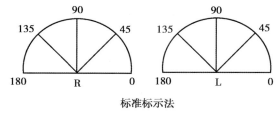

图 1-1-6　标准标记法

5．透镜联合　当两块或几块透镜联合后，相当于一块新的透镜效果，称为透镜的联合。透镜联合的符号是 /。

（1）为形象直观地研究透镜联合问题，常借助于光学"+"字图。

光学"+"字图，就是在一个以垂直和水平相交的十字线区域内标出各个子午线方向上的柱面（或球面）透镜的屈光力。

如：−1.00DC×180 的负柱镜，其实物图和光学"+"字图，见图 1-1-7。

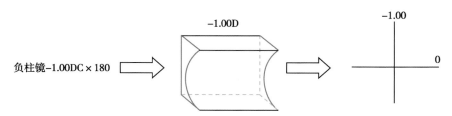

图 1-1-7　负柱镜 −1.00DC×180 的实物图和光学"+"字图

+1.00DC×90 的正柱镜，其实物图和光学"+"字图，见图 1-1-8。

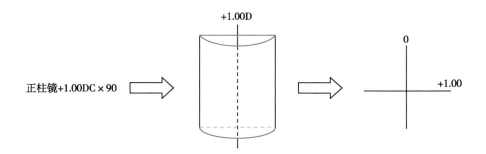

图 1-1-8　正柱镜 +1.00DC×90 的实物图和光学"+"字图

（2）两球面透镜的密接联合：两球面透镜密接联合后形成一个新的球面透镜，屈光力为两球面透镜屈光力的代数和，符号与屈光力较强的球面透镜相同。如：

$$+2.00DS-1.50DS=+0.50DS$$

用光学"+"字图（图 1-1-9）表示：

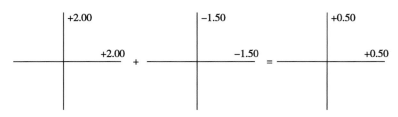

图 1-1-9　两球面透镜密接联合的光学"+"字图

如果两同轴的球面透镜相隔一定距离,虽光学中心在同一光轴上,但联合后的效果并不等于两球面透镜的代数和,必须考虑两镜片之间的距离。可用以下公式进行计算:

$$F=F_1+F_2-dF_1F_2$$

式中,F_1 为一球面透镜的屈光力;F_2 为另一球面透镜的屈光力;d 为两透镜的间距,单位为米(m);F 为联合后的透镜屈光力。

(3)两同轴向柱镜的密接联合:两柱镜轴向相同,密接联合后的屈光力为两柱镜屈光力的代数和,轴向与原柱镜相同。如:

$$+1.50DC×180-2.00DC×180=-0.50DC×180$$

用光学"+"字图(图 1-1-10)表示:

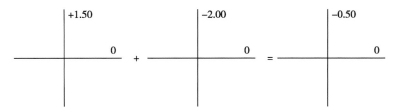

图 1-1-10　两同轴向柱镜密接联合的光学"+"字图

(4)两轴向相互垂直的柱镜密接联合

1)若两柱镜屈光力相等,联合后等效为一球面透镜。如:

$$+1.50DC×180+1.50DC×90=+1.50DS$$

用光学"+"字图(图 1-1-11A)表示:

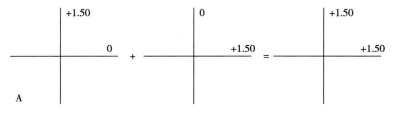

A

图 1-1-11A　两屈光力相等、轴向相互垂直的柱镜密接联合的光学"+"字图

2)若两柱镜屈光力不相等,联合后等效为新的球柱镜,即一面为球面另一面为柱面的透镜。如:

$$+1.50DC×180+2.00DC×90=+1.50DS/+0.50DC×90$$

用光学"+"字图(图 1-1-11 B)表示:

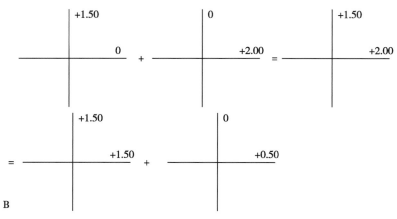

B

图 1-1-11B　两屈光力不等、轴向相互垂直的柱镜密接联合的光学"+"字图

6. 球柱镜（sphero-cylindric lens）与环曲面透镜（toric lens）　球柱镜是指一面为球面，另一面为柱面，或前后两面都是柱面，但方向相互垂直的透镜；它能使平行光会聚于两个相互垂直的焦线上，并含有两个不相等的屈光度。球柱镜有三种表示形式：①球面/负柱面；②球面/正柱面；③柱面/柱面。

柱镜只能矫正一个主子午线的屈光不正，即矫正单纯散光。但多数散光眼是两条主子午线都需要矫正，这就需要球柱镜来解决这个问题。球柱镜用来矫正复性散光和混合散光。

例 1-1-1：一球柱镜 +5.00DS/+4.00DC×180，直径 40mm，由透镜前 1m 的物点发出的光经透镜后所成的焦线如何。

解：分析：球柱镜 +5.00DS/+4.00DC×180 可以看作两个柱面透镜：+9.00DC×180 和 +5.00DC×90 叠加而成。

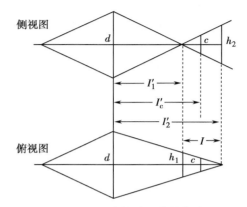

图 1-1-12　球柱镜形成的焦线

所以，光线经过透镜后会形成两条前后相互垂直的焦线。经过柱面透镜 +9.00DC×180，形成的是一条水平焦线；经过柱面透镜 +5.00DC×90，形成的是一条竖直焦线；如图 1-1-12 所示。

根据透镜成像公式：$L+F=L'$，$L=-1D$，$d=40mm$，$F_1=+9.00D$（轴向 180°），$F_2=+5.00D$（轴向 90°），可得：

$$L_1'=L+F_1=-1+9=+8.00D; \quad L_1'=1/l_1'; \quad l_1'=1/L_1=+12.5cm（前焦线）$$
$$L_2'=L+F_2=-1+5=+4.00D; \quad L_2'=1/l_2'; \quad l_2'=1/L_2=+25cm（后焦线）$$

环曲面透镜是指透镜的一面是环曲面，另一面是球面；环曲面的特点是各个方向均有屈光力且屈光力不等，柱镜和球柱镜均可加工为环曲面的形式，以获得较好的外观和成像质量。

环曲面透镜分为外环曲面透镜（也称外散镜片）和内环曲面透镜（也称内散镜片），外散镜片是指外表面为环曲面内表面为球面；内散镜片是指外表面为球面内表面为环曲面。因为内散镜片的外表面是球面，所以外观比外散镜片好看，更主要的是内散镜片在减少像差及提高成像质量等方面都明显优于外散镜片。因此，目前市场上的环曲面镜片均为内散镜片。

7. 附加度（Add）　年过 40 岁的人，由于晶状体变硬，密度增加，弹性逐渐下降，调节功能减弱，视近困难，必须借助凸透镜补充调节力的不足，此凸透镜的度数即为附加度，用 Add 表示。Add= 近用度数 - 远用度数。由于附加度只有正度数，所以符号也可以省略不写。

例 1-1-2：一枚远用度数为 S：-1.25D，Add：+2.00D 的双光镜片，问近用度数是多少？

解：根据 Add= 近用度数 - 远用度数

可知近用度数 =Add+ 远用度数

$$=2.00+（-1.25）=+0.75D$$

答：近用度数是 +0.75D。

8. 棱镜度（prism diopter）　棱镜是一种特殊类型的透镜，其主要特性为：

（1）光线通过棱镜后，向基底方向偏折。

（2）人眼通过棱镜视物，其像向顶方向偏移。

（3）光线通过三棱镜后，其聚散度不发生改变。

棱镜度是用来表示棱镜对光线偏折能力大小的单位。它是指当光线通过棱镜时，折射光线在距棱镜 100 个长度单位处，如偏离入射光方向 1 个长度单位，则棱镜屈光力为 1△

如距棱镜 1m 处，折射光线偏离入射光方向 1cm，棱镜的屈光力为 1△。反之，若用一棱镜观察 3m 处的物体，像较物体实际位置偏移了 3cm，则此棱镜的屈光力为 1△。

应用于眼镜片的棱镜，常用于解决眼的许多问题，如斜视矫正、双眼视功能训练或矫正等。

9. 棱镜基底方向　由于棱镜的摆放位置不同，对光线偏折的方向也不同，因此开具棱镜处方时，需标明棱镜的摆放位置。棱镜的摆放位置通常用棱镜的基底方向来表示。棱镜基底的表示方法有三种：老式英国标记法、新式英国标记法及 360°标记法。目前最常用的是 360°标记法，如图 1-1-13 所示。除了 360°标记法，在眼镜定配中还常用四个方位基本标示法表示棱镜底向：基底向外（BO），基底向内（BI），基底向下（BD），基底向上（BU），如图 1-1-14 所示。

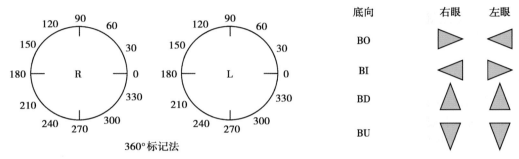

图 1-1-13　棱镜基底 360°标记法　　　　图 1-1-14　棱镜基底四个方位基本标示法

需要注意的是，在 360°标记法中，对于左眼：B0°表示基底向外（BO），B180°表示基底向内（BI）。而右眼则相反，B0°表示基底向内（BI），B180°表示基底向外（BO）。

10. 瞳距（pupil distance）　瞳距是指两眼瞳孔几何中心的水平距离，其单位为毫米（mm）。测量瞳距的目的是在验光和眼镜定配中使眼睛通过镜片的光学中心注视。若测量从鼻梁正中到单眼瞳孔几何中心的水平距离，则称为单眼瞳距。

当眼睛注视不同距离时，由于集合作用，眼睛的瞳距也会发生变化。因此，根据使用目的又将瞳距分为远用瞳距和近用瞳距。远用瞳距是指两眼视线呈正视或平行状态时瞳孔几何中心的水平距离，即看远时的瞳孔距离，通常用英文字母缩写"PD"来表示。近用瞳距则是指看近时的瞳孔距离。由于镜眼距的关系，视近时，近用瞳距与近用光心距并不一致，在眼镜定配中，近用瞳距通常表示加工近用眼镜的光心距，因此计算近用瞳距时要考虑镜眼距。近用瞳距与远用瞳距的关系如图 1-1-15 所示：

E、F 分别为左右眼的旋转中心，视远时，由于两眼视线平行，故 EF 与远用瞳距相等。视近时，O 点为注视点，L 为注视距离（单位取 mm），C、D 分别为左右眼视线与镜片的交点，即近用瞳距。镜眼距为 12mm，眼睛旋转中心至角膜顶点的距离为 13mm。由相似三角形原理可得：

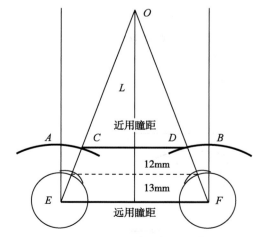

图 1-1-15　近用瞳距与远用瞳距

$$近用瞳距 = 远用瞳距 \times (L-12)/(L+13)　　　　公式（1-1-3）$$

例如，已知远用瞳距为 64mm；当注视距离为 40cm 时，其近用瞳距为：

近用瞳距 =64×(400−12)/(400+13)=60mm。

因此，对于一些近用眼镜如老视镜的定配加工，可以先测量出远用瞳距，再根据公式（1-1-3）和注视距离计算出近用瞳距，或者按经验方法从远用瞳距减4mm作为近用瞳距。

瞳距的常用测量工具是瞳距尺和瞳距仪。下面分别介绍使用不同工具测量远用瞳距、近用瞳距和单侧瞳距的方法。

（1）瞳距尺测量：在瞳距的实际测量过程中，由于很难准确地确定瞳孔中心的位置，因此常常用其他的测量方式来间接代替，常用的方法有瞳孔缘测量法（测量两眼的瞳孔缘水平距离）、角膜缘测量法（测量两眼的角膜缘水平距离）、角膜映光点测量法（测量两眼的角膜反光点水平距离）等。由于瞳孔缘测量法容易受到光线照射角度和调节影响，造成瞳孔大小不稳定从而影响测量结果，所以在实际工作中经常采用的是角膜缘测量法和角膜映光点测量法。

角膜缘测量法就是测量从右眼角膜外缘（颞侧）到左眼角膜内缘（鼻侧）之间的水平距离或从右眼角膜内缘（鼻侧）到左眼角膜外缘（颞侧）之间的水平距离，如图1-1-16所示。

远用瞳距的测量：

1）被检者与检查者相距40cm相对而坐，双方眼睛的视线保持在同一高度上。

2）检查者用右手的拇指和示指拿着瞳距尺，其余手指轻轻靠在被检查者的脸颊上，然后将瞳距尺放置于被检查者眼前。

3）检查者闭上右眼，让被检者注视其左眼，并用左眼将瞳距尺的"零位"对准被检查者右眼的角膜内缘。

4）检查者睁开右眼，再闭上左眼，让被检者注视其右眼，同时用右眼准确读取被检者左眼角膜外缘所对应的数值。

5）重复三次上述操作，取平均值作为被检者的远用瞳距。

近用瞳距的测量：

1）被检者与检查者相距40cm相对而坐，双方眼睛的视线保持在同一高度上。

2）检查者用右手的拇指和示指拿着瞳距尺，其余手指轻轻靠在被检查者的脸颊上，然后将直尺放置于被检者眼前与镜眼距相同的位置。

3）检查者让被检者始终注视其鼻尖，闭上右眼，并用左眼将瞳距尺的"零位"对准被检查者右眼的角膜内缘。

4）检查者睁开右眼，闭上左眼，让被检查者仍然注视其鼻尖，用右眼准确读取被检查者左眼角膜外缘所对应的数值。

5）重复三次上述操作，取平均值作为被检者的近用瞳距。

角膜映光点测量法是检查者手持笔灯，照亮被检者瞳孔，测量两眼角膜反光点水平距离，如图1-1-17所示。

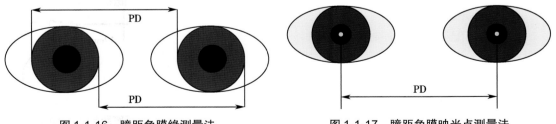

图 1-1-16　瞳距角膜缘测量法　　　　图 1-1-17　瞳距角膜映光点测量法

远用瞳距测量：

1）被检者与检查者相距40cm相对而坐，双方眼睛的视线保持在同一高度上。

2) 检查者用左手持笔灯，右手的拇指和示指拿着瞳距尺，其余手指轻轻靠在被检查者的脸颊上，然后将瞳距尺放置于被检查者眼前。

3) 检查者闭上右眼，让被检者注视其左眼，将笔灯置于左眼瞳孔正下方颧骨处，用左眼将瞳距尺的"零位"对准被检查者右眼的角膜反光点。

4) 检查者睁开右眼，再闭上左眼，让被检者注视其右眼，将笔灯置于右眼瞳孔正下方颧骨处，同时用右眼准确读取被检者左眼角膜反光点所对应的数值。

5) 重复三次上述操作，取平均值作为被检者的远用瞳距。

近用瞳距测量时则嘱被检者始终注视检查者的鼻尖，其余操作步骤相同。

单眼瞳距测量：

1) 被检者与检查者相距40cm相对而坐，双方眼睛的视线保持在同一高度上。

2) 检查者用左手持笔灯，右手的拇指和示指拿着瞳距尺，其余手指轻轻靠在被检查者的脸颊上，然后将瞳距尺放置于被检查者眼前，使瞳距尺的鼻梁槽位于被检者鼻梁正中。

3) 检查者闭上右眼，让被检者注视其左眼，将笔灯置于左眼瞳孔正下方颧骨处，以被检者鼻梁正中为"零位"，用左眼准确读取被检查者右眼的角膜反光点对应的数值。

4) 检查者睁开右眼，再闭上左眼，让被检者注视其右眼，将笔灯置于右眼瞳孔正下方颧骨处，同时用右眼准确读取被检者左眼角膜反光点所对应的数值。

5) 重复三次上述操作，取平均值作为被检者的单侧瞳距。

（2）瞳距仪测量

1) 检查者与被检者相对而坐，然后根据远用瞳距和近用瞳距的测量要求，将瞳距仪的注视距离键调整到注视距数值为"∞"或"33"的位置上，打开电源开关。

2) 将瞳距仪的额头部和鼻梁部轻轻放置在被检查者的前额和鼻梁处。

3) 嘱被检查者注视里面绿色光亮视标。

4) 检查者通过观察窗，可观察到被检者瞳孔上的反射亮点，然后分别移动右眼瞳距可调键和左眼瞳距可调键，使瞳距指针与反射亮点对齐。

5) 读取瞳距仪上面所显示的数值。R 表示从鼻梁中心至右眼瞳孔中心之间的距离，代表右眼瞳距。L 表示从鼻梁中心至左眼瞳孔中心之间的距离，代表左眼瞳距。中间部所表示的数值代表两眼瞳孔之间的距离，即两眼瞳距，单位为mm。

6) 如需测量单眼瞳距，可调节仪器下部的遮盖板键，将一眼遮盖后可测得。

单眼瞳距的测量在下述场景中均需使用，如单眼受外伤眼球摘除者的配镜，斜视眼的配镜，以及渐变焦眼镜的定配。如前所述，可采用瞳距尺角膜映光点法测量单眼瞳距，也可用瞳距仪直接测量单眼瞳距。

二、配镜处方的转换

（一）配镜处方的格式

在眼镜定配工作中，有时经常接到外来的配镜处方，比如，患者在医院验光后来眼镜店配镜、有些疑难镜片需要到厂家定制等情况。由于目前国内尚无统一的配镜处方格式，所以这些处方的样式也各有不同，有些是印制的表格式处方，也有一些是便笺式处方。

表格式处方的特点是，每个项目都已用文字（中文或外文缩写）注明，显得清楚易懂。便笺式处方的特点是，主要内容用处方常用简略字与符号来表示，较为简洁；但一般只有专业人员才能看懂。

上述处方尽管在形式上有所不同，但都遵循一定的格式规范。

1. 配镜处方基本格式　配镜处方的基本格式规范如下：

姓名、性别、年龄

远用（近用）镜

右眼：正（负）球镜度数、正（负）柱镜度×轴向、矫正视力；棱镜度、基底方向

左眼：正（负）球镜度数、正（负）柱镜度×轴向、矫正视力；棱镜度、基底方向

瞳孔距离：　　　　　（mm）

验光者签名：　　　　　日期：

例1-1-3：某顾客的配镜处方如下，请对处方内容做一说明。

××　男　15岁

远用镜

右眼　　　−3.50DS＝1.0

左眼　　　−3.00DS＝1.0　　　　　　PD：64mm

验光者：××　　　　2009.7.2

解答：这是一个便笺式配镜处方，根据处方可知，顾客是一位近视眼患者，需要定配一副远用近视镜，右眼：球镜度数为−3.50D；左眼：球镜度数为−3.00D；双眼矫正视力均能够达到1.0；顾客的远用瞳距为64mm。

例1-1-4：某顾客的配镜处方如下，请对处方内容做一说明。

××　女　25岁

远用镜

右眼　　　−1.50DS/−0.50DC×10＝1.0

左眼　　　−2.00DS/−0.50DC×180＝1.0　　　　PD：64mm

验光者：××　　　　2009.8.6

解答：这是一个便笺式配镜处方，根据处方可知，顾客是一位复合近视散光眼患者，需要定配一副远用带散光的近视镜，右眼的度数：球镜度数为−1.50D；柱镜度数为−0.50D，轴位在10°。左眼的度数：球镜度数为−2.00D；柱镜度数为−0.50D，轴位在180°。视力能够达到1.0；顾客的远用瞳距为64mm。

例1-1-5：某顾客的配镜处方如下，请对处方内容做一说明。

××眼镜验配中心　　　NO.00028××

姓名　××　　性别　男　　年龄　55　　职业　教师　　日期　××年××月××日

		球镜SPH	柱镜CYL	轴位AXIS	棱镜PRISM	基底BASE	视力VISION
远用DV	右眼OD						
	左眼OS						
近用NV	右眼OD	+2.00					
	左眼OS	+2.00					

下加光（Add）　　　　　　　瞳距（PD）　64　mm　　　　　验光师（签名）：××

解答：这是一个表格式配镜处方，根据处方可知，屈光度填写在近用格，根据配镜者的年龄与镜度，需要配屈光度为+2.00D的近用眼镜；瞳距：64mm。

　　　如定配双光眼镜，则需写清远用度数和左右眼下加光（Add），还必须注明左右眼子片顶点高度；定配渐变焦眼镜，除写清远用度数和左右眼下加光外，还必须注明单眼瞳距和瞳高。下一例即为一渐变焦眼镜配镜处方。

例 1-1-6：某顾客的配镜处方如下，请对处方内容做一说明。

编号	2007114	××年×月××日		姓名	王××	55岁	男（男、女）
		球镜（S）	柱镜（C）	轴位（A）	棱镜（△）	基底（B）	视力（V）
远用 DV	右（OD）	−3.00	−0.50	180			
	左（OS）	−3.00					
近用 NV	右眼 OD						
	左眼 OS						
瞳距 PD	63mm	单眼瞳距	右眼（OD）：32mm	瞳高	右眼（OD）：17mm	下加光（Add）	+2.25D
			左眼（OS）：31mm		左眼（OS）：17mm		

<table>
<tr><td colspan="8" align="center">（标准标示法图示：R、L 两个半圆刻度盘，标注 90、135、45、180、0，下方标注 R 和 L）
标准标示法</td></tr>
</table>

验光（签名）：××

解答：这是一个表格式配镜处方，根据配镜者的年龄、远用度数、下加光、单眼瞳距和瞳高，可知这位老年顾客需要配一副渐变焦眼镜，来解决他看远和看近的问题。右眼的度数为：球镜度数：−3.00D；柱镜度数：−0.50D，轴位在180°。左眼的度数为：球镜度数：−3.00D；下加光：+2.25D。单眼瞳距和瞳高的数据是定配参数。

处方上注明了柱镜轴位方向的标记方法为标准标记法（TABO 标记法）。这也是目前最普遍使用的轴位标记法。

例 1-1-7：某顾客的配镜处方如下，请对处方内容做一说明。

姓名　李芳　　年龄　15　　职业　学生　　　日期××年×月××日

		裸眼视力	球面	圆柱	轴位	棱镜	基底	矫正视力
远用	右		−4.50	−0.50	180	2△	BI	
	左		−4.00	−0.75	180	2△	BI	
近用	右							
	左							

瞳孔距离远用 63mm　　　　近用 60mm　　　　验光师 ×××

解答：这是一个球镜、柱镜联合棱镜处方。可知这位学生的屈光状态是复合近视散光伴有外隐斜。

2. 配镜处方的书写规范

（1）球镜的处方，可写成：

右眼：−2.00DS；OD：−2.00DS；RE：−2.00DS

左眼：−1.50DS；OS：−1.50DS；LE：−1.50DS

如两眼度数相同时，也可写成

BE：+2.00DS 或 OU：+2.00DS

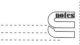

注：①屈光力的数值一般保留小数点后两位，如度数不到 1.00D，小数点前的"0"也应写出，如：+0.50D，而不要写成 .50D。如果透镜屈光力为零，则记录 0.00DS 或平光透镜（plano lens，PL）。②屈光力的间距通常为 1/4D，如 ±0.25D、±0.50D、±0.75D、±1.00D 等。

（2）柱镜的处方，可写成：

右眼：−2.00DC×90；OD：−2.00DC×90；RE：−2.00DC×90

左眼：−1.50DC×90；OS：−1.50DC×90；LE：−1.50DC×90

由于用来表示柱镜轴向度数的（°）容易与数字（0）相混淆，如 10° 易写成 100，所以书写处方时将度（°）省略不写。

（3）球柱联合的处方，可写成：

球面 / 负柱面；球面 / 正柱面；柱面 / 柱面。如：

右眼：−2.00DS/−0.50DC×90；OD：−2.50DS/+0.50DC×180；RE：−2.00DC×180/−2.50DC×90。

左眼：−2.50DS/−0.75DC×90；OS：−3.25DS/+0.75DC×180；LE：−2.50DC×180/−3.25DC×90。

注：①镜片联合符号"/"，也可省略；如：OD：−2.50DS+0.50DC×180；OS：−2.00DS−0.50DC×90。②由于综合验光仪上不具备正柱镜，所以利用综合验光仪验光的处方书写格式为：球面 / 负柱面；如：某复合远视散光处方：

RE：+4.00DS/−0.50DC×90；LE：+5.50DS/−0.75DC×90。

（4）若附加棱镜，可写成：矫正眼、棱镜度的大小和基底朝向。如：右眼 3△B45°。或 OD：+2.00DS/2△BI；或 +2.00DS2△BI。

（二）配镜处方的转换

球柱联合处方有三种表示形式：球面 / 负柱面、球面 / 正柱面、柱面 / 柱面。由于综合验光仪上仅有负柱镜，且散光镜片加工为内散镜片，因此，球面 / 负柱面是最常见的处方表示形式，也是最常见的镜片屈光度标示方法，在实际工作中，必须熟练掌握三种不同表示形式间的相互转换。

1. "球面 / 负柱面"与"球面 / 正柱面"之间的转换　新球面的屈光度为原球面与柱面屈光度的代数和。

新柱面的屈光度为原柱面屈光度的相反数。

新轴与原轴垂直。

以上方法可归纳为：代数和、变号、变轴。

例 1-1-8：将 −2.50DS/+0.50DC×180 转换为负柱面形式。

解：新球面：（−2.50）+（+0.50）DS=−2.00DS

新柱面：+0.50DC → −0.50DC

新轴：180 → 90

写出处方：−2.00DS/−0.50DC×90

转换过程的光学"+"图如下（图 1-1-18）：

2. "球面 / 柱面"变为"柱面 / 柱面"　原球面为一新柱面，其轴与原柱面轴垂直。

原球面与柱面的代数和为另一柱面，轴为原柱面轴。

例 1-1-9：将 −2.00DS/−0.50DC×90 改变为柱面 + 柱面形式。

解：一新柱面：−2.00DS → −2.00DC×180

另一柱面：（−2.00）+（−0.50）DC=−2.50DC×90

写出处方：−2.00DC×180/−2.50DC×90

转换过程的光学"+"字图如下（图 1-1-19）：

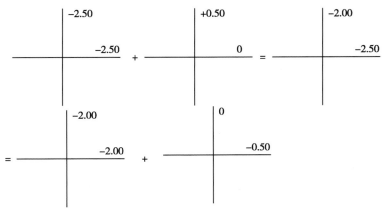

图 1-1-18　球镜 / 正柱镜转换为球镜 / 负柱镜的光学"+"字图

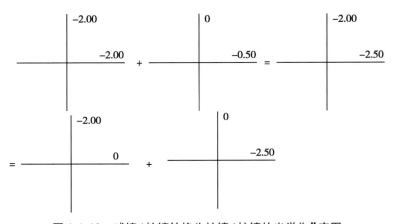

图 1-1-19　球镜 / 柱镜转换为柱镜 / 柱镜的光学"+"字图

3．"柱面＋柱面"变为"球面＋柱面"　设两柱面分别为 A 和 B。

若选 A 为新球面，则 B 减 A 为新柱面，轴为 B 轴。

若选 B 为新球面，则 A 减 B 为新柱面，轴为 A 轴。

例 1-1-10：将 −2.00DC×180/−2.50DC×90 变为球面＋柱面形式。

解：−2.00DC → −2.00DS

　　−2.50−（−2.00）＝−0.50DC×90

写出处方：−2.00DS/−0.50DC×90

转换过程的光学"+"字图如下（图 1-1-20A）：

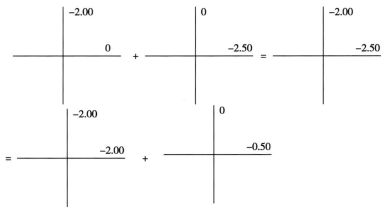

图 1-1-20A　柱镜 / 柱镜转换为球镜 / 负柱镜的光学"+"字图

或：-2.50DC → -2.50DS

　　-2.00-（-2.50）=+0.50DC×180

写出处方：-2.50DS/+0.50DC×180

转换过程的光学"+"图如图1-1-20B：

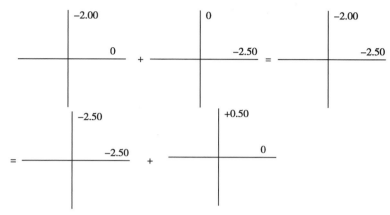

图 1-1-20B　柱镜／柱镜转换为球镜／正柱镜的光学"+"字图

（三）填写配镜订单

1. 配镜订单　配镜订单即配镜者的订货单，它是眼镜定配加工的依据，也是眼镜店、验配中心配镜部等企业内部使用的施工单。如，某眼镜公司的配镜订单如下：

× × 眼镜公司订单

No.100001-　　　　　　　　　　　交款存根

姓名　　　　　　性别　　　　　　地址　　　　　　电话

订镜日期　　　年　　月　　日　取镜日期　　　年　　月　　日

货号	品名	数量	单位	单价	金额		备注	

总计人民币（大写）

处方		球镜	柱镜	轴位	棱镜	底向	接待：	验光：
							加工：	检验：
远近用							付镜：	收款：
远用瞳距：			近用瞳距：				联系电话：	

注：本订单一式4联；加工项目和具体要求，填写在备注栏中。

配镜订单一般有一式多联，各企业、各店使用的订单联数也不统一，每一联的作用也各不相同。通常情况下，配镜订单的第一联为收款存根，用于企业内部每天结账；第二联为取镜凭证，当顾客付款后，将此联加盖收款章交付顾客，作为顾客取镜时的证明；第三联为发料凭证，用于企业内部发放领取眼镜架、眼镜片等货品，货品发放后，此联由库房留存；第

21

四联为配镜证明,配镜师凭此联为顾客加工制作眼镜,顾客取镜时,收回取镜单,然后将此联交付顾客作为配镜凭证,顾客凭此联可用于保修服务或下次配镜的参考。如配镜订单为六联单,前三联的功能还保持不变,第四联至第六联则分别为加工环节使用的对号单、生产单和交付顾客留存的配镜证明。

2. 配镜订单的内容

(1)客户资料:包括客户编号、姓名、性别、地址、联系电话、订单日期、取镜日期等。填写客户资料的目的,一方面是为了在必要时能及时联系顾客,另一方面也是为了便于向顾客提供售后服务;另外也更有利于各企业、各店开展建立客户网络的工作。

(2)处方内容:包括眼镜的用途(远用或近用)、右眼和左眼的球镜度数、柱镜度数和柱镜的轴位、配镜者的瞳距、如定配渐变焦眼镜,还须注明单眼瞳距和瞳高等。

(3)订货品种:是指眼镜架、眼镜片的货名、型号、尺寸、眼镜片的光度、折射率及眼镜架、眼镜片的收费价格等。

(4)加工要求:主要是指眼镜加工工艺的要求,如:钻孔、拉丝、染色等。同时还包括其他要求,如:需加急、寄货及先付定金、欠款等。

(5)工作过程记录:一般包括从发料、初检、加工、装配、终检、检验、收货、付货、交接手续及签名或工号等。

3. 配镜订单的格式　由于各企业、各店在业务范围和经营管理方式上各有不同,目前,配镜订单还没有统一的格式,下面介绍几种常见的配镜订单格式:

(1)带有条码信息的配镜订单:由于眼镜商品种类繁多,为了让顾客挑选的眼镜架、眼镜片能够准确地写在配镜订单上,给眼镜商品编条码,对眼镜商品进行数字化的管理,已逐渐成为各大眼镜店,尤其是连锁企业进行现代化管理的手段。

如,某眼镜公司的配镜订单如下:

××眼镜公司订单

No.600001-　　　　　　　　　　　交款存根

姓名　　　　　订镜日期　　　年　　月　　日　　　　　连锁店名

性别　　年龄　　职业　　　取镜日期　　　年　　月　　日　　　连锁店电话

地址　　　　　发料地点　　　　　　　　　　　　　　销售方式

联系电话　　　装配地点　　　　　　　　　　　　　　营业员号

		品种	球镜	柱镜	轴位	棱镜	基底	金额
远用	右							
近用	左							
下加 Add 渐变焦	左	瞳距:　　　　瞳高:　　　　镜片直径:						
	右	特殊工艺:　　　加工说明:						
条码		眼镜架品牌		金额		备注		

总计人民币(大写):

初检员号　　　　　装配员号　　　　　终检员号　　　　　取镜员号

眼镜片的条码信息一般包括:镜片的材料、货名、直径、折射率、顶焦度、表面镀膜、购进日期、价格、物价部门批号等。

眼镜架的条码信息一般包括:镜架的品牌、材料、规格、颜色、购进日期、价格、物价部门批号等。

（2）接触镜配镜订单：

××角膜接触镜订单

No.400001-　　　　　　　　　　　　　交款存根

姓名　　　　　　订镜日期　　年　　月　　日　　　　　　连锁店

性别　　　职业　　　出生日期　　年　　月　　日　　　连锁店电话

联系电话

	条码	品牌	品种	球镜	柱镜	轴位	直径	基弧	零售价	金额
右										
左										

总计人民币（大写）：

营业员号　　　　　　　　　　　　　　组号

（3）带有旧眼镜资料的配镜订单：

××眼镜验配中心　　NO.00018××

顾客姓名　　　　　　　　　　性别　　　　年龄

地址　　　　　　　　　　　　　　　　联系电话

配镜日期　　　　　　　　取镜日期　　　卡号

裸眼视力　R：　　　　　　　L：

旧眼镜资料与处方									
远用 近用	旧眼镜 度数	R	球镜	柱镜	轴位	棱镜	基底	ADD	矫正视力
		L							

眼镜光心距：远用　　mm　　近用　　　mm	镜架的规格：	镜片：

验光资料与处方

			球镜	柱镜	轴位	棱镜	基底	ADD	矫正视力
远用 近用	验光 处方	R							
		L							

瞳距	远用　　mm	单眼 瞳距	右眼瞳距　　　　mm	瞳高	右眼　　　　mm
	近用　　mm		左眼瞳距　　　　mm		左眼　　　mm

新眼镜资料

类别	商品名称	单价	金额	
镜架				
镜片				客户签名：
护理产品				
角膜接触镜				

总计人民币：		预付：	余额：

销售员　　　验光师　　　收银员　　　库房　　　加工师　　　质检

4．填写配镜订单　填写配镜订单最重要是体现正确性和完整性。订单上各项内容均要正确无误地填写，并且字迹端正。填写配镜订单的基本步骤如下：

（1）认真阅读配镜处方，明确配镜目的、眼的屈光状态、所需的矫正镜度、瞳距，确定顾客定配的是远用镜还是近用镜、是单光镜、双光镜还是渐变焦镜。

（2）根据配镜处方和顾客的实际状况，向顾客介绍并帮助顾客挑选合适的眼镜架、眼镜片。

（3）填写配镜订单

1）认真填写客户资料。要求：客户资料填写一定要详细、准确；其中，客户编号、姓名、联系电话、地址、订单日期、取镜日期等重要信息必须填写。

2）正确抄录配镜处方。要求：首先根据配镜处方，在配镜订单上确定顾客定配的是远用镜还是近用镜；再进行抄录配镜处方。抄录处方一定要遵循处方书写规范，先写右眼后写左眼，做到正确无误。

3）仔细填写顾客所选眼镜片、眼镜架的条码、品牌、品种、售价和金额。由于眼镜架、眼镜片的种类很多，同类商品因规格、级别、光度等不同，价格也不同。这就要求填写订单时，一定要逐项填写、认真计算、仔细核对，尤其要防止出现漏收现象。

4）认真填写加工要求。填写时一定要明确眼镜加工的项目、工艺要求，必要时要向顾客解释各项目的含义，以免出现加工违背顾客意愿的事情。如遇到某些加工要求需要收费时，在配镜订单中要认真填写收费金额。常见的加工要求有钻孔、染色等。

5）仔细核对眼镜片、眼镜架、加工费等各个项目的收费金额，准确计算配镜金额，填写总收款金额。

6）检查核对配镜订单内容。

注意事项：①配镜订单书写字迹规范端正，各项内容正确填写不可空缺。②定配双光眼镜要根据顾客的使用目的、工作和学习需要，在配镜订单上注明子镜片顶点的高度；同时，还可在所选镜架的衬片上标记具体位置。③填写配镜订单的复写纸要经常更换，避免第三联、第四联复写后字迹不清。

三、分析处方

（一）透镜与屈光不正的矫正

1. **球镜对屈光不正的矫正**　当眼调节静止时，外界的平行光线经眼的屈光系统后，恰好在视网膜上聚焦，称为正视眼（emmetropia）；正视眼的远点在无限远（图 1-1-21A）。若调节静止时平行光线不能在视网膜上聚焦，则称为非正视眼（ametropia）或屈光不正（refractive errors）。聚焦在视网膜后，称为远视眼（hypermetropia）（图 1-1-21B），聚焦在视网膜前，称为近视眼（myopia）（图 1-1-21C）。根据光路可逆性原理可知，远视眼的远点在眼后，近视眼的远点在眼前。

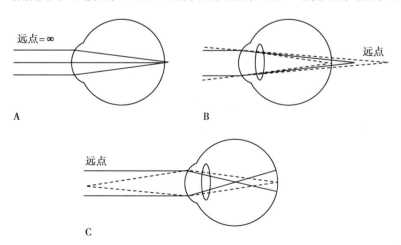

图 1-1-21　正视眼、远视眼、近视眼及远点
A. 正视眼与远点；B. 远视眼与远点；C. 近视眼与远点

非正视眼中，若平行光线经过眼屈光系统能聚焦于视网膜外的一点，则该眼为球性屈光不正，用球镜矫正即可。所需球镜与眼屈光系统重新组成新的光学系统，使平行光线通

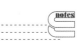

过后聚焦在视网膜上，从而达到矫正屈光不正的目的。也可以理解为平行光线经过透镜后聚焦在非正视眼的远点处，使非正视眼能看清远处物体。因此，所需透镜的焦度等于非正式眼远点的倒数（远点的单位取 m）。

因此，若处方提示眼镜用途为远用，处方镜度为正球镜，如 OU：+2.00DS，则配镜者为远视眼，双眼屈光不正度均为正二百度，远点在眼后，距透镜 50cm 处，既不用调节也不戴镜时，该配镜者无法看清眼前任何距离的物体，配戴 +2.00DS 正球镜，平行光经过正球镜会聚于该配镜者远点处，再经过眼屈光系统聚焦于视网膜上，使配镜者看清远处物体（图 1-1-22）。

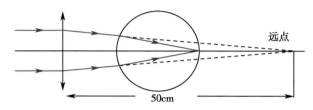

图 1-1-22　+2.00D 远视矫正示意图

处方镜度为负球镜，如 BE：−2.00DS，则配镜者为近视眼，双眼屈光不正度为负二百度，远点在透镜前 50cm 处，既不戴镜也不用调节时，配镜者仅可看清眼前 50cm 处的物体，看远不清晰。配戴 −2.00DS 负球镜，平行光经过负球镜后略发散，其反向延长线相交于配镜者远点处，再经过眼屈光系统聚焦于视网膜上，使配镜者看清远处物体（图 1-1-23）。

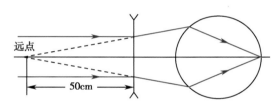

图 1-1-23　−2.00D 近视矫正示意图

2．散光透镜对屈光不正的矫正　　如图 1-1-24 所示，散光（astigmatism）指的是当眼调节静止时，平行光线经眼屈折后，由于眼睛各子午线屈光力不同，故不能在视网膜上形成焦点像，而是在不同距离处形成两条焦线，两条焦线之间为一系列椭圆形光学切面，其中最小的正圆形为最小弥散圆，两焦线间距离表示散光的大小；散光眼无论视远近物体均感模糊不清。

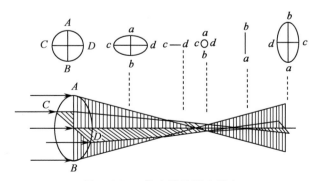

图 1-1-24　散光眼的屈光状态

根据强弱主子午线是否垂直相交，可以把散光分为规则散光（相互垂直）和不规则散光（不垂直）。规则散光眼可以用镜片或接触镜矫正，而不规则散光眼镜片矫正效果不理想。本教材只研究规则散光眼的矫正问题。

在静屈光状态下，根据所成焦线与视网膜相对位置关系可以把规则散光分为以下几种类型，如图 1-1-25 所示：

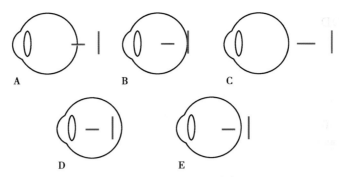

图 1-1-25 规则散光分类

单纯远视散光：一条焦线落在视网膜上，另一条焦线在视网膜后（图 1-1-25A）。
单纯近视散光：一条焦线落在视网膜上，另一条焦线在视网膜前（图 1-1-25B）。
复合远视散光：两条焦线均落在视网膜后（图 1-1-25C）。
复合近视散光：两条焦线均落在视网膜前（图 1-1-25D）。
混合散光：一条焦线在视网膜前，另一条焦线在视网膜后（图 1-1-25E）。

为研究问题方便，把靠近角膜的一条焦线称为前焦线，远离角膜的另一条焦线称为后焦线。前焦线在水平方向（180°±30°）称为顺规性散光，图 1-1-25 均为顺规散光，若前焦线在垂直方向（90°±30°），称为逆规性散光（图 1-1-26），焦线在斜向（45°±15° 或 135°±15°），则称为斜轴散光。

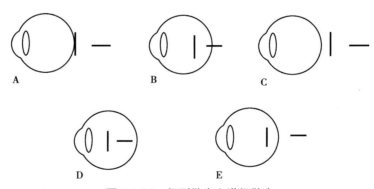

图 1-1-26 规则散光之逆规散光

如图 1-1-27 所示，如眼外放置负柱镜，其轴位与前焦线平行时，就可控制前焦线向后移动，而后焦线不动；眼外放置正柱镜，其轴位与后焦线平行时，就可控制后焦线向前移动，而前焦线不动；最终使两焦线合并重新形成焦点像，从而达到矫正散光的目的。因此柱镜用于矫正单纯散光，复合散光和混合散光需用球柱镜矫正。

若处方中出现柱镜度数和轴位，则提示配镜者的屈光状态为散光，能用镜片矫正的，为规则散光。如何根据处方进一步分析其散光的性质呢？一是看屈光不正度数，根据度数判断是单纯散光、复性散光或混合散光。若处方中仅有柱镜度数和轴位，则该配镜者为单纯散光，若处方中既有球镜度数，又有柱镜度数和轴位，则该配镜者为复性散光或混合散光。二是看柱镜轴位，根据轴位判断是顺规散光还是逆规散光。当处方以负柱镜形式书写时，负柱镜轴位在水平方向，为顺规散光，在垂直方向，为逆规散光。若处方以正柱镜形式书写，则正柱镜轴位在垂直方向，为顺规散光，在水平方向，为逆规散光。

处方仅有柱镜度数和轴位，柱镜度数为正，则为单纯远视散光，如 OD：+0.75DC×90，OS：+0.50DC×100，左右眼轴位均接近垂直方向，为顺规散光。若柱镜度数为负，则为单纯近视散光，如 OD：−0.75DC×100，OS：−0.50DC×175，右眼轴位接近垂直，为逆规散光，左眼轴位接近水平，为顺规散光。

当处方既有球镜度数又有柱镜度数时，两者度数同为正者，为复性远视散光。如 OU：+2.00DS/+0.50DC×90，正柱镜轴位在垂直方向，为顺规散光。球镜和柱镜度数同为负者，为复性近视散光，如 OD：−2.00DS/−0.50DC×175，OS：−2.25DS/−0.50DC×180，两眼负柱镜轴位均在水平方向，为顺规散光。

若球镜和柱镜度数一正一负，则要进一步分析复性散光或混合散光的可能。

如前所述，复性散光前后两焦线在视网膜同侧，因此，两个方向所需的矫正透镜性质一样，屈光度符号相同。当处方球镜和柱镜符号不同时，球镜绝对值一定大于柱镜，根据球镜符号可分析散光性质。如 BE：+2.00DS/−0.75DC×180，说明该配镜者为复性远视散光，顺规，水平方向屈光不正度为

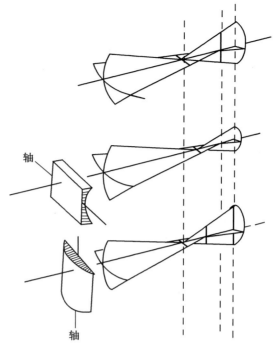

图 1-1-27　柱镜矫正散光示意图

+2.00D，垂直方向屈光不正度为 +1.25D。OU：−2.00DS/+0.50DC×90，说明该配镜者为复性近视散光，顺规，水平方向屈光不正度为 −1.50D，垂直方向屈光不正度为 −2.00D。

混合散光，两焦线分居视网膜两侧，即一个方向需正透镜矫正，而另一方向需负透镜矫正，因此处方中球镜和柱镜度数符号必然相反，无论处方形式如何转换，都不可能一致，且球柱联合处方时，球镜绝对值小于柱镜，如 OD：+2.00DS/−3.00DC×180，提示该配镜者为混合散光，顺规，垂直方向屈光不正度为 −1.00D，水平方向屈光不正度为 +2.00D，将处方转换成负球镜 / 正柱镜的形式为 OD：−1.00DS/+3.00DC×90，依然符合前述规律，其散光性质不变。

散光镜片因不同子午线方向屈光力不同，可导致不同方向所成像的放大率不同，出现像的变形，若顾客无法耐受，可考虑用球镜替代散光镜片，即用球镜将两条焦线移至分居视网膜两侧，与视网膜距离一致，使最小弥散圆落在视网膜上，以达到矫正散光的目的。

能将散光眼最小弥散圆移至视网膜的球镜屈光力称为等效球镜，其计算方法为将球柱镜处方中一半的柱镜度数加至球镜度数上，如 −4.00DS/−1.00DC×20 的等效球镜为 −4+（−1/2）=−4.50DS。实际工作中，可能一配镜者验光结果为 −5.00DS/−2.00DC×180，但因试戴时无法耐受，验光师将配镜处方改为 −5.50DS/−1.00DC×180，即用 −0.50DS 替代 −1.00DC，降低散光度数，以减少配戴的不适感，在舒适和清晰间寻找理想的平衡状态。

3．老视的矫正　随着年龄增长，眼调节能力逐渐下降，从而引起患者视近困难，以致在近距离工作中，必须在其静态屈光矫正基础上另加凸透镜才能有清晰的近视力，这种现象称为老视（presbyopia）。

注意：老视是一种生理现象，不是病理状态，也不属于屈光不正，是人们步入中老年后必然出现的视觉问题。

老视矫正就是采用正球镜来弥补配戴者的调节不足，根据镜片的构造，矫正老视的眼镜可分为单光老视镜、双光眼镜和渐变焦眼镜，后两者在情境二、情境三会进一步介绍，此处重点介绍单光老视镜。

由于不同配镜者视远的屈光状态不同,因此老视矫正眼镜的度数可以是正度数,也可以是负度数,如何通过处方判断该眼镜为老视矫正眼镜呢。首先,根据配镜者年龄,通常老视出现在40岁之后。其次,根据眼镜的用途,由于老视是调节不足引起视近困难的一种生理现象,因此,老视矫正眼镜的用途为近用(NV)。再次,根据配镜者的瞳距,老视矫正眼镜为近用眼镜,因此,处方通常会提供配镜者的近瞳距(NPD)。

生活中有人误认为近视则不会老视,是因为部分近视人群摘掉远用眼镜后,其远点恰能满足近距离工作的需要,不需要另外配戴视近眼镜,则误认为自己没有老视,事实上,当近视患者需摘下视远矫正眼镜才能看清近距离物体时,即为老视的表现。

4. 棱镜对斜视的矫正 棱镜的主要特性是对入射光没有聚焦能力,但能使光线发生偏折。应用于眼镜片的棱镜常用来矫正斜视和双眼视功能等问题。若处方中出现配镜者需要底朝内(BI)的棱镜,提示其可能有较大量的外隐斜,出现视疲劳等临床症状,或小角度的外斜视致重影,复视可能。(该部分内容详见情境四任务一棱镜眼镜镜片推介)

(二)镜眼距与眼镜的等效屈光力

顾客在验配了框架眼镜之后,若想选购接触镜,能否直接选择和框架眼镜相同的度数呢?或者,顾客手持验光师开具的处方,询问为何框架眼镜和接触镜度数不同,又该如何回答呢?这就需要了解镜眼距对眼镜屈光力的影响。

通常镜片后顶点到角膜前顶点的距离为12mm,当镜眼距发生改变时,矫正度数也随之变化,特别是高度数镜片,变化的效果更加明显。

1. 视远时球镜片的等效屈光力 如图1-1-28所示,当近视眼镜靠近眼睛时,镜眼距变小,眼的远点到负透镜之间的距离变大,所需矫正镜片的焦距也变大、屈光力则变小,即镜眼距变小,要想矫正原来的近视度数,必须减少透镜的屈光力才可,反之,当近视镜远离眼睛时,镜眼距增大,眼的远点到负透镜之间的距离变小,所需矫正镜片的焦距也变小、屈光力则变大,即需增加透镜的屈光力才可。

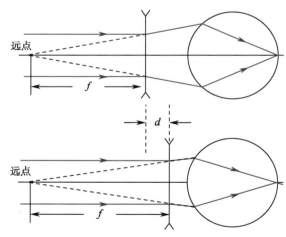

图1-1-28 负球镜的等效屈光力

同理,根据图1-1-29所示,当远视眼镜靠近眼睛时,镜眼距变小,透镜到远点的距离变小,即所需透镜的焦距变小,要想矫正原来的远视度数,必须增加透镜的屈光力才可;反之,眼镜远离眼睛时,镜眼距增大,透镜到远点距离变大,即所需透镜的焦距变大,要想矫正原来的远视度数,必须减少透镜的屈光力才可。

镜眼距不同时,能使平行光束聚焦于同一位置的各个眼镜片,称为具有等效作用的眼镜片。这些眼镜片虽然屈光力不同,但在各自位置上所起的效力相等,它们的屈光力称为"等效屈光力"。

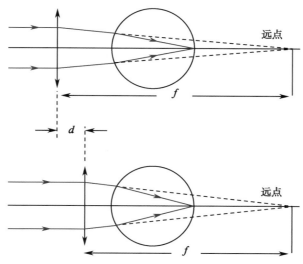

图 1-1-29　正球镜的等效屈光力

假设镜片由位置 A 移到位置 B，移动的距离为 d（m），要想在位置 B 矫正原来的屈光不正，所需的等效屈光力为：

$$F_B = \frac{F_A}{1 - dF_A}$$ 公式（1-1-4）

其中，F_A 为镜片在 A 位置时所需的矫正屈光力（D）；F_B 为镜片在 B 位置时所需的矫正屈光力（D）；d 为镜片由 A 位置移向 B 位置移动的距离（m），若 B 较 A 镜眼距增大，则 d 取负号，若 B 较 A 镜眼距变小，则 d 取正号。

例 1-1-11：某近视眼在眼前 12mm 处戴 −5.00D 的框架眼镜刚好能矫正其屈光不正，如将矫正眼镜放置于眼前 15mm 处，则需要的屈光力为多大才具有相同的等效屈光力？如配戴角膜接触镜，角膜接触镜的屈光力是多少？

解：根据公式，移向 15mm 处时，$F_A = -5.00D$，$d = (12-15)mm = -3mm$

$F_B = -5.0/[1-(-0.003) \times (-5.0)] = -5.08D$

即，在眼前 12mm 处戴 −5.00D 的负镜片与在眼前 15mm 处戴 −5.08D 的负镜片于该眼内成像具有相同效果。

如配戴角膜接触镜，$d = 12mm = 0.012m$

$F_B = -5.0/[1-0.012 \times (-5.0)] = -4.72D$

则：配戴角膜接触镜的度数为 −4.75D

由上可知，近视眼戴角膜接触镜的度数要比戴框架眼镜的度数低。

通常当镜片屈光力小于 4.00D 时，框架眼镜和角膜接触镜互换，镜眼距变化对屈光力的影响不足以导致配镜处方的改变，但可能会影响顾客矫正效果，需加以解释。若镜片屈光力超过 4.00D，则应考虑镜眼距对配镜处方的影响，需进行顶点换算。另外，对于屈光不正较高的顾客，在确定配镜处方时，还需考虑所选镜架与试镜架镜眼距的差别可能对矫正效果的影响。

2．视远时球柱镜片的等效屈光力　因为球柱透镜的两条主子午线的屈光力不同，当从眼前移动相同距离时，两个方向所需改变的屈光力不同，要保证具有相同的等效屈光力，其计算方法为：先将每条主子午线因距离改变所需的屈光力单独求出，再组合成新的球柱透镜，即为在新位置具有等效屈光力。

例 1-1-12：某患者在眼前 12mm 处戴 −5.00DS/−1.00DC×180 的框架眼镜刚好能矫正其

屈光不正,如改戴接触镜,接触镜的屈光力是多少?

解:分析:该眼于 12mm 处不同子午线所需矫正屈光力分别为:−5.00DC×90/−6.00DC×180,其光学"+"字图如下(图 1-1-30)。

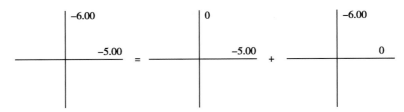

图 1-1-30 矫正屈光力光学"+"字图

当改戴接触镜时,镜片移近矫正眼,$d=0.012m$;可分别求得两条主子午线等效屈光力:

$$F_B = \frac{F_A}{1-dF_A} = -5.0/[1-0.012\times(-5.0)] = -4.72D$$

$$F_B = \frac{F_A}{1-dF_A} = -6.0/[1-0.012\times(-6.0)] = -5.60D$$

用光学"+"字图表示为图 1-1-31。

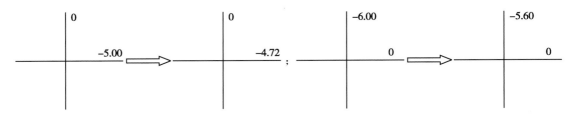

图 1-1-31 矫正屈光力变化光学"+"字图

合成新的球柱镜度数为:−4.72DS/−0.88DC×180,光学"+"字图如下(图 1-1-32)

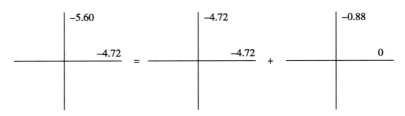

图 1-1-32 等效屈光力光学"+"字图

即,改戴接触镜的度数为:−4.75DS/−0.75DC×180

(三)瞳距与镜片的光学中心水平距离

配镜处方中需包含配戴者的瞳距,前已介绍何为瞳距,如何测量瞳距。为什么配镜处方中需包含瞳距呢?瞳距在眼镜定配中有何意义呢?

已知透镜光心以外的点对光线具有偏折作用,作用效果与棱镜相似,光线均往厚的方向偏折,因此可以把镜片看作是由无数个三棱镜组合而成。正镜片的最厚部在光心,所以各点棱镜效果的基底都朝向光心;负镜片的最厚部在边缘,所以各点棱镜效果的基底都朝向边缘。

镜片的棱镜效果与镜片的屈光力有关,也与光线偏离镜片光轴的距离有关;其关系式为:P=Fc。

式中，P 表示棱镜作用效果，单位为棱镜度（△）；F 表示镜片的屈光力，单位为屈光度（D）；c 表示光线偏离镜片光轴的距离，单位为厘米（cm）。

由于光线通过镜片光心时不会被偏折，故镜片光心处的棱镜效果等于零。因此，在眼镜定配中，若处方没有棱镜，镜片的光心与配镜者的瞳孔中心应在同一光轴上，以避免产生不需要的棱镜效应。左右镜片的光学中心在与镜圈几何中心连线平行方向上的距离称为光心距，对于远用眼镜，眼镜的光心距要与远用瞳距相一致，而近用眼镜的光心距则要与近用瞳距相一致。定配眼镜光心距与配戴者瞳距的差值称为光学中心水平偏差，是配装眼镜质量检测的重要指标。

瞳距与镜片的光心距不一致时，就会产生额外的棱镜效应。如果两眼产生的棱镜效果相同，虽然不会影响双眼视，但可能导致视疲劳，如果产生的棱镜效果不同，不仅会导致眼疲劳、头痛等不适，甚至影响双眼视功能。两眼不同的棱镜称为差异棱镜，若两眼产生的棱镜底向相同，差异棱镜为棱镜值之差。若两眼产生的棱镜底向相反，差异棱镜为棱镜值之和。

1. 瞳距与镜片的光心距不一致时的差异棱镜效应

（1）近视眼：当瞳距大于镜片的光心距时，会产生基底朝外（BO）的棱镜效应，如图 1-1-33A 所示；当瞳距小于镜片的光心距时，会产生基底朝内（BI）的棱镜效应，如图 1-1-33B 所示。

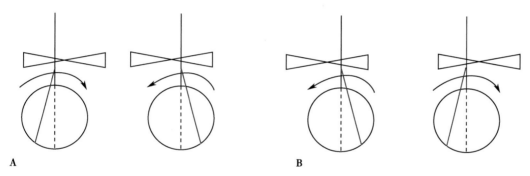

图 1-1-33 瞳距与光心距不相符时近视眼的棱镜效应

如，某患者的瞳距为 60mm，而镜片的光心距为 68mm，两眼镜片均为 −10.00DS，则双眼正前视物时，根据公式：P=Fc；可得：P=10×0.8=8△BI，即所视物体会外移 8△，为了维持双眼单视，双眼需克服 8△BI 的棱镜效应，可导致配戴者视疲劳、眼痛、头痛甚至复视的症状。

（2）远视眼：当瞳距大于镜片的光心距时，会产生基底朝内（BI）的棱镜效应，如图 1-1-34A 所示；当瞳距小于镜片的光心距时，会产生基底朝外（BO）的棱镜效应，如图 1-1-34B 所示。

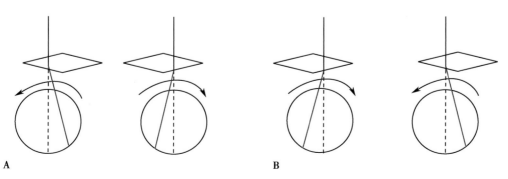

图 1-1-34 瞳距与光心距不相符时远视眼的棱镜效应

如，某患者的瞳距为60mm，而镜片的光心距为68mm，两眼镜片均为+10.00DS，则双眼正前视物时，根据公式：P=Fc；可得：P=10×0.8=8$^\triangle$BO，即所视物体会内移8$^\triangle$，为了维持双眼单视，双眼需克服8$^\triangle$BO的棱镜效应，同样可导致配戴者的上述不适症状。

上述例题中，若镜片度数降低为5.00D，则产生的棱镜效应相应下降为4$^\triangle$，可见，差异棱镜值不仅与镜片光学中心水平偏差有关，而且与配镜者屈光不正度有关，因此，配装眼镜国家标准规定，屈光不正度越高，允许的光学中心水平偏差值越小。

对于部分斜视或双眼视功能异常的患者，则需通过棱镜进行矫正，此时，也可通过移心，使镜片的光心偏离瞳孔中心，以产生需要的棱镜效果。如近视伴有外隐斜的患者，若隐斜量较大，导致视疲劳等不适症状，可通过移心，使光心距大于瞳距，在眼前适当增加一些基底朝内（BI）的棱镜效应，以缓解不适症状。

（3）对于专门视近用的眼镜如老花镜等，其镜片的光心距理论上应与配戴者的近用瞳距相符合，否则，同样会产生棱镜效应。

视近眼镜是正镜片时，如镜片的光心距小于近用瞳距，两眼都会产生基底朝内（BI）的棱镜效应，眼睛向内转动的集合力相对减少，如图1-1-35A所示；当镜片的光心距大于近用瞳距时，两眼都会产生基底朝外（BO）的棱镜效应，眼睛向内转动的集合力相对增加，如图1-1-35B所示。若视近眼镜为负镜片时，则产生的棱镜效应恰好相反。

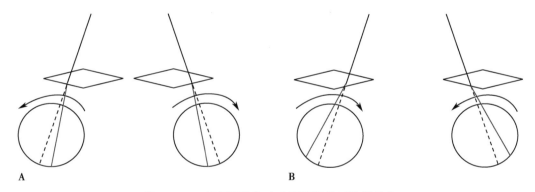

图1-1-35 近用瞳距与光心距不相符时棱镜效应

配戴近用眼镜之后，视近可少用或不用调节，但为了维持双眼融像，仍需动用集合，若配镜者抱怨戴镜后视近疲劳，可能是因为调节和集合不协调导致的，此时，可通过改变镜片的光心距，使配镜者少用集合，达到调节和集合的协调，以缓解视疲劳症状。如果其近用眼镜是正镜片，在眼镜定配中，可将镜片的光心距制作成小于配镜者的近用瞳距，如果近用眼镜为负镜片，则将光心距制作成大于配镜者的近用瞳距，起到在配镜者眼前增加基底朝内（BI）的棱镜效应，缓解视疲劳的作用。

2.瞳距与镜片的光心距一致时的差异棱镜效应 由于眼球并不是一个静止的物体，它在不停地转动，即使加工时做到了瞳距与镜片光心距一致，但随着注视目标的改变，眼睛位置会发生变化；注视距离的不同，眼睛的位置也会发生变化，且相应的瞳距也发生变化，而已制作完成眼镜的光心是固定不变的，所以在眼镜的使用过程中产生棱镜效应是不可避免的现象。通常这种棱镜效应，特别是水平向的棱镜差异，对配戴者的视觉质量、视觉功能不会造成影响，配戴者几乎察觉不到，但如果配戴者存在屈光参差，则光心以外视物时的差异棱镜效应，特别是垂直方向的差异棱镜效应则可能导致戴镜者的不适，下面比较两眼屈光不正度数相等与屈光参差时，通过光心上方5mm视物时，两眼产生棱镜效应的差别。

（1）两眼屈光度数相等时：比如，某戴镜者配镜处方为OU：-6.00D，若两眼都通过光心上方5mm看物体，如图1-1-36A所示。

根据公式：P=Fc；可得：右眼：$P_1=Fc_1=6\times0.5=3^\triangle$BU。左眼：$P_2=Fc_2=6\times0.5=3^\triangle$BU。

左右眼均产生 $3^\triangle$BU 的棱镜效应。这种作用使两眼同时向下转动相同的角度，无不舒服的感觉。

若两眼都通过光心下方 5mm 看物体时，左右眼均产生 $3^\triangle$BD 的棱镜效应，如图 1-1-36B 所示，两眼也会同时向上转动相同的角度。戴镜者不会感到不适。

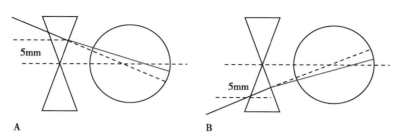

图 1-1-36　两眼上下转动时的棱镜效应

（2）两眼屈光参差时：如果戴镜者两眼有屈光参差，即两眼屈光不正度数不相等，那么只要眼睛不通过镜片的光心视物，就会产生差异棱镜效应，从而使两眼产生不等量的转动，戴镜者就会感到不适。

比如，某戴镜者配镜处方为 OD：−6.00DS，OS：−3.00DS，当两眼都通过光心上方 5mm 看物体时，根据公式：P=Fc；可得：

右眼：$P_1=F_1c_1=6\times0.5=3^\triangle$BU。

左眼：$P_2=F_2c_2=3\times0.5=1.5^\triangle$BU。

其差异棱镜效应为：$\Delta P=P_2-P_1=1.5^\triangle$BU。

两眼在水平方向可承受的棱镜差异比垂直方向大，垂直方向的差异棱镜大于 $1^\triangle$时，人眼将感到不适。因此，在眼镜定配中要特别重视垂直方向的差异棱镜效应。屈光参差者配戴单光眼镜时，可通过头位代偿避免差异棱镜造成的不适，若验配双光镜和渐变镜，必须从镜片下方的视近区视近，则可能因为垂直向的差异棱镜效应导致无法适应，验配时需慎重。

【实训项目及考核标准】

1. 实训项目　瞳距测量。

（1）实训目的

1）掌握远用瞳距的测量。

2）熟悉近用瞳距的测量。

3）了解单侧瞳距的测量。

4）比较瞳距尺角膜缘测量法（二维码视频 1-1-1）、瞳距尺角膜映光点测量法以及瞳距仪测量法三种方法测量结果的一致性。

（2）实训工具：瞳距尺、笔灯、瞳距仪。

（3）实训内容：学生按各自的实训小组组织在一起，领取已经准备好的实训工具。

1）解释瞳距测量的目的：向顾客解释瞳距测量的目的。

2）实训小组成员相互模拟顾客和定配师，分别用三种方法完成远用瞳距的测量和近用瞳距的测量，比较测量结果是否一致。

（3）教师模拟定配师，寻找一名学生模拟顾客，进行单侧瞳距的测量，学生观摩后说出单侧瞳距测量与远用瞳距测量的异同点。

2. 考核标准（表 1-1-2）

表 1-1-2 瞳距尺远用瞳距测量评分标准

实训名称		瞳距尺远用瞳距测量			
项目	分值	要求	得分	扣分	说明
素质要求	5	着装整洁，仪表大方，举止得体，态度和蔼，团队合作，会说普通话，遵守实训室管理制度			
实训前	5	能根据所使用的方法，准备相应的工具			
实训过程	10	检查者与被检者相距 40cm 相对而坐，双方视线保持在同一高度			
	10	检查者右手持瞳距尺，放置于被检者眼前，保持瞳距尺稳定水平			
	10	检查者闭上右眼，嘱被检者注视其睁开的左眼			
	10	检查者用瞳距尺零刻度对准被检者角膜缘或角膜映光点			
	10	检查者闭左眼，睁右眼，嘱被检者注视其睁开的右眼			
	10	检查者用右眼读取被检者左眼角膜缘或角膜映光点对应的刻度值			
	10	重复三次，取平均值			
	10	正确书写记录被检者瞳距值			
实训后	5	整理及清洁用物			
熟练程度	5	程序正确，操作规范，动作熟练			
实训总分	100				

3. **思考题** 瞳距测量的操作要点是什么？同一被检者的近用瞳距与远用瞳距相比通常差多少？

4. **实训报告** 总结实训过程，写出实训报告。

任务二 眼镜架推介

学习目标

知识目标

1. 掌握：眼镜架的基本结构和测量方法，眼镜架选择的基本原则。

2. 熟悉：眼镜架的材料构成及其主要特性。

3. 了解：金属镜架和非金属镜架的制造工艺。

能力目标

1. 能描述眼镜架的基本结构和主要部件。

2. 能使用方框法和基准线法测量眼镜架的尺寸。

3. 能根据顾客的个性化需求选择合适的眼镜架。

4. 会比较各种金属材料的镜架的优缺点。

素质目标

1. 装扮适宜，举止大方得体，态度亲切。

2. 拿放镜架姿势正确，轻拿轻放，注意对镜架表面的保护。

3. 操作完毕，工具及时归位。

许××，女，16岁，中学生，身高174cm，为校女子篮球队队员，视力一直较好，最近发现上课时看不清黑板上的字迹，于是到医院眼科检查并验光，现来眼镜店配镜，希望专业人士为其解答。

顾客提出了以下问题：

1. 经常打篮球，配框架眼镜是否安全？

2. 性格比较文静，希望配一副与个性相符的眼镜。

接到以上任务后，我们如能对下面将要进行阐述的知识做到全面掌握，便可以正确地回答上述顾客提出的问题。

一、眼镜架的结构与测量

（一）眼镜架的结构

1. 眼镜架的基本部件　一副镜架通常由镜圈、鼻梁、鼻托、镜腿、桩头等主要部分构成，如图1-2-1。

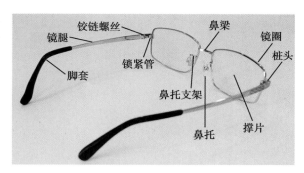

图1-2-1　眼镜架的基本部件

（1）镜圈（镜框）：镜片的安装位置，用螺钉及金属丝或尼龙丝，凭借沟槽或钻孔来固定镜片，它决定了镜片的切割和眼镜的外形，其尺寸大小以水平内径最大距离计。

（2）鼻梁：连接左右镜圈或直接与镜片固定连接，其尺寸为两镜圈之间的最短距离，表述为片间距离。

（3）鼻托（托叶）：左右各一，在鼻的两侧与鼻子直接接触，起着支撑和稳定镜架的作用。某些浇铸成形的塑料架可以没有鼻托支架，只有鼻托和镜圈直接相连。

（4）鼻托支架：连接鼻托和镜圈，作用是支撑鼻托并使其便于调整。

（5）镜腿：镜腿与桩头相连，戴镜时架在耳朵上起固定镜圈的作用，通过铰链可以折叠，其尺寸是从铰链中心至镜腿末端的扩展长度。

（6）桩头：位于镜圈和镜腿的连接处，一般是弯形。

（7）铰链：用来连接桩头和镜腿的一个关节，戴镜时张开，不戴时合拢以便于保存。

（8）锁紧管：位于两镜圈开口侧，用螺钉连接，旋紧螺钉可将锁紧管紧固从而固定镜片，大多为金属全框架所特有。

（9）脚套：装配在镜腿末端，其作用是舒适配戴。

（10）撑片（衬片）：安装在左右镜圈内，起到支撑镜圈和美观的作用。

2. 眼镜架的分类

（1）按材料分类

1）金属架（metal frame，图1-2-2）：镜架的主要部分是由金属材料制成。

2）塑料架（plastic frame，图1-2-3）：镜架的主要部分是由塑料（或类似性质的材料）制成。

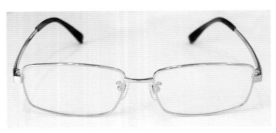

图1-2-2　金属架

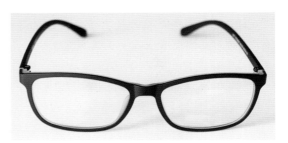

图1-2-3　塑料架

3）天然有机材料架（natural organic materials frame，图1-2-4）：镜架的主要部分是由天然有机材料制成。天然有机材料是指没有与其他原料合成，在经过加工后，能基本保持其原始性质的材料。常见的天然有机材料镜架有动物犄角类、竹木类等。本图镜腿主要材料为牛角。

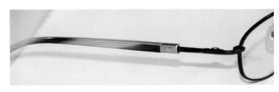

图1-2-4　天然有机材料架

（2）按款式分类

1）全框架（图1-2-5）：全框架是最常用的一款镜架类型，其特点是牢固、易于定型，可遮掩一部分的镜片厚度。

2）半框架（图1-2-6）：半框架固定镜片的框缘由金属和一根很细的尼龙丝组成，镜片经特殊磨制将其边缘磨平并开槽，将尼龙丝嵌入镜片的凹槽内，造成一种下部无框缘的外形，其特点是重量轻，给人以轻巧别致之感，也较为牢固。

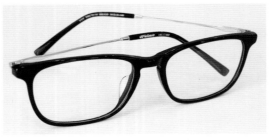

图1-2-5　全框架

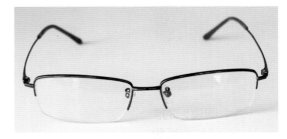

图1-2-6　半框架

3）无框架（图1-2-7）：无框架没有镜圈，只有金属鼻梁和金属镜腿，通常要在镜片上钻孔，将镜片与鼻梁和镜腿连接固定。目前主流的无框架有两种，一种是在两个镜片上共打4个孔和锯4个槽，镜片和鼻梁镜腿由螺栓螺母配和紧固连接（图1-2-7A），另一种是在两个镜片上共打8个孔，由鼻梁和镜腿上每侧带的两个钉和胶塞相扣固定（俗称胶塞款无框架，或8孔无框架）（图1-2-7B）。无框架比其他款式的镜架更加轻巧、别致，但其强度与全框架相比稍差。

4）折叠架（图1-2-8）：折叠架可以折成四折或六折，亦有可伸缩镜腿的折叠架，多为阅读镜。

5）组合架（图1-2-9）：组合架的前框处有两组镜片，外侧的那一组带颜色无焦度可上翻或拆卸，通常为户内、户外两用，为屈光不正的人群提供遮阳镜的一种选择。拆卸式组合架一般为整套销售，外侧镜片通过磁铁吸附在镜架上；上翻式的外侧那组镜片俗称夹片，为单独销售，与镜架的连接方式为弹簧夹。

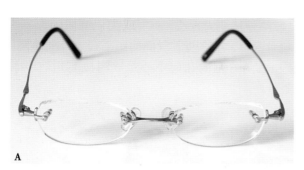

图 1-2-7A　无框架（4 孔 4 槽 ）

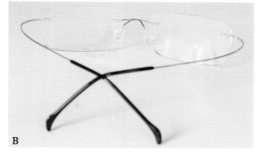

图 1-2-7B　无框架（胶塞款，8 孔 ）

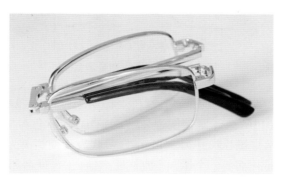

图 1-2-8　折叠架

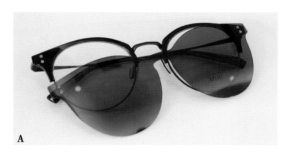

图 1-2-9A　组合架（拆卸式 ）

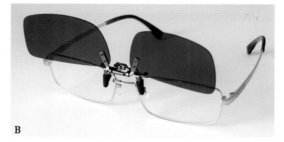

图 1-2-9B　组合架（上翻式 ）

（二）眼镜架的测量

1．眼镜架规格相关概念

（1）水平中心线：是指镜片外切两水平线之间的等分线。

（2）垂直中心线：是指镜片外切两垂直线之间的等分线。

（3）水平镜片尺寸：是指眼镜片左右外切水平方向距离。

（4）镜圈高度：是指眼镜片上下外切垂直方向距离。

（5）片间距离（distance between lenses）：是指左右两镜圈边缘之间水平最短的距离。

（6）镜腿长度：是指镜腿铰链孔中心至伸展镜腿末端的距离。

（7）镜圈几何中心点：镜圈几何中心点实际是镜框水平中心线与垂直中心线的交点。

（8）镜架几何中心距：镜架几何中心距是指两镜圈几何中心点间的距离。

因目前国际通用的尺寸标记方法为方框法，所以上述水平镜片尺寸和片间距离的定义均以方框法进行描述。

2．眼镜架的测量（视频 1-2-1）

（1）方框法：方框法是指通过左右两镜圈内缘的最低点和最高点分别做两条水平切线，再通过左右两镜圈内缘的最外点和最内点分别做两条垂直切线，由水平切线和垂直切线围成方框，并以此为参照，用来定义和度量镜架各部分尺寸的方法。

如图 1-2-10 所示，方框的宽度代表水平镜片尺寸；左右两方框间的距离代表片间距离；方框顶线和底线之间的距离代表镜架高度；左右两方框的几何中心距离叫镜架几何中心距，在数值上等于水平镜片尺寸和片间距离之和。

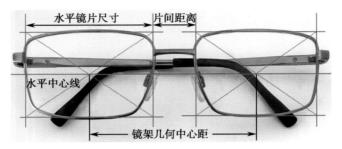

图 1-2-10　方框法测量示意图

通常眼镜架的标注在镜腿内侧，一个镜腿上标明眼镜架的各项尺寸、型号和颜色，如图 1-2-11 所示，"DDD60136"表示眼镜架型号，"DB/DB"表示色号型号，"□"代表用方框法测量和标记，"55"代表水平镜片尺寸为 55mm，"17"代表片间距离为 17mm，"142"代表镜腿尺寸（延展长度）为 142mm；而另一个镜腿上则注明产地、生产商名和镜架材料等，如图 1-2-12 所示，"BROADWAY"表示品牌，"Titanium"表示钛材制作，"179181DF"表示设计型号。

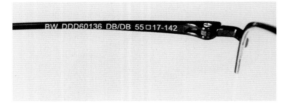

图 1-2-11　方框法标记眼镜架尺寸

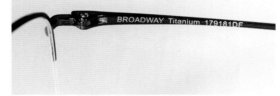

图 1-2-12　眼镜架的标注

（2）基准线法：基准线就是水平中心线，以此线为基准，用来定义和度量镜架各部分尺寸的方法就叫基准线法。

如图 1-2-13 所示，镜圈内缘鼻侧与颞侧之间基准线的长度代表水平镜片尺寸；左右镜圈鼻侧内缘间的基准线长度代表片间距离；在基准线上，左右镜圈水平镜片尺寸中点间的距离为镜架的几何中心距，在数值上也等于水平镜片尺寸与片间距离之和。

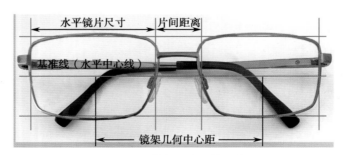

图 1-2-13　基准线法测量示意图

进口镜架或一些高档镜架多采用基准线法来表示，其规格尺寸也标记在镜腿的内侧。标有"–"记号时表示采用基准线法测量和标记，如图 1-2-14 所示，"55"代表水平镜片尺寸为 55mm，"18"代表片间距离为 18mm，"142"代表镜腿尺寸（延展长度）为 142mm。

方框法和基准线法标记的眼镜在测量结果上有所不同，方框法水平镜片尺寸是镜圈在水平方向最大的尺寸，片间距离是最小的尺寸。基准线法的水平镜片尺寸和片间距离都是在水平中心线上进行的测量。一般情况下，前者的水平镜片尺寸大于后者，后者的片间距离大于前者。

3. 其他镜架尺寸的测量

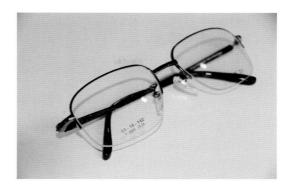

图 1-2-14　基准线法标记眼镜架尺寸

（1）镜架宽度（图 1-2-15）：脚套（或镜腿）上与耳朵顶点接触的部位称为耳上点，当两镜腿完全外展时，两侧镜腿耳上点之间的距离称为镜架宽度。

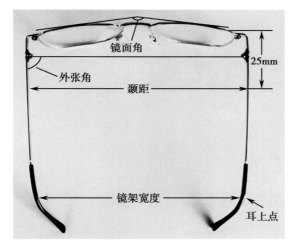

图 1-2-15　镜架宽度、颞距、镜面角、外张角

（2）镜眼距：镜片的后顶点与角膜前顶点之间的距离，中国人一般为 12mm。

（3）颞距（图 1-2-15）：镜圈平面后 25mm 处测得两镜腿内侧的距离。

（4）镜面角（图 1-2-15）：从眼镜内侧测量左右镜片平面所夹的角，一般为 170°～180°。

（5）外张角（图 1-2-15）：镜腿完全外展时，两铰链轴线的连接线与镜腿之间的夹角，一般为 80°～95°。

（6）身腿倾斜角（图 1-2-16）：每侧镜腿与镜圈平面的法线的夹角，也称接头角。前倾角是视线通过镜片光学中心的保证，一般不变，而且左右镜片前倾角一致。身腿倾斜角则是前倾角恒定的前提，然而就眼球位置而言，当耳位过高或过低时均需加以调整，左右耳位高度不相等时，左右身腿倾斜角也不相等。

（7）镜腿长度：镜腿长度是从螺丝与镜腿水平轴交点处开始，沿镜腿轴量至镜腿尾端，即镜腿长度＝镜腿弯点长＋垂长。

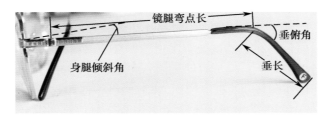

图 1-2-16　身腿倾斜角、垂俯角、镜腿弯点长、垂长

（8）镜腿弯点长（图1-2-16）：镜腿铰链中心到耳上点的距离。

（9）垂长（图1-2-16）：耳上点至镜腿尾端的距离。

（10）垂俯角（图1-2-16）：将镜腿完全外展并端正的放在桌面上，从侧面观察并测量镜腿的垂长部与镜腿延长线之间的夹角。

（11）垂内角（图1-2-17）：将镜腿完全外展并端正的放在桌面上，从后面观察并测量镜腿的垂长部与通过镜腿的垂面之间的夹角。

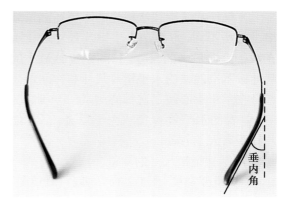

图1-2-17　垂内角

（12）鼻托的前角、斜角、顶角

1）前角：正视时，鼻托长轴与水平面的垂线的夹角，一般为20°～35°。

2）斜角：俯视时，鼻托平面与镜圈平面的法线的夹角，一般为35°。

3）顶角：侧视时，鼻托长轴与镜圈平面的夹角，一般为10°～15°。

4. 眼镜架规格尺寸的标记　眼镜架的规格尺寸主要由水平镜片尺寸、片间距离和镜腿尺寸三部分组成，镜架每部分的规格尺寸又分为单数和双数两种。

（1）水平镜片尺寸：单数为33～59mm，双数为34～60mm。

（2）片间距离：单数为13～21mm，双数为14～22mm。

（3）镜腿尺寸：单数为125～155mm，双数为126～156mm。

二、眼镜架的材料与制造工艺

制造眼镜架的材料直接影响眼镜架的性能，通常应具备如下要求：

1. 弹性　在一定外力的作用下发生变形，但外力消除后，要能恢复到原来的形状。

2. 强度　能经得起一定外力的冲击，受拉伸弯曲不会断裂。

3. 质量　应尽可能轻。

4. 耐磨性　经得起一定外力的摩擦。

5. 抗老化性　经得起一定温度、太阳光紫外线照射，不会快速老化。

6. 化学稳定性　与大气、汗水等接触，不会被侵蚀、失去光泽和褪色。

7. 可加工性　应具备可拉伸、弯曲、压制、切割、焊接、研磨和抛光等工艺加工性，能进行装饰美观。

眼镜架材料一般可分为金属材料、非金属材料和天然有机材料三大类。

（一）金属镜架材料

金属镜架一般选用合金材料制造，单金属很少，具有坚固、轻巧、美观，款式新颖，品种繁多等特点。使用的金属材料，要求具有一定的强度、弹性、耐磨性、化学稳定性、抗老化和良好的加工性能。这些材料主要包括铜合金、镍合金、钛及钛合金、铝合金、贵金属五大类。

1. 铜合金　铜合金是最常见的眼镜架材料，其成本较低，有良好的机械加工性，焊接和电镀工艺都比较简单，但化学稳定性差，容易被汗液腐蚀，常用于低档产品。可电镀成金色、银色，也可喷涂成彩色。在金属镜架中常用的铜合金材料有铜锌合金、铜锡合金、铜镍锌合金、铜镍锌锡合金四种（表1-2-1）。

2. 镍合金　镍合金具有高度的耐腐蚀性，良好的机械性和耐磨性，在金属架中属于中、高档产品，在金属镜架中所占的比重较大。常见镍合金材料有镍铜合金、镍铬合金及不锈钢（表1-2-2）。

表 1-2-1 常用铜合金的性能特点及用途

名称	成分	性能特点	用途
黄铜（铜锌合金）	铜 63%～65%、锌 35%～37%	呈黄色，易切削加工，易变色	多用于低档镜架、鼻托芯子、铰链
青铜（铜锡合金）	铜 70%、锡 5%～25%、锌 2%～10%	弹性、耐磨性、大气中抗腐蚀性好，但加工困难，对酸类物质抗腐蚀性差	价格较高，多用于弹簧、镜圈
锌白铜（铜镍锌合金）	铜 64%、镍 18%、锌 18%	密度 8.8，耐酸性，弹性好，易加工，易生锈呈铜绿色	成本低，多用于低档镜架
铜镍锌锡合金	铜 62%、镍 23%、锌 13%、锡 2%	弹性好，机械加工性能、工艺性能以及化学稳定性较好	多用于鼻梁、镜腿

表 1-2-2 常见镍合金材料的性能特点和用途

名称	成分	性能特点	用途
镍铜合金（蒙乃尔合金）	镍 65%、铜 34%、少量铁、锰等	密度 8.9g/cm³，不含铬，强度、弹性、耐腐蚀性和焊接抗拉性均很好	多用于中档镜架、镜圈
镍铬合金（高镍合金）	镍 84%、铬 12.5%、银 5%、铜 1%、其他微量元素等	密度 8.67g/cm³，比蒙乃尔合金的强度、弹性和耐腐蚀性更好	多用于进口、国产高档镜架
不锈钢	铁 71%、铬 18%、镍 8%、其他元素 0.1%～0.3%	密度 8.0g/cm³，弹性、耐腐蚀性很好，但强度差、焊接加工困难	多用于镜腿、螺丝、包金镜架基体材料

3. 钛及钛合金　钛及钛合金材料最先被应用于航天工业，最大的特点为质量超轻，因其密度只相当于铜的一半，还具有耐腐蚀性好（可以与金相媲美）的特点，从 20 世纪 80 年代初开始应用于眼镜架行业，属中、高档金属镜架。

（1）纯钛和钛合金：钛是一种银白色的金属，密度仅为 4.54g/cm³，具有强度高、熔点高等特点，表面经阳极处理可有绚丽色彩，对人体亲和性也非常好。纯钛金属弹性较差，比较脆。而钛合金的弹性则非常好，机械强度也比纯钛高，而且具有与纯钛相近的密度和耐腐蚀性。目前用于镜架材料的钛及钛合金材料主要有以下几种：纯钛材料：含钛 99% 以上，其余为铁、碳等微量元素，多用于镜架的冲压件、切削件；α 钛：含钛近 90%，锆 10%，偶尔用于镜圈部分；αβ 钛：含钛 94% 以上，铝 3%，钒 2.5%（俗称 325 合金），多用于镜圈；β 钛：含钛近 74%，铝 4%，钒 22%，可用于金属镜架的任何部位。钛及钛合金可以通过真空负离子电镀的方法，得到各种表面颜色。

1）物理特性：质量轻（密度约为钢铁的 60%）；燃点高（约为 1 670℃）。

2）化学特性：钛金属在高温、高浓度之酸性有机氧化物中有相当强之抗腐蚀性。在各种不同的沸腾碱性溶液中（如氢氧化钠）钛金属亦有超强的抗碱特性。在高温、高浓度环境里与氯化物（氯化锌、氯化铝除外）接触，没有任何金属比钛更能耐腐蚀。对汗水，钛金属能将百分之百的侵蚀阻绝于外，效果更优于铂金。

3）机械特性：高强度，钛之韧性高于不锈钢或特殊钢材，所以它的相对强度值（拉张力/密度）高于其他金属，钛合金在所有耐高温合金材料（500℃以上）中，相对强度亦高居第一位。

钛金属具有高强度之拉张力（90% 以上）。

抗疲劳能力：钛金属具有优良的耐久特性，不易疲劳，大约是钢铁的 2 倍。

耐冲击性：钛金属在低温时，更具坚韧耐撞的特性（钢铁在低温时容易产生破碎的现象）。

抗热性高：钛金属因热扩张变形率低，制成不同特性之镜框材质（如镍合金）。

（2）常见的纯钛和钛合金镜架的标示：一般的纯钛和钛合金镜架并不是所有的部件都用钛来制造，根据钛的种类及使用部位，通常用不同的缩写符号表示，这些标志多印刷在撑片上或者刻印在镜腿内侧。

1）Titan-P、Ti-P 或 PURE TITANIUM：表示除鼻托支架、铰链和螺丝外，其余部分由纯钛制作。

2）Titan-C 或 Ti-C：表示除鼻托支架、铰链和螺丝外，其余部分由钛合金制作。

3）Front-Titan-P 或 F-Ti-P：表示镜圈和鼻梁由纯钛制作。

4）Front-Titan-C 或 F-Ti-C：表示镜圈和鼻梁由钛合金制作。

5）Temple-Titan-P 或 T-Ti-P：表示镜腿由纯钛制作。

6）Temple-Titan-C 或 T-Ti-C：表示镜腿由钛合金制作。

（3）记忆合金：又称 NT 合金，是钛和镍以 1:1 的原子比例形成的金属化合物，具有很好的弹性，在外力作用下会产生变形，当把外力去掉，在一定的温度条件下，能恢复原来的形状，因此称为记忆合金。记忆合金的显著特点是超轻、形状记忆功能和超弹性效果。

1）超轻：较一般钛合金轻约 25%。

2）形状记忆功能：是指低温时，在一定外力作用下使镜架发生变形，若加热到一定温度时可使镜架恢复原来形状的一种现象。

3）超弹性效果：是指在一定温度下施以外力，使镜架发生变形，待外力去除后不需要加热即可恢复原来形状的性能。

（4）纯钛和钛合金镜架的焊接：钛是一种化学性质特别活泼的材料，很容易和大气中的氧气、氮气等发生反应，生成极其稳定的化合物，这是钛耐腐蚀强的原因，但同时也为焊接带来了困难，所以纯钛和钛合金材料的焊接一般需在真空环境中进行。

4．铝合金　铝及铝合金具有耐腐蚀性强，密度小的特点，用其制造的镜架配戴轻便舒适，与皮肤接触无损伤，而且铝合金在完成表面氧化处理后，可以染上各种颜色。但由于铝合金的强度较差，容易发生断裂现象，所以通常只用来制造镜圈和镜腿，而铰链等受力部件还是用其他金属来制造。

铝合金材料较昂贵，而且焊接性能不好，熔点低，在焊接维修时很容易熔化，需特殊设备采用焊接钛金属的转移方法进行焊接，镜腿和镜圈大部分使用铆接，因此铝合金镜架所占的市场份额很小。

5．贵金属

（1）金（Au）：是贵重金属之一，在大气中几乎不会被腐蚀氧化，延展性非常好。但由于纯金太软，极易发生变形且价格昂贵，通常用金制作镜架要添加其他金属以增加其强度和韧性。

1）开金：开金是纯金和其他金属元素合成的合金。开（Karat，K）是黄金的纯度单位，是金合金中纯金对其他金属的比例，以黄金重量的 1/24 倍数表示。24K 为纯金，如含金量达 50% 称为 12K 金，18K 金的含金量为 18/24=75%。由于纯金太软，如果制成眼镜架易变形。因此一般使用开金材料来制造高级镜架，但其价格昂贵，消费者只是少数人。现在，开金一般用作金属镜架的表面处理材料。

2）包金镜架：又称碾金或滚金，镜架上刻有"GF"字样，是用薄金片熔接在基材上，再轧制成各种款式的镜架，表面既具有金的性质和观感，又降低造价，多被高档镜架所采用。在材料学上又称之覆面合金，即内、外材质可明辨出是何种金属，不同于一般合金，分不出哪边是镍，哪边是金。包金镜架的内部多为黄铜、白铜或蒙乃尔合金，而外层则为纯 K 金。

通常包金镜架用开金占镜架重量的比例及开金的开数来表示其品质，如 1/20，12K，GF

表示该镜架用 12K 包金，所用开金占镜架重量的 1/20，即其含金量为 1/20×12/24=0.025；另一种方法是用所用纯金含量的比例表示，如：100/1 000，表明所用的纯金占镜架重量的10%。

3）镀金镜架：是用化学电镀法将纯金镀在由其他金属制成的镜架表面，一般厚度在0.5～3.5μm，叫镀金镜架，用"GP"加以标志。镀金镜架既可改善基础金属的外观，又使其具有耐腐蚀的特点，金的含量也很少，是较为经济的一种做法。

（2）铂（Pt）：是一种白色金属，俗称铂金。价格昂贵，抗腐蚀性能好过黄金，在自然界存有的量也非常稀少。铂族元素包括铂、钯、锇、铱、钌、铑六种金属，统称为铂金族。纯铂和纯金一样很柔软，一般要与其他铂族元素合成合金来制造镜架。

（二）非金属镜架材料

1. 塑料镜架　塑料镜架是一类主要部分由塑料或类似性质高分子材料制成的眼镜架。根据其温度性质可大致分为热塑性和热固性树脂两大类。热塑性树脂可反复加热、再成形，用此类材料制成的镜架易进行调整整形；热固性树脂成形后难以再重新整形，故常与热塑性塑料混合使用。

塑料镜架根据不同的制造工艺可分为注塑架和板材架。注塑架是用树脂颗粒，经过加温熔化后利用模具注塑成形的，制造工艺简单，生产成本低。缺点是易变形，抗拉、压强度低，装配镜片的沟槽的尺寸不均匀，由于材料由热变冷的过程产生收缩，结构尺寸不同导致内应力的产生，同时材料熔化后在模具腔体内沿不同的方向流动，在融合处分子间的结合强度偏低，这些位置都是容易发生损坏的位置，对镜架的强度产生很大的影响。板材架是用树脂板材，经过铣床进行内车、铣槽、外车、车铣花式、定型、抛光、表面处理、印刷等 100多道工序加工而成，生产工艺复杂，成本高。这种镜架强度高、不易变形、镜片槽沟尺寸均匀，可调整性良好。

鉴别注塑架和板材架一般可以通过观察的方法，两种工艺的产品有下列区别：第一，通常注塑架会在模具结合缝隙处产生明显的线条痕迹，俗称分模线，一般在镜面及镜腿的边缘中心；第二，由于材料在注塑成形过程中，从热到冷，会在几何尺寸较大的地方产生缩痕，对照光线的某些角度，不难发现这些缩痕。

常见的用于生产塑料镜架的材料及其特点：

（1）硝酸纤维：俗称赛璐珞，属热塑性材料。可塑性好、硬度大，缺点是化学稳定性和热稳定性差，易受酸性物质侵蚀、易燃、易褪色、易老化发黄变脆。由于易老化和易燃烧等特性，现在已很少采用。

（2）醋酸纤维：属热塑性材料。透明性、尺寸稳定性、着色性、加工成型性和耐冲击性都很好，不易变色、不易燃烧。既可用于注塑镜架，又可以用于加工板材架。缺点是化学稳定性差，易被腐蚀和老化。

（3）丙酸纤维：属热塑性树脂，主要由丙酸纤维素为原料，添加极少量的可塑剂、着色剂和安定剂合制而成。具有尺寸稳定、耐久、不易变色、耐冲击、易加工成形和自身柔软性好等特点。多用于注塑眼镜架，进口塑料架采用较多。

（4）环氧树脂：它既具有热固性材料的稳定性，在一定温度下又具有热塑性材料的可塑性，有同业称其为 Optyl。密度小，比醋酸纤维轻20%～30%，硬度强、光泽性好、强度大，着色性、尺寸稳定性好，但镜圈成形后收缩幅度有限，所以可以制成细而轻的镜架，具有形状记忆性，不易变形，需要调整时，须加热到约80℃时才可调整，其耐热性极佳，甚至可加热至200℃。用其制造的镜架属于高档镜架。

（5）聚酰胺：俗称尼龙，属热塑性材料。耐热性、耐冲击性、耐磨性优良，具有高度的可塑还原性，强度极大，不易破裂，使用温度范围大，可在 −40～100℃条件下使用。缺点是吸水率高，尺寸稳定性差，适合制作运动及儿童镜架。

（6）TR-90：是一种具有记忆性的高分子材料，密度 $1.14\sim1.15g/cm^3$，比其他塑料眼镜架轻，约为普通板材框重量的一半。该材料耐磨、抗化学性佳、耐高温、抗变形指数高，是目前比较流行的超轻镜框材料，具有超韧性，耐撞耐磨等特点。

（7）Ultem 树脂，直译为钨钛，也有称塑钢，成分为聚醚酰亚胺（PEI）树脂，该材料同等体积下重量比普通金属材料轻多达 50%，具有超强的柔韧度、阻燃性、耐化学腐蚀性、耐高温能力。弹性极佳又可抗变形，使镜框能轻易弯曲的同时又能轻松恢复原有形状，适合运动较多的人士配戴，但是调整困难。

（8）硅胶，别名硅橡胶，无毒无味，不溶于水和任何溶剂，密度小，柔软且韧性好，极难断裂，所以安全性好，用硅胶制作的镜架尤其适用于低龄儿童。以往的镜架零部件中，有些鼻托为硅胶材料，这种鼻托可以拆卸更换，目前市面上出现了一些塑料镜架的鼻托部位由硅胶材料制作而成，增加了配戴的舒适度。

（9）复合材料：有碳化硅纤维复合材料和金属复合材料等。这些材料具有强度高、稳定性好的特点，首先应用于航空业，用其制造的镜架属于高档镜架。

随着材料工业的发展，还会有更好的材料应用于镜架制造，使人们能配戴更轻便、更舒适、更耐用的眼镜架（表 1-2-3）。

表 1-2-3　常见树脂材料的性能特点

材料名称	组成	特性
醋酸纤维 （热塑性）	由醋酸纤维素、可塑剂、着色剂、安定剂和润滑剂等合成，有板材和注塑架两种	密度 $1.28\sim1.32g/cm^3$。难燃烧。在紫外线照射下不易变色。透明性、光泽性、着色性、吸收性、尺寸稳定性、加工成形性和耐冲击性良好。复原性略小，是塑料眼镜架的主要原材料之一
丙酸纤维 （热塑性）	由丙酸纤维素、添加少量可塑剂、着色剂和安定剂等合成，注塑架、进口塑料架较多	密度 $1.22g/cm^3$，难燃烧、不易变色、耐高温、耐冲击性、自身柔软性、尺寸稳定性、加工成形性良好，多用于注塑眼镜架
环氧树脂 （热固性）	由环氧树脂加适量固化剂反应而成，属热固性树脂，但加热至一定温度时又具有热塑性，高档及名牌塑料架较多	密度小，比醋酸纤维轻 20%～30%，着色性、尺寸稳定性好，收缩性差，装片加工时镜片要稍大一些，加热温度≥80℃，耐热性极佳，可加热至200℃。硬度强、光泽性好，强度大，镜腿内需加金属芯。不加热弯曲易断
尼龙 （热塑性）	又名聚酰胺，适合运动员和儿童镜架	密度 $1.14\sim1.15g/cm^3$，白色不透明、强度大、耐热性、耐冲击性、耐磨性、耐溶剂性和自身润滑性优良，吸水性略大，尺寸稳定性差
TR-90	俗称塑胶钛，具有记忆性的高分子材料	密度 $1.14\sim1.15g/cm^3$，耐磨、抗化学性佳、耐高温、抗变形指数高，具有超韧性，耐撞耐磨等特点
Ultem 树脂	俗称塑钢，成分为聚醚酰亚胺（PEI）树脂	具有超强的柔韧度、阻燃性、耐化学腐蚀性、耐高温能力。弹性极佳又可抗变形，使镜框能轻易弯曲的同时又能轻松恢复原有形状，适合运动较多的人士配戴

（三）天然有机材料镜架

用于制作眼镜架的天然有机材料有特殊木材、竹子、动物犄角和玳瑁材料等。天然有机材料镜架本身占比不高，目前相对常见的多为竹木和动物犄角镜架。另有一种以前较为多见的天然有机材料为玳瑁，但是根据《中华人民共和国野生动物保护法》，玳瑁是国家二级保护动物，禁止捕捉和售卖，所以玳瑁制作的镜架目前市面上已经没有了。虽然新的玳瑁镜架不再生产了，但是以往已经存在的玳瑁镜架偶尔还会见到。

玳瑁材料是采用产于热带海洋中的海龟壳做原料而制成的镜架。其特点是质量轻、光泽性好，经久耐用具有保存的价值，在各类镜架中属高档品，很受中年以上男性配戴者的欢迎。其缺点是易断裂，但断裂后可黏合修理。在使用保养时，切不可用超声波清洗，否则会发白，失去光泽。

（四）金属镜架的制造工艺

1. 加工方法　主要由零件加工、装配、抛光和表面处理四道工序组成。一副眼镜架通常由二三十种零件组成，主要有镜圈、镜腿、鼻托、铰链、锁紧管和螺丝等。

零件材料的性能及尺寸精度直接决定了后道工序的加工工艺及最终产品质量，因而零件加工工序至关重要。对构成眼镜零件金属材料的选择主要以材料指标优劣为依据，即：机械性能（包括强度、弹性、塑性）、工艺性（包括冷、热加工成型性）、耐腐蚀性、焊接性、切削加工性、耐磨性、电镀性、色度等。眼镜金属材料的不断发展都是围绕以上性能进行研究、提高来加以实现的。

2. 表面处理　金属镜架的制造一般都是以某种金属为底材，然后对其表面进行处理，表面处理方法基本如下：

（1）包金：又称贴金，即在底材上包上（贴上）金合金（开金）的薄片，厚 10～50μm。包金的表示方法有两种，一是所包开金占镜架重量的比例，比如 1/10 12K，这表明镜架重量的十分之一为 12 开金；二是用纯金重量占镜架重量的比例表示，比如 50/1 000，这表明纯金占镜架重量的 5%。

（2）电镀：通过电化学的原理将某种金属镀在底材上的表面处理方法，比如镀金、镀钛、镀铬等。以镀金为例，在其他金属材料制成的镜架上镀金以改善外观，同时使其具有金耐腐蚀的特点。镀金及开金的颜色与其中其他金属的种类有关，含锌量多的偏白，含铜量多的偏黄。

（3）着色：又称喷涂着色，是通过喷涂对镜架的底材表面进行处理的方法。比如环氧树脂粉末喷涂、塑料喷涂着色等。这种方法既可以得到丰富的色泽，还可进行多层着色处理。

3. 电镀层好坏质量决定于　①电镀工艺；②镀层材料；③镀层厚度。

4. 镜架镀层的质量检测　①光泽度；②镀层的牢固度；③镀层厚度及耐腐蚀性（放入盐、酸性环境中观察）；④镀层的附着质量（在 20～30℃水中放 6 小时，观察光泽、脱落）。

（五）非金属镜架的制造工艺

1. 车铣工艺　在塑料板材上把镜框和镜脚切割出来，用铰链连起来。这种加工方法产品质量好，但成本高，仅适合小批量生产。

2. 注塑工艺　将塑料软化混合，注入模具内真空铸造。这种加工方法自动化程度高，成本低，适合大批量生产。

三、眼镜架的选择

（一）眼镜架选择的基本原则

屈光不正的光学矫正原则是达到最清晰视力、最舒适感觉、最持久阅读，这就要求不但要有准确的屈光检查结果，还要选择最合适的眼镜架和眼镜片，进行最精确的定配加工。

选择合适的眼镜架，不能只凭感觉，"好看不好看"不是唯一的标准，应该综合考虑眼镜架的材质、形式、风格、色彩等因素，有效提高眼镜的综合质量及使用效果。

1. 选择眼镜架要符合光学要求

（1）戴镜后镜眼距尽量接近 12mm，镜身向下倾斜约 10°。

（2）眼镜架的几何中心距最好接近双眼瞳孔距离。

（3）屈光度越大镜圈宜越小。

（4）散光大者不宜使用圆形镜架。

2．选择眼镜架要符合美学要求

（1）协调原则：考虑戴镜者面部特征与眼镜架形式的统一。

（2）风格：考虑戴镜者气质与镜架风格的统一。

（3）色彩：考虑戴镜者的肤色、服饰、职业等。

3．选择眼镜架的材质

（1）金属镜架：以钛合金为最佳选择，其余依次为纯钛、记忆合金、蒙乃尔合金、镁铝合金、镍合金等。

（2）非金属镜架：板材架、注塑架。有特殊要求的如运动使用，优先选择钨钛。

（3）天然眼镜架：牛角、竹木等。

4．选择眼镜架固定镜片的形式

（1）全框镜架：眼镜线条清晰，对面部形状影响较大，容易产生深沉及文化感。

（2）半框架：线条明快，适合大多数人，尤其是宽脸型者。

（3）无框架：清秀典雅，但镜片易松动。

5．选择眼镜架的质量　　选择眼镜架时主要看外观及手感，根据眼镜架的总体精致程度、光洁度、弹簧恢复度、镜腿开张灵活度、螺丝松紧度、焊点工艺、镜架是否对称、尺寸标注是否规范等方面来判断镜架的质量优劣。

6．力学要求　　眼镜配戴时，要匹配每个人的面部骨骼结构，确保受力均衡，受力点要求受力均匀，支撑稳定，使镜片处于合理位置并配戴舒适。

7．价格因素　　眼镜架的价格由材质、制造工艺、品牌等因素决定，在选择时应充分考虑配戴者的经济能力。

（二）如何帮助顾客选择眼镜架

现代人配戴眼镜，已不再只局限于屈光矫正或者防护，很多人选配眼镜是为了修饰和美观。眼镜是面部最重要的装饰品，一副大小合适、配戴舒适、款式能与配戴者的脸型、肤色、年龄和职业要求自然融合的眼镜是配戴者最完美的选择。

1．选择眼镜架的大小尺寸

（1）瞳距：是指当两眼视线呈正视或平行状态时，两眼瞳孔中心之间的距离。测量瞳距的主要目的是使配装的镜片光学中心距离与瞳距相符，以保证眼睛在视物时视线恰好能通过镜片的光学中心。

因此，瞳距对于挑选适合的镜架有举足轻重的作用，镜架的几何中心距应该与戴镜者的瞳距数值相差不大，以确保加工时能通过较少的移心达到镜片光心距与瞳距的一致，使戴镜时瞳孔位于眼镜架和镜片的中央部位。

1）水平位置：瞳孔在眼镜框内的水平位置应该位于镜圈的几何中心附近。

2）垂直位置：下眼睑边缘应基本位于镜圈的垂直中心。

（2）了解适合自己的镜架尺寸大小

1）查看已配眼镜的参数（一般都是标注在镜腿的内侧）。

2）如果参数已经磨损，可以用直尺测量已配眼镜得到数据。

3）到眼镜店试戴，记下适合自己的尺寸大小。

2．眼镜架与脸型的搭配　　眼镜不仅具备矫正各种屈光不正的作用，还有美观的功能。因此，拥有一款适合自己脸型的眼镜，会焕发出个性的光彩。脸型的判断方法是：首先，将头发撩起，特别是前额的头发，露出发际线。其次，寻找三个宽度：额头宽度、颧骨宽度、下颌宽度。额头宽度是指左右发际转折点之间的距离；颧骨宽度是指左右颧骨最高点之间的距离，它是两颊的最宽点；下颌宽度是指两腮的最宽处。最后，还要考虑脸宽和脸长，脸宽就是脸的最宽值，可以通过比较额头、颧骨、下颌的宽度来确定最宽值；脸长是从额顶到下颌底的垂直长度。

（1）方脸型适合圆形眼镜架：方脸型的额头、颧骨、下颌的宽度基本相同，脸较短，轮廓分明，给人意志坚定的印象，为柔和面部线条，选用略带曲线的框架可让脸型看起来更柔和，缓和过宽的两颊。而且应该选择比脸型稍宽较扁形的镜架，镜脚位置较高，可以使脸型显得稍微细长些。若为女性，选择蝶翼形的镜架也是较适合的（图1-2-18）。

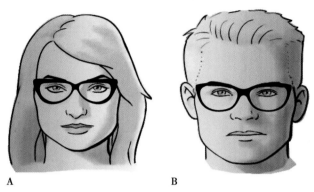

图 1-2-18 方形脸与镜架形状

（2）圆脸型适合细长形或方形的镜架或梨形镜架：圆脸型和方脸型一样，都是额头、颧骨、下颌的宽度基本相同，两者最大的区别就是圆脸型的人脸较短，比较圆润丰满。最好搭配略带曲线的细长镜架来调和整体感。有角的与方形的镜架，则有利于修饰面部线条，突出纵线。男士宜选配扁形或梨形镜架，不宜选用太圆太方的镜架。女士原则上要避免选用任何具有极为明显特征的镜架，宜选配稍扁略翘形的镜架，不宜选用太圆或直线式的镜架（图1-2-19）。

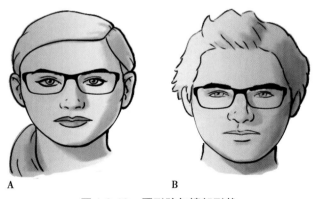

图 1-2-19 圆形脸与镜架形状

（3）椭圆脸型适合多种镜架：椭圆形脸又称鹅蛋脸，是最均匀理想的脸型，它的特点是额头与颧骨基本等宽，同时又比下颌稍宽一点，脸宽约是脸长的三分之二。椭圆形脸配戴各种镜架都比较合适，但镜架的大小应与脸的大小成比例。特别是女性椭圆脸型，宜选配任何款式的镜架，但最好不用直线条镜架，也就是太高太扁的镜架。

（4）长方脸型适合长方形眼镜架：长方形脸比较瘦长，额头、颧骨、下颌的宽度基本相同，但脸宽小于脸长的三分之二。因面部较长，框架应尽可能多地覆盖面部，并选择粗框的镜架，以减少长脸的印象。男士宜选配镜圈高度较长的镜架，比如高度大的近似方形大款的镜架。女士宜选配带有棱角近似方形的镜架，镜圈的高度可高一些，以中和过长的脸型（图1-2-20）。

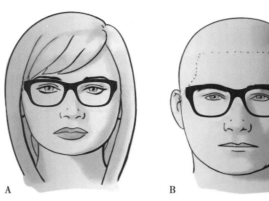

图 1-2-20　长方形脸与镜架形状

（5）瓜子脸型：瓜子脸型的额头最宽，下颌窄而下巴尖，下颌的线条特别迷人，适合椭圆形细框眼镜。应该说，瓜子脸的人得天独厚，可配戴多款眼镜，而细边框和垂直线的镜架最为适合。男士宜选配镜圈下边较上边狭的镜架，一般不选用扁形的镜架。女士宜选配镜圈下边较上边狭或圆形的塑料镜架来弱化脸型给人的冷酷严厉感（图 1-2-21）。

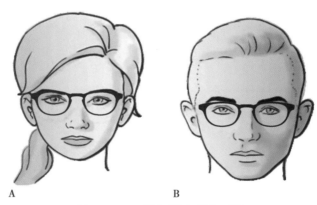

图 1-2-21　瓜子形脸与镜架形状

另外，眼镜对面部细节的美学缺憾也相当敏感。通常镜架顶部应与眉弓平行且高度相近，若鼻子太挺，宜配戴低鼻梁或者双梁镜架。

3. 眼镜架与肤色的搭配　适合的眼镜颜色可以提亮肤色，使整个人看上去精神，有生气。一般而言，肤色较白，宜选择颜色较浅的镜架，比如柔和的粉色系、金银色等；肤色较暗，则宜选择颜色较深的镜架，比如红色、黑色或玳瑁壳色等；肤色偏黄，则要避免带黄色的镜框，以粉红色、咖啡红色、银色、白色等浅亮的颜色为主；肤色偏红，则要避免带红色的镜框，可选灰色、浅绿色、蓝色镜框等。

4. 眼镜架与年龄的搭配　对儿童来讲，眼镜架要轻，镜架的鼻托应该低一些。因为儿童的鼻骨还未发育完全，在生长过程中变化较快，所采用的镜架要挂耳，通过末端穿入松紧带，然后绕扣在幼儿后脑勺上，带子须松紧适宜，以免眼镜从幼儿头上滑下。

学龄儿童最好选塑胶架，以镜架能与鼻面相贴为宜；不宜戴金属架眼镜，因为金属架的安全性稍差，且鼻托易压迫鼻骨。

青年人选择镜架应根据自己的瞳距、脸型、鼻梁等来考虑，还要与肤色、发色相协调，要戴出青年人的气质与风度。一般女青年比较喜欢纤巧精细、颜色鲜艳的眼镜架；男青年则喜欢结构粗犷、色泽深厚的眼镜架。脸宽的年轻人不宜用小而窄的镜架；长瘦脸型的年轻人不宜用宽大的镜架。

老年人选择镜架应从个人需要考虑。老年人在家中读书看报,可选取半片式镜架,看远或近都很方便。为携带方便,可选折叠式镜架。老年人戴无底框眼镜架,上部暗色下部透明,有舒缓老年人面孔线条的作用,可显得年轻些。

5. 眼镜架与发型的搭配　对爱美的女士来说,眼镜已成为必要的饰品,怎样才能令女士戴上去更美呢?既要看平时的配饰、脸型,还要与发型相匹配。

短发,年轻、运动、时髦,可以根据自己的脸型随心所欲地搭配多种色彩;中长发,温柔、文静,无框或细窄的金边镜框更能突出女性柔媚的气质;长发,斯文,时尚的粗黑框眼镜、蛤蟆镜等更适合;浪漫的卷发,最适合有图案点缀的镜框,可选择多种色彩;盘发,传统,不适合时髦的多彩眼镜,而适合戴镜框突出的眼镜。

另外头发颜色与眼镜的颜色也可以根据个性来选择。一般的办公族最保险的方法是同色系谐调。如棕黄色头发适合的镜框颜色有浅黄、橄榄绿、咖啡色等。紫色头发适合的镜框颜色有粉色、蓝色、紫色等。当然如果很前卫,可以进行随心所欲地大胆尝试。

6. 眼镜架与服饰的搭配　一般说来眼镜的颜色与服装色彩应有一定的对比,但不可形成强烈的反差。眼镜的颜色与服装色彩大致可归纳为三种类型:

一是谐调型,眼镜色彩与服装色彩统一在一种色调中,服装是白色调,眼镜就选择接近白的颜色;服装是红色调,眼镜就选择接近红的颜色。

二是对比型,眼镜色彩与服装色彩形成强烈的对比,服装颜色是暖色调,眼镜颜色就选择冷色调;而服装颜色是冷色调,眼镜颜色就选择暖色调。例如服装是红色,眼镜就选蓝色;服装是紫色,眼镜就选黄色等。

三是点缀型,用醒目的眼镜颜色点缀大面积、大体积的服装颜色,起到点睛的效果。

7. 时机与场合　眼镜在如今已经不单单只起光学矫正的作用了,还有着敏锐的时尚触觉,不同场合戴不同眼镜,是一种品味、一种装饰。所以,选择一副适合自己个性、符合当时场所的眼镜是非常重要的。

正式场合适合配戴框架较小、款式精致的眼镜,既典雅又干练;长时间坐办公室的人,需要给人以沉稳老练的形象,那么黑色、银色、金色最适合,镜框颜色尽量单一,不要太多装饰品,简单大方最好;休闲、聚会等场合,则适宜选择时下流行的眼镜,既青春又时尚;当然,也可根据自身喜爱,选择不规则形状镜片的眼镜,出入一些个性化派对场合。

8. 大屈光参数眼镜镜架的选择　高度屈光不正者选择镜架时,需要考虑的因素包括:镜圈的形状、大小、特殊部位的结构等。

(1)高度数近视配戴者应尽量选择厚重的镜圈,使镜片边缘镜圈包含的厚度尽量大,以减少镜片前后面探出的量,使镜片看上去厚度不明显,比如可以选择塑料镜架。

(2)尽可能选择尺寸小的镜圈,以降低镜片边缘的厚度和眼镜的重量。

(3)选择镜圈的几何中心距离接近瞳距的镜架,从而减小移心量,同样可以降低镜片颞侧边缘的厚度和眼镜重量。

(4)适合选择面积大且具有防滑表面的鼻托,以分散眼镜对鼻梁的压力并避免压力造成的眼镜下滑。

(5)鼻托支架等特殊部位,离镜圈平面要有一定的空间距离或者鼻托支架容易调整,确保一定边缘厚度的镜片能顺利安装。

(6)选择结构坚固、不易变形的镜腿和桩头,以支撑厚重的眼镜并满足经常扶正的需要。

9. 渐变焦眼镜镜架的选择　本部分内容详见本教材情境三的相关任务。

10. 配戴舒适度　影响配戴舒适度的因素包括镜架和眼镜的重量,后者不仅取决于镜架材料重量,还受镜架和镜片的尺寸、厚度的影响。另外镜架的配适情况也会影响配戴舒适感,需要正确选择、调整镜架。镜架配戴的舒适感的重要性不容忽视,抱怨镜架配戴不适的人并不比抱怨眼睛视力问题的人少。

【实训项目及考核标准】

1. **实训项目** 帮助顾客选择合适的眼镜架。

（1）实训目的

1）了解金属镜架和非金属镜架的制作工艺。

2）认识常见的金属镜架和非金属镜架的材料。

3）能看懂眼镜架上标注的名词术语及缩写。

4）能运用方框法和基准线法测量眼镜架的镜圈、鼻梁、镜腿的尺寸。

5）能根据配戴者的自身条件和要求，帮助配戴者选择合适的眼镜架。

（2）实训工具：金属镜架及非金属镜架若干、瞳距尺、镜子、记号笔、铅笔等。

（3）实训内容

1）能看懂眼镜架上标注的名词术语及缩写：学生按各自的实训小组组织在一起，领取已经准备好的眼镜架。

实训小组成员相互模拟顾客和定配师。由模拟定配师根据眼镜架的类型向模拟顾客说明眼镜架的尺寸都包括哪些内容；模拟定配师根据眼镜架上标注的名词术语及缩写，用眼镜定配的专业术语向模拟顾客解释眼镜架上标注的各项内容所表示的具体含义。

2）学生能运用方框法和基准线法测量眼镜架的镜圈、鼻梁、镜腿的尺寸：学生用瞳距尺等工具，各自用方框法和基准线法测量发给自己的镜架的各项尺寸数据，并记录结果，完成自己镜架的测量后与其他同学交换镜架，要求测量3副镜架的尺寸数据。

3）认识常见的金属镜架和非金属镜架的材料：实训小组成员相互模拟顾客和定配师。由模拟定配师根据眼镜架的类型向模拟顾客说明眼镜架的材料和主要性能。

4）了解金属镜架和非金属镜架的制作工艺：由模拟定配师根据眼镜架的类型向模拟顾客说明眼镜架的制作工艺。

5）实训小组成员相互模拟顾客和定配师：由模拟定配师根据模拟顾客的年龄、脸型、肤色、发型、使用场合等因素向其推荐眼镜架试戴，模拟定配师和模拟顾客共同讨论，选择出满意的眼镜架。

2. **考核标准**

实训名称		帮助顾客选择合适的眼镜架			
项目	分值	要求	得分	扣分	说明
素质要求	5	着装整洁，仪表大方，举止得体，态度和蔼，团队合作，会说普通话			
实训前	5	组织准备：实训小组的划分与组织 工具准备：实训工具齐全 实训者准备：遵守实训室管理制度			
实训过程	5	能根据眼镜架的类型向模拟顾客说明眼镜架的尺寸都包括哪些内容			
	5	能根据眼镜架上标注的名词术语及缩写，用眼镜定配的专业术语向模拟顾客解释眼镜架上标注的各项内容所表示的具体含义			
	15	能运用方框法和基准线法测量眼镜架的镜圈、鼻梁、镜腿的尺寸			
	10	由模拟定配师根据眼镜架的类型向模拟顾客说明眼镜架的材料和主要性能			

续表

实训名称		帮助顾客选择合适的眼镜架			
项目	分值	要求	得分	扣分	说明
实训过程	5	由模拟定配师根据眼镜架的类型向模拟顾客说明眼镜架的制作工艺			
实训过程	5	给模拟顾客测量瞳距			
	15	由模拟定配师根据模拟顾客的年龄、脸型、肤色、发型、使用场合等因素向其推荐眼镜架试戴			
	15	模拟定配师和模拟顾客共同讨论，最终选择出满意的眼镜架			
实训后	5	整理及清洁用物			
熟练程度	10	程序正确，操作规范，动作熟练			
实训总分	100				

3. 思考题

(1) 定配人员如何向顾客说明眼镜架上的各项标记？

(2) 眼镜架规格尺寸的测量方法主要有哪些？其基本格式如何？

(3) 定配人员如何向顾客说明常见眼镜架的材料类型和主要性能？

(4) 金属镜架和非金属镜架的制作工艺主要有哪些？

(5) 眼镜架选择的基本原则是什么？

(6) 定配人员推荐顾客选配眼镜架时应考虑顾客哪些方面的需要？

4. 实训报告　总结实训过程，写出实训报告。

任务三　眼镜片推介

学习目标

知识目标

1. 掌握：眼镜片的分类和主要特性。

2. 掌握：玻璃眼镜片材料和树脂眼镜片材料的特点。

3. 掌握：选择眼镜片的过程。

4. 熟悉：玻璃眼镜片和树脂眼镜片的制造工艺、镀膜技术和染色技术。

能力目标

1. 会比较树脂镜片和玻璃镜片的优缺点。

2. 能向配戴者解释光致变色镜片原理和好处。

3. 能说出眼镜片常用镀膜层术语及其作用。

4. 会根据配戴者需求个性化选择合适的眼镜片。

素质目标

1. 着装整洁，仪表大方，举止得体，态度和蔼。

2. 字迹书写规范端正，内容填写正确无空缺。

3. 拿放镜架、镜片姿势正确，轻拿轻放，勿接触光学中心区。

4. 仪器操作规范，旋转部位力度适中，勿用手、硬物接触镜片。

5. 仪器用完关闭电源，及时清理仪器和桌面废物。

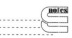

任务描述

配戴者王某，男，32岁，在某外资公司任销售经理，原戴镜R：-4.00DS，L：-3.50DS，光心距64mm，所用镜片为普通的树脂镜片。因原眼镜已经戴了3年，镜片已经刮花，觉得透光性能不是很好了，所以到眼镜店要求重新配镜，经检查该配戴者的度数没有变化，仍用原度数进行配镜。

通过沟通和挑选，王先生最后选择了一副某品牌的纯钛全框镜架，当营业人员向其推荐镜片时，发现该配戴者对镜片的各种性能非常在意，想对其进行详细的了解，以便能配一副不容易刮花，透光性能好的眼镜。

作为一名眼镜定配人员，面对这样的配戴者如何完成以下各项工作任务？

1. 准确理解验光处方内容，对配戴者的屈光状况适合什么种类的镜片进行评估。

2. 了解配戴者的工作和生活环境，针对其日常用眼情况和环境判断该配戴者适合什么样的镜片膜层。

3. 详细了解配戴者的配镜目的和要求，判断什么功能的镜片符合配戴者对于镜片的要求。

4. 如何通过介绍和解释各种镜片的性能和特点，结合配戴者实际情况，向配戴者推荐一副适合配戴者日常工作和生活的符合配戴者要求的眼镜片。

一、眼镜片的种类与特性

如果站在眼镜销售员的立场上的话，应该从眼镜的使用功能、光学作用、装饰功能和保护功能四个角度来看待一个眼镜商品，销售也是从这四个方面进行。但是作为一个定配师来说，什么样的镜片才是符合使用条件的镜片呢？"配戴后能看清东西"无疑是眼镜片的最基本的条件，除此之外，镜片还有许多要素，眼镜片是应用光的折射、反射等特性的光学镜片，由设计、材料、表面处理（加硬膜，减反射膜等）构成。要使这些要素都符合配戴者的要求，需要极高的技术水平。因此，对眼镜片需要有综合性能的评价。

（一）眼镜片的种类

1. 按镜片的材料分类可以分为水晶镜片、玻璃镜片、树脂镜片三大类

（1）水晶镜片：水晶石是一种天然透明的石英结晶体，化学成分主要为二氧化硅，其折射率和密度略高于光学玻璃。

水晶的主要优点是：硬度高、耐高温、耐摩擦、不易潮湿（雾气不易留在其表面）、热膨胀系数小等优点。主要的缺点是：硬度大、研磨加工困难；密度大，很重；来源少，价格昂贵（这也是人们常迷信、推崇它的原因之一）；天然水晶多数质地不纯，常有斑瑕，斑纹等，色度也很不均匀，常带各种颜色，使透光率降低；水晶的特性使之对光线有双折射作用，视物会出现重影，所以，其光学性能远不如光学玻璃优良，目前，已逐渐被光学玻璃或光学树脂材料所代替。

（2）玻璃镜片：玻璃曾是应用最广泛的眼镜片的材料。在材质中，冕牌玻璃被长期使用，由于度数越高厚度也随之增大，因而高折射率材料也被陆续开发出来。所以玻璃镜片又分为普通玻璃材料眼镜片、光学玻璃材料眼镜片、高折射率玻璃材料眼镜片、有色玻璃材料眼镜片、光致变色玻璃材料眼镜片。玻璃镜片易破碎，所以现在已经逐渐被树脂镜片取代。

（3）树脂镜片：重量轻、不易破碎，安全性高是光学树脂材料最大的特点，其重量约为

玻璃镜片的一半；抗冲击性比玻璃高 10 倍，安全性好；化学稳定性和透光率也不错；有极佳的着色性，可染成各种颜色；吸收紫外线性能好、容易加工等。但是光学树脂材料也有缺点，就是：硬度低、易划伤、耐热性能差。不过目前针对树脂镜片的不足进行一系列表面处理的工艺已经非常成熟，常见的表面处理有加硬、减反射膜和防水、防油、防静电等各种顶膜。加硬目的是增加镜片表面的硬度，更耐划伤；镀减反射膜目的是增加可见光的透光率；树脂镜片的顶膜，是为了让镜片保持光滑、防水耐油污更容易清洁。经过加硬、加膜等表面处理后的树脂镜片其性能非常优异。因为树脂镜片性能远远好于玻璃镜片，所以现在树脂镜片材料已经成为主要的光学配镜材料。

未经处理的普通树脂镜片与普通玻璃镜片性能对比，见表 1-3-1。

表 1-3-1　未经处理的普通树脂镜片与普通玻璃镜片性能对比

性能	普通玻璃镜片	普通树脂镜片
安全性	容易破碎，安全性差	不易破裂，安全性高
厚薄度	薄	厚
轻重感	重	轻
耐热性	强	差
耐划伤性	硬度高，耐划伤	未加硬的镜片易划伤
易染色性	不易染色，时尚感差	容易染色，极富时尚性
加工性	不易加工	容易加工

2. 按镜片的设计分类可以分为球面设计镜片、单面非球面设计镜片和双面非球面设计镜片三大类

（1）球面设计镜片：球面设计镜片是指凸面、凹面使用球面的镜片。对于凸面或凹面的任何一面使用球面、另一面使用环曲面的散光镜片，也被列入球面设计的镜片中。最早的眼镜镜片都是采取球面设计的，但是随着科技的发展，人们越来越发觉球面镜片存在较大的球面像差，这种像差在眼睛直视前方（视轴与光轴重合时）不会发生，但是眼睛是不可能不转动的，所以减少镜片的像差就变得非常有必要了，尤其是选择大镜框的配戴者，球面像差对其视觉真实度会产生很大的影响。

（2）非球面设计镜片：非球面镜片又分为单面非球面和双面非球面，而单面非球面镜片根据非球面的位置不同，又分为凸面非球面设计镜片和凹面非球面设计镜片。

1）凸面非球面设计镜片：是一种在镜片的凸面上做非球面设计的镜片，目前市场中的绝大部分非球面都是凸面非球面。

2）凹面非球面设计镜片：是一种在镜片的凹面上进行非球面设计的镜片，如果是散光镜片，则在的凹面中采用环曲面非球面（ATORIC）的设计。相对于凸面非球面镜片不能进行充分的散光镜片像差补正，凹面非球面镜片通过使用环曲面非球面化的凹面，对散光镜片的各主经线及其他方向的屈光可进行充分的像差补正。

与球面镜片相比，非球面镜片的主要优点有三个：

第一：变形小，视野宽广，如图 1-3-1A 通过球面镜片的周边看方格图时，线条变得弯曲，而通过非球面镜片（图 1-3-1B）周边看到线条则几乎感

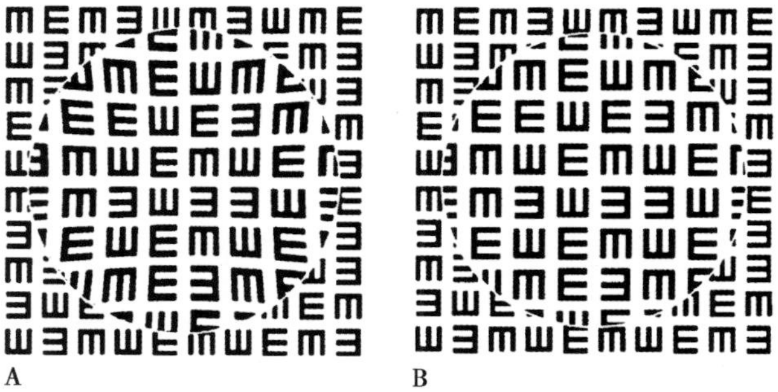

图 1-3-1　球面非球面视物真实度的对比
A. 球面镜片；B. 非球面镜片

53

受不到变形。

第二：比球面镜片更轻、更薄。如图 1-3-2 所示为球面与非球面镜片厚度对比。

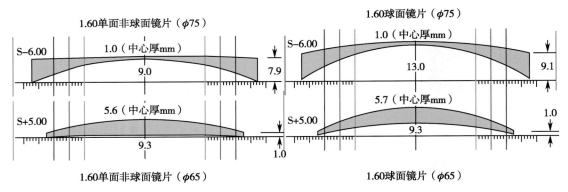

图 1-3-2 球面与非球面镜片厚度对比

第三：非球面镜片对于脸型的改变更小，更加美观。如图 1-3-3 所示为与球面相比非球面更加美观。

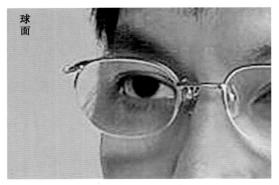 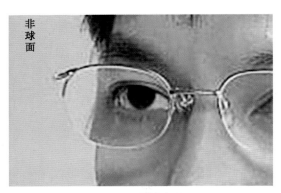

图 1-3-3 与球面相比非球面更加美观

3）双面非球面镜片：如图 1-3-4 中，双面非球面镜片的凸面与凹面均采用了非球面设计，可进行高度的像差补正，尤其是对于散光镜片来说，非球面可以进一步改善散光镜片中主经线以外的斜向偏差，其性能更加优异。

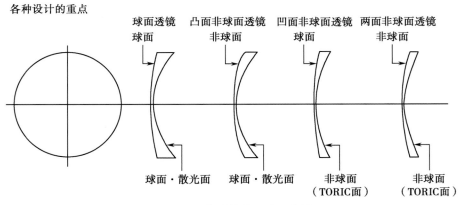

图 1-3-4 各种镜片设计示意图

与单面非球面相比，双面非球面的主要优点有以下几点：

第一：配戴双面非球面镜片的视野更加宽广、视力更加敏锐，如图 1-3-5。

第二：所有光度的光学性能都能得到更好地发挥，特别是对高度散光的镜片。

第三：比单面非球面有更薄的中心厚度（CT）或边缘厚度（ET），如图 1-3-6A 和 1-3-6B。

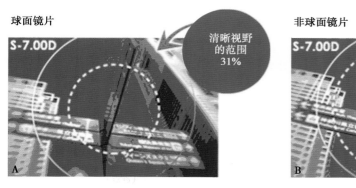
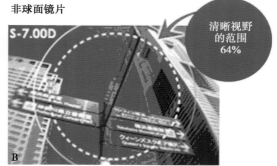

图 1-3-5　球面镜片、单面非球面镜片、双面非球面镜片不变形的视野范围对比

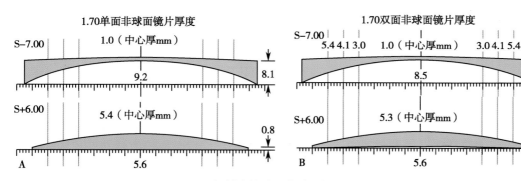

图 1-3-6　同一折射率的单面非球面与双面非球面厚度对比

第四：镜片的前表面更加平坦、镜片整体更加轻薄。

单面非球面与双面非球面高敏锐清晰视野的对比，见表 1-3-2。

表 1-3-2　单面非球面与双面非球面高敏锐清晰视野的对比

视力超过 0.8 的区域面积对比	1.7 单面非球面	1.7 双面非球面
+6.00DS	39%	58%
+4.00DS/+2.00DC	31%	74%
−6.00DS	60%	74%
−6.00DS /−2.00DC	55%	66%

4）非球面镜片的适合人群：①喜欢并选择大镜框的人。②高度数尤其是高度散光的人。③初次配戴眼镜的人。④对视觉质量有更高要求的人。⑤喜欢运动的人。⑥周边视野侧重者。⑦外形非常注重者。⑧屈光参差者。⑨接触镜和框架眼镜交替配戴者。

3. 按镜片的功能用途分类　可以分为视力矫正用眼镜片、遮阳眼镜片、护目眼镜片、特殊眼镜片四大类

（1）视力矫正用眼镜片　分为用于屈光异常的矫正眼镜片（包括近视眼镜片、远视眼镜片、散光眼镜片）、用于眼位异常的矫正眼镜片（斜视眼用棱镜镜片）、用于调节异常的矫正眼镜片（近用眼镜片）。

（2）遮阳眼镜片　可以分为平光遮阳眼镜片和兼具屈光不正矫正的遮阳眼镜片。

（3）护目眼镜片　可以分为无色平光眼镜片、劳保眼镜片、运动眼镜片。

（4）治疗用眼镜片　可以分为用于弱视及低视力治疗的眼镜片、用于斜视眼治疗的眼镜片（菲涅耳膜棱镜）。

4. 按镜片的规格分类可以分为直径规格和厚度规格两种

镜片直径通常有 55mm、60mm、65mm、70mm 和 75mm 等规格，不同的镜片生产商提供的直径规格不同，以满足镜片装框时移心的要求。同样，不同的镜片生产商提供的镜片厚度规格也不同，毛边玻璃眼镜片最薄处厚度不得小于 0.7mm，光学树脂眼镜片的中心厚度不得小于 1.0mm。镜片的直径规格和厚度规格须参照国家标准 GB 10810.1—2005《眼镜镜片》和轻工行业标准 QB 2506—2001《光学树脂眼镜片》。

（二）眼镜片材料的主要特性

1. 合格的镜片材料条件　就镜片的材料来说，做合格的镜片材料都需要满足以下条件：

（1）用来制造镜片的材料其光学性能指数（折射率、阿贝数）必须达到一定的标准（最好整体指数均衡）。

（2）耐热性、耐冲击性、耐擦伤性、耐久性能好。

（3）质地均匀、透明度高。

（4）容易加工。

（5）性能稳定，不随时间、环境变化而出现品质变化等。

要全部满足以上的所有条件是很困难的，目前的生产厂家，正在为尽可能满足这些条件而不断制造开发新的材料。

2. 眼镜片的光学性质　光学性质是指计算屈光作用和控制光学性能的特性，它是眼镜片材料的基本性质。眼镜片材料的光学性质与眼镜片在日常生活中所碰到的各种光学现象相符合，主要有光线在眼镜片两个表面的反射、折射、镜片本身的吸收以及散射和衍射等现象。

（1）折射率：透明媒质的折射率是光线在真空中的速度 c 与在媒质中的速度 v 的比值，$n=c/v$，该比值没有单位并且总是大于 1，折射率是反映镜片材料折射能力的一个参数。折射率越高的材料，光线进入镜片偏折的角度就越大，用折射率高的材料制作出来的镜片就越薄。不同折射率的镜片厚薄比较，见图 1-3-7。

（2）阿贝数：阿贝数最常用于衡量镜片材料的色散量。阿贝数的大小与材料的色散成反比，阿贝数越高，镜片产生的色散就越少。阿贝数越低，用镜的周边视物时将越有可能发现彩色条纹，镜片周边的视敏度将下降。通常情况下，用于作眼镜片材料的阿贝数为 30～60。一般眼镜片的折射率越高，

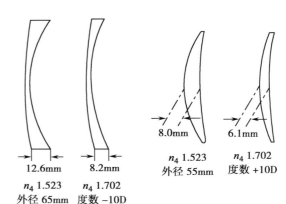

8.0mm　6.1mm
n_4 1.523　n_4 1.702
外径 55mm　度数 +10D

12.6mm　8.2mm
n_4 1.523　n_4 1.702
外径 65mm　度数 −10D

图 1-3-7　折射率不同，镜片的厚薄也不同

色散就越大,阿贝数就越低。特别是低阿贝数材料制造的镜片周边部容易出现色散现象,如图 1-3-8 阿贝数越低,通过镜片看到的图像有彩色条纹,视敏度就越低。

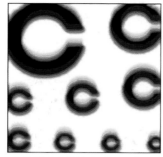 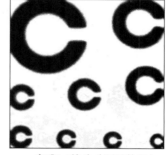

其他低阿贝数镜片(阿贝数30)　　　豪雅1.6镜片(阿贝数42)

图 1-3-8　阿贝数高低对视觉清晰度的影响

市场中主要镜片材质的三要素,见表 1-3-3 一览表。

表 1-3-3　市场中主要镜片材质的三要素一览表

	材质	折射率 /ne	比重 /g•cc⁻¹	阿贝数 /γe
树脂	CR-39	1.50	1.32	58
	Trivex	1.53	1.11	43
	Stellify	1.55	1.28	36
	PC	1.59	1.20	30
	EYAS	1.60	1.32	41
	EYNOA	1.67	1.37	31
	EYRY	1.70	1.41	36
	Eyvia	1.74	1.47	31
注:以上材质的英文代码均是该材料的商品名称				

通常来讲,镜片的折射率越高,镜片越薄,但是阿贝数随之会变小,视物清晰度变低。这也是虽然现在开发出来很多新型的树脂镜片材料,但是 CR-39 树脂镜片作为阿贝数最高的树脂镜片销售仍然长盛不衰的原因。请思考一下对于度数不是很高的配戴者,是否配超薄镜片就一定好呢?显然不是。自然界的规律是:事物往往处于平衡状态时表现最佳,所以达到折射率、比重、阿贝数三者之间最佳平衡的材料对配戴者来说才是最好的。

(3)镜片的反射率:光在镜片表面产生折射的同时,也会产生反射。光线经过镜片的表面发生反射时遵循反射定律。光的反射对眼镜片的成像有一定的影响,例如使其透光性能下降影响镜片的清晰度;镜片的表面会产生干扰性反射光,形成虚像等。通常情况下,镜片材料的折射率越高,因反射所损失的光就越多,所以超薄的镜片最好采用加防反射膜的。

折射率不同的镜片因反射损失的光量情况,见表 1-3-4。

表 1-3-4　折射率不同的镜片因反射损失的光量情况

折射率	总的反射量
1.5	7.8%
1.6	10.4%
1.7	12.3%
1.8	15.7%
1.9	18.3%

（4）镜片对光的吸收：材料本身吸收光的特性会减少镜片的光线透过率，这部分的光量损失对于非染色眼镜片是可以忽略的，但如果为染色或变色镜片，光的吸收量会很大，这也是此类镜片的设计目的，这就要求光的吸收量要符合我们的设计要求。眼镜片光的吸收通常是指镜片材料内部对光线的吸收，其表示方式为镜片前后表面对光线吸收的百分比。镜片吸收光的量随着镜片厚度的变化呈指数性的变化。

（5）镜片对光线散射和衍射：

1）散射：散射是光线在各个方向上被散播的一种现象，理论上眼镜片表面没有散射发生，因为镜片的磨片过程（抛光）消除了这一现象。然而当镜片由于外界污染而弄脏或表面由于油渍而模糊不清时会产生散射。镜片内部的散射非常有限，只在偶尔情况下，内部的散射可能会使镜片呈现雾状。

2）衍射：衍射是当光波遇到阻碍而改变传播方向的一种现象。衍射会使镜片表面产生异常干扰，尤其是在使用不当或不小心在镜片表面造成磨损的情况下。

（6）镜片的光透射比：透射光通量与入射光通量之比，称为光透射比，光透射比数值用百分数表示，通常把光透射比称之为镜片的透光率。镜片的光透射比是视物清晰度的重要指标，光透射比越高，透光性能越好，其大小与镜片的反射、吸收以及散射密切相关。一般情况，无色光学玻璃的光透射比应在 92% 以上，光学树脂镜片的光透射比也可达 92%。若在镜片表面进行镀膜技术处理（如镀多层减反射膜），可使镜片的光透射比提高到 98%～99%。

（7）镜片的紫外线阻断：自然界的白光包含了不同波长的光线，可以表现为明显的纯色色彩，例如赤、橙、黄、绿、青、蓝和紫色。可见光中红光的波长最长，紫光的波长最短，波长范围从 380nm 的紫光端点至 780nm 的红光端点。超过红光端点的为红外线，红外线会引起温度上升，产生热辐射，超过紫光端点则为紫外线，会引起化学作用。习惯上将紫外线分为三个波段：UVA（315～380nm），UVB（280～315nm）以及 UVC（10～280nm），如图 1-3-9 为光谱图。

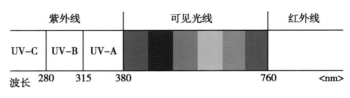

图 1-3-9　光谱图

紫外线对眼睛特别容易造成伤害，不同波段的紫外线对眼睛造成的伤害如图 1-3-10。

此外，药物也会降低眼睛本身抵抗紫外线的能力，例如服用一些抗生素、缓泻剂、避孕药等会增加眼睛对紫外线的敏感度。

几乎所有的镜片材料都能阻断部分紫外线，但是防紫外线的效果要达到完全阻断，一般是在镜片内加入紫外防止剂，加入紫外防止剂的剂量和成分的不同可以产生不同的紫外防止效果，目前全防紫外的镜片有两种，UV380（380nm 以下的紫外线完全阻断）和 UV400（380nm 以下紫外线完全阻断外还能阻断部分的短波紫光），如果配戴者经常在户外工作或生活，选择 UV400 的会更安全，但是如果在室内的时间较多，UV380 的紫外线防护已经足够了。

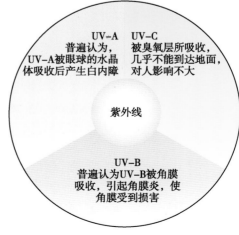

图 1-3-10　紫外线对人眼造成的伤害

3. 镜片的物理性质

（1）比重 单位体积内所含物质的重量称为比重，也称为密度。同体积的镜片比重越小，则镜片的重量越轻；反之，比重越大，则镜片的重量越重。一般折射率越高，比重就越大。

（2）机械性能 机械性能是指维持镜片的形状及抗变形能力的特性。就镜片的使用情况来看，衡量镜片机械性能的主要有两个参数：抗张强度和抗冲击性。

1）抗张强度（tensile strength 即抗拉强度，又称拉伸强度或韧性）是指材料产生最大均匀塑性变形的应力。在拉伸试验中，试样直至断裂为止所受的最大拉伸应力即为抗张强度指数，如图 1-3-11 是一个镜片抗张强度的实验，通过该实验可以测出镜片受到一定的拉力后断裂的极限值。一般玻璃镜片因为是非常硬的无机材料所以抗张强度非常低，这也是玻璃镜片加工时容易崩边的原因。

常见几种镜片材料的抗张强度指数，见表 1-3-5。

○ 拉力测试
使用镜片：豪雅新优超薄167非球面VP镀膜树脂镜片
S：-0.00
使用拉力：70-80（kgf）/CT1.8mm
拉力速度：5mm/分钟

图 1-3-11 镜片的抗张强度试验

表 1-3-5 常见几种镜片材料的抗张强度指数

镜片材料	抗张强度指数	镜片材料	抗张强度指数
1.60EYAS（CT1.6mm）	80.5kgf	1.70EYRY（CT1.8mm）	52.5kgf
1.67EYNOA（CT1.8mm）	80kgf	1.59 PC（CT1.6mm）	44.9kgf
1.53Trivex（CT2.0mm）	61.2kgf	1.50 CR-39（CT2.2mm）	15.6kgf
以上指数测试的镜片是：0.00D			

2）抗冲击性 抗冲击性是眼镜片材料重要的机械性质之一。但是玻璃镜片容易破碎，抗冲击性几乎为零，这也是树脂镜片现在几乎代替玻璃镜片的根本原因。抗冲击性的测试通常是针对树脂镜片来说的，方法是采用由美国食品和药物管理机构（FDA）规定的一项落球测试，如图 1-3-12 落球试验。

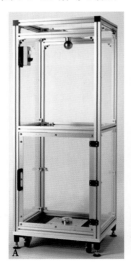
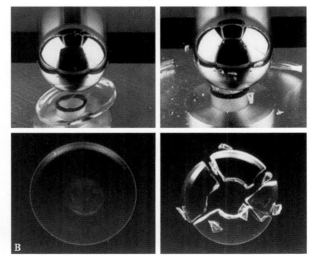

图 1-3-12 落球试验
A. 落球试验装置；B. 落球试验结果

这项性能测试有两个级别，低级别的标准是：使用一个 16g 的钢球，从 1.27m 的高度对准镜片中心落下，若镜片不发生损坏，表示通过，可以作为眼镜镜片使用。高级别的标准是：使用 1kg 的钢球，从 1.27m 的高度对准镜片中心落下，若镜片不发生损坏，表示通过可以作为高安全性能的眼镜镜片使用。目前市场中有两种树脂镜片材料的抗冲击性非常高，一个就是 PC，另一个材料就是 Trivex，它们都能通过 1kg 钢球的抗冲击测试。

（3）耐热性能　玻璃镜片的耐热温度是 300℃ 左右，热稳定性非常高。与玻璃镜片相比，树脂镜片的耐热性大大降低，但这一性能在眼镜正常配戴环境下使用不会出现任何问题，如果配戴者的工作环境是高温、高热的或者眼镜不小心接触到了高温、高热的物体，耐热性不高的树脂材料就会出现问题。一般树脂镜片受热后会出现细小的、均匀的裂纹。如图 1-3-13A、1-3-13B、1-3-13C 分别为采用 95℃ 的热风吹拂镜片表面 3 分钟后，耐热性差的镜片出现的各种表面裂纹。

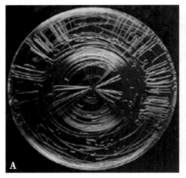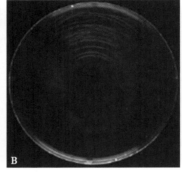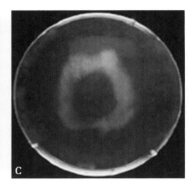

图 1-3-13　耐热试验结果

一些常见树脂镜片材料的耐热温度，见表 1-3-6。

表 1-3-6　常见树脂镜片材料的耐热温度

树脂材料商品名称	折射率	耐热温度
CR-39	1.50	70℃
Trivex	1.53	90℃
EYAS	1.60	110℃
EYNOA	1.67	95℃
EYRY	1.70	85℃

4．镜片的化学性质　化学性质是指在镜片的制造和日常使用中，镜片材料对于化学物质的反应特性，这也是衡量镜片性能的一个重要参数，因为现代人经常使用化妆品或者发胶等美发用品，配戴者在使用这些化学物质的时候，有时会接触到镜片，所以镜片要有一定的耐有机溶剂的特性。被有机溶剂腐蚀了的镜片刚开始会出现小的白色斑点，时间长了之后整个镜片就会变白，失去原有的光学性能。图 1-3-14 就是镜片的耐腐蚀性试验，把镜片放在丙酮溶液中一定的时间之后，耐腐蚀性差的镜片材料变白失去原有的光学性能。

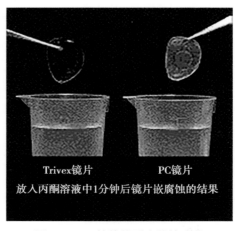

图 1-3-14　镜片的耐腐蚀性试验

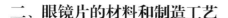

二、眼镜片的材料和制造工艺

目前用于眼镜镜片的材料有两大类：玻璃材料和树脂材料，树脂材料又分为热固性树脂材料和热塑性树脂材料两种。

（一）玻璃眼镜片材料

1. 玻璃眼镜片材料　眼镜玻璃材料主要是由二氧化硅、氧化钠、氧化钾、氧化钙和氧化钡等多种氧化物组合而成，分为普通玻璃和光学玻璃两种。

2. 各种玻璃镜片的性能特点

（1）普通玻璃镜片：普通玻璃镜片有普通白片、克罗克斯片和克罗赛脱片等，三种普通玻璃镜片的性能，见表1-3-7。

表 1-3-7　普通玻璃镜片的性能

性能特点 名称	主要成分	色泽	光透射比	折射率	阿贝数	吸收紫外线
白片	钠钙硅酸盐	无色	≥89%	1.510	≥55	280nm 以下
克罗克斯片	白片基础成分 +氧化铈	浅蓝色	≥87%	1.510	≥55	300nm 以下
克罗赛脱片	白片基础成分 +氧化硒	浅粉红色	≥85%	1.510	≥55	300nm 以下

（2）光学玻璃镜片：光学玻璃镜片有光学白片、UV光学白片、光学克罗克斯片和光学克罗赛脱片等。

光学玻璃镜片性能特点，详见表1-3-8。

表 1-3-8　光学玻璃镜片性能特点

性能特点 名称	主要成分	色泽	光透射比	折射率	阿贝数	吸收紫外线
光学白片	钾钡硅酸盐	无色	≥91%	1.531	60.5	无
UV光学白片	光白基础成分 +钛、铈氧化物	无色	≥91%	1.523	58.7	330nm 以下
光学克罗克斯片	钡冕玻璃基础成分+铈、钕、镨氧化物	在白炽灯下呈绛红色；在日光灯下呈浅青蓝色	≥84%	1.523	≥56	340nm 以下
光学克罗赛脱片	钡冕玻璃基础成分+锰、铈氧化物	浅粉红色	≥86%	1.523	≥56	350nm 以下

（3）高折玻璃镜片：高折射率玻璃镜片根据折射率的不同又称"超薄玻璃镜片"和"超超薄玻璃镜片"，一般有淡红色和白色两种。国产超薄玻璃镜片大都采用折射率1.7，阿贝数41.6含钛元素的钡火石光学玻璃材料，超超薄玻璃镜片大都采用折射率1.8，阿贝数34含镧元素的钡火石光学玻璃材料，含铌元素的钡火石光学玻璃镜片，折射率1.9，阿贝数30。

高折射玻璃镜片与普通冕牌玻璃镜片相比，镜片厚度大约薄了1/5，非常适合高度屈光不正者配戴。高折射玻璃镜片虽然很薄，但由于其材料中含氧化铅比例较高，则其密度较大，戴起来很重。同时由于阿贝数也较小，在镜片边缘易产生色散现象等缺点。

（二）树脂眼镜片材料

用来制造眼镜片的树脂材料是由高分子材料，经模压浇铸成型或注塑成型制成的光学树脂材料。常用的光学树脂材料有热固性树脂材料和热塑性树脂材料两大类型。

1．热固性树脂材料　热固性树脂具有加热后硬化的性质，受热不易变形，目前市场上大部分的眼镜片使用这种材料制造，主要代表为 CR-39 材料。

（1）CR-39 树脂镜片：该树脂材料是 1942 年由美国某公司哥伦比亚研究所研制开发出来的，是美国空军所研制的一系列聚合物中的第 39 号材料，故被称为"哥伦比亚树脂第 39 号"。CR-39 材料，化学名称为丙烯基二甘醇碳酸酯，属热固性树脂材料，可采用模压浇铸成型法制造。

CR-39 材料折射率为 1.499，密度 1.32g/cm³，阿贝数 57.8，料质较均匀、透明度较高、光透射比为 92%，热稳定性较好，化学稳定性较好（耐水、耐腐蚀、但不耐强酸、不溶于一般的有机溶剂）。

与玻璃镜片相比 CR-39 材料的优点：质轻，密度为玻璃的二分之一；安全，耐冲击、不易碎（符合美国 FDA 标准）；配戴舒适；加工方便，用途广泛；产品系列较多；对紫外线的吸收能力高于玻璃镜片，能吸收 99% 以上的紫外线；可在镀膜前，也可在镀膜剂中加入染色剂进行染色；可进行抗摩擦、抗反光等镀膜处理；热传导率较低，该镜片最大的优点则是阿贝数是所有树脂镜片中最高的，成像效果最好。CR-39 材料的缺点：镜片耐磨性较差，易擦伤；折射率较低；相比玻璃镜片要厚 20%～30%。

（2）最新的优质镜片材料——Trivex：Trivex 单体是超轻的聚亚安酯材料，最初被用于军事上的"视觉装甲"材料，美国某公司将其开发成眼用的光学镜片，并于 2002 年进行商业化生产，是最新一代高科技光学镜片材料。该镜片的折射率是 1.53、密度为 1.11g/cm³、阿贝数 45。是当今世界上最轻的镜片材料、优异的光学性能，仅次于 CR-39。尤适于少年儿童和无框架及钻孔镜架的装配。

Trivex 特性：

1）是最轻的镜片材料。

2）镜片清晰透光率高，视物变形最小。

3）科技源于军事及其他应用，因此关键因素是坚硬并经久耐用。

4）在防 UVA 和 UVB 紫外线方面被美国光学协会（the American Optical Association）列入第一批的镜片材料名录。

5）适合于所有的镜架材料和设计，尤其与超轻的镜架相得益彰。

2．热塑料树脂材料　热塑料树脂，具有加热后软化的特性，适合于热塑和注塑，在 50～120℃ 之间是可塑的，在此温度以下是固态，主要代表为 PMMA、PC 镜片。

（1）PMMA 镜片：化学名称为聚甲基丙烯酸甲酯，缩写 PMMA，俗称压克力镜片。20℃ 时密度为 1.19，折射率为 1.499。透光率 90%～92%，机械强度高、韧性好，具有优良的耐紫外线和大气老化性。玻璃化温度 80～100℃，使用温度 -40～80℃。耐碱、耐稀酸、耐水溶性无机盐、烷烃和油脂。PMMA 材料早在 20 世纪 50 年代就被用于制造眼镜片，但是由于该材料受热容易变形，并且耐磨性比较差，很快就被 CR-39 材料所取代。目前主要应用于太阳镜和角膜接触镜。

（2）PC 镜片：PC 材料，化学名称为聚碳酸酯，属热塑性材料，采用注塑成型法制造。

PC 材料大约在 1955 年就被研制出来，这种材料一问世，首先应用到航天飞机的观望窗上，以后经过美国奥克莱公司 20 多年的研究开发，应用到了光学眼镜片领域，所以这种 PC 镜片又叫太空片。PC 镜片的折射率，在 20℃ 时为 1.587、在 140℃ 为 1.575，密度为 1.20g/cm³，光透射比为 85%～90%，耐磨性低，阿贝数较低（约为 31）。

PC 镜片具有以下性能：超轻，比玻璃镜片轻 57%，比传统树脂镜片轻 37%；超薄，比传统树脂镜片薄 26%，与折射率为 1.60 的传统超薄树脂镜片大致相同；抗冲击性能是普通安全树脂片的 10 倍，是目前世界上最能抗冲击的镜片之一，这是该镜片最大的优点，但阿贝数较低,接近人眼视觉效果所能接受的最低限度(易发生白光衍射,出现彩虹效应),所以不太适合用来做度数太高的近视或远视镜片。

主要光学树脂材料镜片具体的性能见下表1-3-9。

表1-3-9　主要光学树脂材料镜片性能

性能 种类	折射率	透光率 (%)	阿贝数	密度 (g/cm³)	耐磨性 (HB)	抗冲击性* FDA ANSI Z87.1	耐热性 (℃)
CR-39	1.499	89~92	57.8	1.32	4H	未通过	70
Trivex	1.53	90~92	45	1.11	2H	通过	90
PC	1.587	85~90	31	1.20	B	通过	120
PMMA	1.491	90~92	57.6	1.19	2H	未通过	80

*FDA ANSI Z87.1 标准美国食品药品管理署的抗冲击测试,用 0.25 英寸为直径的钢球以 46m/s 速度冲击镜片几何中心(厚度为 2.0~2.5mm)而不发生碎裂,视为通过该标准。

(三)玻璃眼镜片制造工艺

对于不同的材料,眼镜片的制造技术在本质上虽有所不同,但总的方法不外乎是直接制成"成品",或制成"半成品"。"成品"即"现片",已具有屈光力,可直接用于割边、装架;而"半成品"即是所谓的一种前表面研磨好的厚镜片,在需要时根据处方再加工后表面,制成相应的屈光度。

1. 玻璃镜片的制造工艺　玻璃镜片材质制作中曾用坩埚将之熔解。但这种方法到完工为止的时间太长,作为镜片可被使用的部分很少,效率太差,现在采用"渐进熔解法"。光学玻璃镜片的渐进熔解法的制造工艺,工序少,自动化程度高,成品率可达 80% 以上,是目前世界上采用的先进工艺(图1-3-15)。

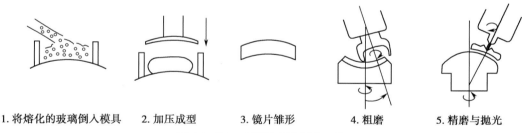

1. 将熔化的玻璃倒入模具　　2. 加压成型　　3. 镜片雏形　　4. 粗磨　　5. 精磨与抛光

图 1-3-15　玻璃镜片的制造工艺

2. 玻璃毛坯的制作:工艺流程:配料→熔炼→压型→退火→检测。

配料是一个重要工序,它是保证折射率稳定及玻璃均匀的关键环节,通常光学玻璃的配料工序需要使用感量为万分之一的磅秤进行称量。将原料熔解后马上加压加工成型,完成镜片雏形(研磨前的厚玻璃),退火后将此粗磨成型,再用砂轮精磨成大致的镜片形状完成镜片毛坯。

3. 玻璃镜片表面的处理:玻璃镜片的制造是对所提供的玻璃毛坯进行前、后表面的处理。坯料是表面凹凸不平内部组织同质的厚镜片。对镜片前、后表面的处理可以分成三个阶段:

第一阶段:粗磨,使用钻石砂轮研磨镜片以获得一定的厚度和曲率。经过粗磨的镜片屈光度已基本定型,但表面仍粗糙、呈半透明。

第二阶段:精磨,净化镜片表面的颗粒,但不改变其曲率半径。镜片与已贴有研磨衬垫或研磨片的模具接触,所采用模具的半径与所磨镜片的曲率半径一致。镜片的模具随着润滑液冷却同时转动,在持续了数分钟的操作结束后,镜片应具有所需的精确厚度和曲率,但表面仍不是非常光滑。

第三阶段：抛光，目的是为镜片提供透明度。该阶段类似于先前的操作，但使用更软，并有着非常细小颗粒的抛光片和研磨液。

在工业上，往往都是通过批量化生产出前表面具有一定曲率的半成品，然后再根据客户的要求研磨加工镜片的后表面，制成镜片成品。

（四）树脂镜片的制造工艺

1．成品与半成品 成品：即现片，已具有屈光力，可直接用于割边、装架；半成品：即是所谓镜片的前表面已经研磨好的厚镜片，在需要时根据处方再加工后表面，制成相应的屈光度。对于树脂镜片来说，有的时候也把光学白片，即没有进行镀膜、加硬等工艺处理的镜片称为"半成品"。

2．光学树脂镜片生产工艺 热塑性树脂材料与热固性树脂材料制成镜片的生产工艺因为材料性质的不同而不同。热塑性树脂采用注射成型加工，生产 PMMA、PC 等；热固性树脂采用浇铸法进行热固化和光固化过程实施加工，生产 CR-39 等。下面分别介绍热固性镜片材料和热塑性镜片材料的制造工艺。

（1）热固性树脂镜片的制造工艺：浇铸法的制造工艺可以制成成品，也可以制成半成品，然后用与做光学玻璃片同样的方法进行研磨抛光完成。研磨工序因材质的性质不同其方法也略有不同，但大致上经过粗磨→精磨→抛光这几个工序是相同的。

1）制作工艺流程：①将无色透明液体的原料树脂单体加上触媒及紫外线防止剂等调和，用过滤纸过滤。然后准备适合面弯的玻璃模具，由于模具表面光滑度决定树脂镜片的表面精度，所以要使用高精度的模具。②使用垫圈将两枚模具组装起来，注入调和后的原料。③注入的树脂单体用电炉加热并使之硬化。④将成为固体的镜片脱模。⑤加热镜片使之均匀。⑥经过检查工序，基本透镜加工完工。

2）热固性树脂镜片的工艺流程示意图见图 1-3-16。

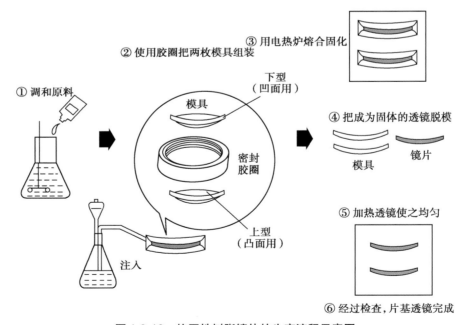

图 1-3-16 热固性树脂镜片的生产流程示意图

（2）热塑性材料镜片的制造工艺：热塑性材料与热固性材料的工艺不同。该技术是通过加热使原材料液化，再使用活塞将液态的原材料注入金属或玻璃模具。注入后冷却一段时间，打开模具，取出镜片。因为该材料基质较软，所以对该材料进行磨削和磨边时必须小心,否则镜片很容易变形和划伤。

以聚碳酸酯为例,热塑性材料的制造工艺流程如下:

1)材料准备:用热气吹干颗粒,并将材料加入压力机。

2)设置压力机:取出模子,设置压力、模子温度、注射和冷却的时间,并加热材料(大约到300℃)。

3)注射:通过压力将熔化的材料注入模子。

4)冷却:通过模子传导使材料冷却固化。

5)开模:打开压力和模子,取出镜片。

热塑性材料因为在液态和固态时是同一种物质,不像热固性材料液体单体固化成镜片时发生了化学变化成分改变,所以热塑性镜片材料可以重复循环利用。

三、眼镜片的镀膜与染色

(一)眼镜片的镀膜

众所周知,我国的眼镜行业经过最近十年的发展,玻璃镜片基本上已经退出了市场的舞台,树脂镜片铺天盖地地占据了每个人的视野。但是树脂镜片与生俱来的缺陷——硬度低、易划伤使树脂镜片的表面处理技术也得到了空前的发展,各种加硬膜层、防反射膜层、防水、防油层等在一定程度上弥补了树脂镜片的缺陷,同时也增强了树脂镜片的性能。而正因为各个厂家的膜层处理技术不同,导致了同样材料、同样设计的镜片其价位有着天壤之别。那么什么样的膜层具有优异性能呢?一个好的膜层要具备一定的物理性能和化学性能,其中物理性能包括:抗划伤性、稳定性、吸附性能;光学性能包括:透光性能、与片基的兼容性、镀膜后剩余反射光的颜色。这些性能体现在消费者在选择树脂镜片时的关注点:镜片是否耐划伤、是否容易清洁、是否不容易被汗水腐蚀、是否耐高温、高湿、透光率如何,是否容易脱膜、膜层颜色是否喜欢等,这些都是衡量一个镜片好坏的标准。

1. 膜层结构　树脂镜片镀膜膜层结构有各种功能性的顶膜、减反射膜、加硬膜等。具体膜层结构见图1-3-17。

2. 加硬膜

(1)镀加硬膜的目的:由于密度低,树脂镜片非常轻、配戴非常舒适,但却有个缺点:由于表面硬度不高,易于擦伤。镜片表面的划伤并不是只会引起散射,导致视觉模糊,也有外观上的缺点。为了弥补这个缺点,树脂镜片被选择使用加硬膜保护层。加硬膜层的

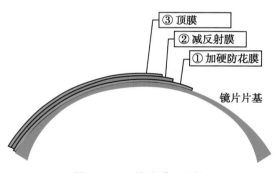

图1-3-17　镜片膜层结构

优点:能较长时间保持光学品质和外观。大约2μm厚的加硬层,使镜片表面更能抗划伤,镜片的耐用性大大增加。一般树脂镜片的加硬层是包含了聚硅氧烷(含硅和有机聚合物)的有机材料。

(2)加硬的工艺方式有两种:浸泡式和真空沉淀法。浸泡式属于所谓的湿化学法,把做好的镜片裸片(没有经过处理的)浸泡在含有加硬物质的加硬液里一定的时间,加硬分子就会侵入镜片的表层或附着在镜片的表面,让镜片的表面硬度增加,具备耐划伤的功能。真空沉淀法有时也被使用于对镜片加硬,但是,沉淀材料(石英SiO_2)是极易碎的,一点小小的刮擦往往会完全破坏镜片膜层,在整个镜片表面出现形状众多的花纹,镜片呈现乳白色外观,影响镜片的成像。所以现在大部分厂家使用的是浸泡式加硬法。

（3）浸泡式加硬生产工艺：

1）相关知识介绍：

①加硬液的成分：一种多组分的高分子溶液，以有机硅为主，固化后形成透明的黏膜，黏附在片基表面起着增透和增硬的作用。加硬液的质量和加硬液中各种物质的含量决定了镜片加硬后的耐划伤程度，目前加硬液的成分配比每个厂家是不同的，属于商业机密，所以就决定了不同厂家的产品硬度也会有所不同。

②加硬液的折射率：加硬液的折射率应和光学树脂片基相近，否则加硬膜层与片基相容性不好，镜片容易脱膜。不同折射率的镜片其加硬液的成分也应该不同，而有的厂家为了节约成本，几种折射率的镜片共用一种加硬液，这样会导致镜片的加硬膜容易脱落。

③调色剂：有的加硬液本身为微黄色，固化后呈现浅黄色，为此加入一些蓝色调色剂，可以克服加硬镜片的泛黄问题，但是蓝色的调色剂加入的过多会影响镜片的透光率，所以不要误以为镜片泛黄就是老化的、质量不好的镜片，而看起来清透的（加入蓝色调色剂较多时镜片会看起来比较清透）镜片未必一定是很好的镜片，其实这两种镜片很容易辨别，只要看一下镜片的侧边就可以知道，如果侧面看镜片有蓝色的底色则说明加入的蓝色调色剂太多。

④加硬液的保存与使用：加硬液应在低温下保存、运输，使用温度一般在18～20℃。

⑤加硬的固化条件：一般选100～120℃加热1小时。

2）浸泡式加硬生产工艺流程：清洁镜片→预处理→清洗→浸泡→初检→固化→检查→包装。

①清洁镜片：主要目的是使镜片表面更干净，同时把不适合加硬的镜片挑出。

②预处理：采用一定浓度的热碱溶液进行表面处理。包括一检不合格的镜片重新脱膜处理。

③清洗：把镜片表面的残余碱溶液洗掉，然后把表面洗干净，镜片表面的干净程度决定了加硬膜的附着力。清洗后再进行干燥。

④浸泡：把镜片浸在加硬液中，以一定速度提升镜片架或者下降加硬液槽，使镜片表面涂敷一层一定厚度的均匀加硬液，然后进入预固化通道。

⑤初检：将预固化的镜片逐一进行检查，按技术标准将不合格的镜片返回预处理。

⑥固化：将初检合格的镜片送至固化箱进行二次固化，固化时间和温度由不同加硬液的性能决定。

（4）镜片硬度（耐划伤性能）测试方法：判断和测试加硬膜的耐磨性最根本的方法是临床使用，让戴镜者配戴一段时间，然后用显微镜观察并比较镜片的磨损情况。当然，这通常是在这一新技术正式推广前所采用的方法，目前我们常用的较迅速、直观的测试方法是：

1）磨砂试验：将镜片置于盛有沙砾的容器内（规定了沙砾的粒度大小和硬度），如图1-3-18镜片固定在放置沙砾装置的底部，用沙砾覆盖在眼镜片表面，平行晃动在镜片上形成擦伤。在一定的控制下来回摩擦，总共需要600个来回的摩擦。结束后用雾度计测试镜片摩擦前后的光线漫反射量，并且与标准镜片作比较。

2）钢丝绒试验：用规定型号的钢丝绒，在一定的压力和速度下，在镜片表面上摩擦一定的次数，然后用雾度计测试镜片摩擦前后的光线漫反射量，并且与标准镜片作比较。当然，也可以手工操作，对两片镜片用同样的压力摩擦同样的次数，然后用肉眼观察和比较，如图1-3-19。

上述两种测试方法和结果与戴镜者长期配戴的临床结果比较接近。

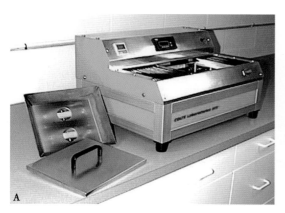

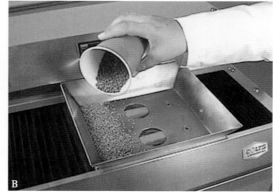

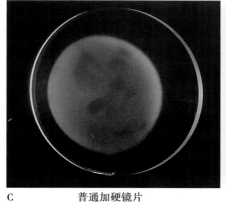

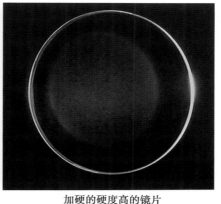

C　　　　　普通加硬镜片　　　　　　　　　加硬的硬度高的镜片

图 1-3-18　镜片耐划伤的拜耳测试
A. 进行拜耳测试的机器；B. 测试过程；C. 测试结果

3. 减反射膜（AR coating）

（1）镀减反射膜目的：

1）避免镜面反射：光线通过镜片的前后表面时，不但会产生折射，还会产生反射。这种在镜片前表面产生的反射光会使别人看戴镜者眼睛时，看到的却是镜片表面的一片白光。拍照时，这种反光还会严重影响戴镜者的美观。

2）消除"鬼影"：眼镜光学理论认为眼镜片屈光力会使所视物体在戴镜者的远点形成一个清晰的像，也可以解释为所视物的光线通过镜片发生偏折并聚焦于视网膜上，

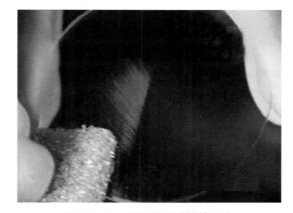

图 1-3-19　钢丝绒测试镜片硬度

形成像点。但是由于屈光镜片的前后表面的曲率不同，并且存在一定量的反射光，它们之间会产生内反射光。内反射光会在远点球面附近产生虚像，也就是在视网膜的像点附近产生虚像点即"鬼影"。这些虚像点会影响视物的清晰度和舒适性。

（2）减反射膜的优点：

1）反射和"鬼影"现象明显减少，减少配戴者的不适感。

2）配戴者眼睛能不受阻碍的被看见，外观更美观（图 1-3-20）。

3）镜片的光线透过率增强，配戴者感觉视野清晰。

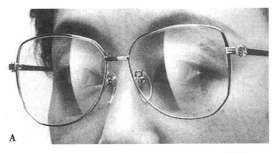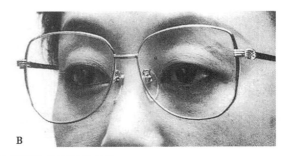

图 1-3-20 镀膜与不镀膜镜片美观度的对比
A. 没有镀减反射膜的镜片；B. 镀减反射膜的镜片

（3）减反射膜的工作原理：减反射膜以光的波动性和干涉现象为基础。两个振幅相同，波程相差 1/4 的光波叠加，就可以互相抵消。减反射膜就利用了这个原理，在镜片的表面镀上减反射膜，使得膜层前后表面产生的反射光互相干扰，从而抵消反射光，达到减反射的效果。镀减反射膜层的目的是要减少光线的反射，但并不可能做到没有反射光线。镜片的表面也总会有残留的颜色，但残留颜色哪种是最好的，其实并没有标准，目前主要是以个人对颜色的喜好为主，较多的是绿色色系。

（4）减反射膜镀膜工艺：树脂镜片镀膜从技术上来讲要比玻璃镜片的难度高。玻璃材料能够承受 300℃ 以上的高温，而树脂镜片在超过 100℃ 时便会发黄，随后很快分解。可以用于玻璃镜片的减反射膜材料通常采用氟化镁（MgF_2），但由于氟化镁的镀膜工艺必须在高于 200℃ 的环境下进行，否则不能附着于镜片的表面，所以树脂镜片并不采用它。20 世纪 90 年代以后，随着真空镀膜技术的发展，利用离子束轰击技术，使得膜层与镜片的结合程度得到了改善，而且提炼出的像氧化钛、氧化锆等高纯度金属氧化物材料通过蒸发工艺镀于树脂镜片的表面，达到良好的减反射效果。下面对树脂镜片的减反射膜镀膜技术作一介绍。

1）镀膜前的准备：镜片在接受镀膜前必须进行预清洗，这种清洗要求很高，达到分子级。在清洗槽中分别放置各种清洗液，并采用超声波加强清洗效果。当镜片清洗完后，放进真空舱内，在此过程要特别注意避免空气中的灰尘和垃圾再粘附在镜片表面，所以对于镀膜镜片生产车间的空气质量有非常高的要求。完成清洗工序后即刻进行减反射膜的镀膜。

2）真空镀膜：真空蒸发工艺能够保证将纯质的镀膜材料镀在镜片的表面，同时在蒸发过程中，能对镀膜材料的化学成分严密控制。真空蒸发工艺能够对膜层的厚度精确控制。如果发现有的镜片膜层颜色并不均匀，呈现出水波纹状或者呈现出彩色的条纹，如图 1-3-21，这是在镀膜过程中膜层厚度控制不好，膜层厚度不均匀的表现。

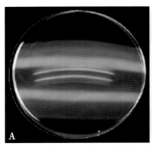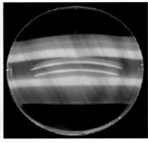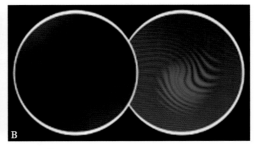

图 1-3-21 质量好的膜层与质量差的膜层的对比
A. 彩色条纹的膜层与好膜层的对比；B. 水波纹膜层与好膜层的对比

3）膜层牢固性：对眼镜片而言，膜层的牢固性是至关重要的，是镜片质量的重要指标。现在有许多针对膜层牢固性的物理化学测试方法，这些测试方法包括：盐水试验、蒸发试验、去离子水试验、钢丝绒摩擦试验、溶解试验、粘着试验、温差试验和潮湿度试验等。镜片的国家标准中测试膜层牢固性主要采用的是粘着实验。

图 1-3-22 是因为膜层不牢固导致的镜片膜层脱落。

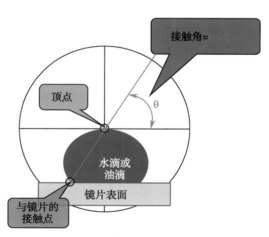

图 1-3-22 脱膜的镜片

4. 顶膜（抗污膜）

（1）原理：镜片表面镀有多层减反射膜后，镜片特别容易产生污渍，而污渍会破坏减反射膜的减反射效果（视频 1-3-1 防污垢）。在显微镜下，我们可以发现减反射膜层呈孔状结构，所以油污特别容易浸润至减反射膜层内。解决的方法是在减反射膜层上再镀一层具有抗油污（视频 1-3-2 防油渍）和抗水性能（视频 1-3-3 防水性）的顶膜，而且这层顶膜必须非常薄，以使其不会改变减反射膜的光学性能。

（2）工艺：抗污膜的材料以氟化物为主，有两种加工方法，一种是浸泡法，另一种是真空镀膜，而最常用的方法是真空镀膜。当减反射膜层完成后，可使用蒸发工艺将氟化物镀于减反射膜上。抗污膜可将多孔的减反射膜层覆盖起来，并且能够将水和油与镜片的接触面积减少，使油和水滴不易黏附于镜片表面，因此也称为防水防油膜。

对于树脂镜片而言，理想的表面处理应该是包括防划伤膜、多层减反射膜和防污顶膜的复合膜。通常防划伤膜镀层最厚，为 3～5μm，多层减反射膜的厚度约为 0.3μm，防污顶膜镀层最薄，为 0.005～0.01μm。一般的复合膜工艺如下：在镜片的片基上首先镀上具有有机硅的耐划伤膜；然后通过镀减反射膜前的预清洗后采用高硬度的二氧化锆（ZrO$_2$）等材料进行多层减反射膜层的真空蒸镀；最后再镀上具有 100° 以上接触角度（接触角的定义见图 1-3-23）的顶膜。复合膜技术的研制成功把树脂镜片的表面处理技术带到了一个新的高度。

图 1-3-23 水滴或油滴与镜片的接触角

镜有减反射膜的镜片比不镀膜的镜片更容易吸附灰尘（视频 1-3-4 防静电），像指纹或水垢之类的污垢和痕迹，在镀膜镜片上更显而易见，这样会削弱膜层的减反射特性。防污膜（图 1-3-24A）应用于减反射膜，光滑的镜片表面很难粘着灰尘和污垢粒子。防污膜比减反射膜有更好的湿效果，这一术语使用于描述镜片表面的水效果，一滴水滴显示收缩成球形的特性，这是水分子之间的表面张力所形成的结果，使之聚合在一起，顶膜（图 1-3-24B）对于镜片表面的作用是减少镜片材料和水滴之间的粘附力，水分子之间吸引力的范围将大于此粘附力，当水滴接触镜片表面时，保持它的球形。现在市场中有各种各样的顶膜，功能主要涉及易清洁作用和增强镜片本身的耐划伤，这些顶膜每个厂家都有不同的名称，对于镜片以上的功能各有侧重。

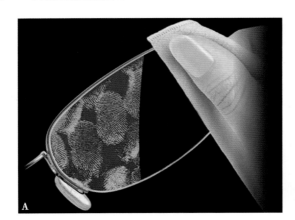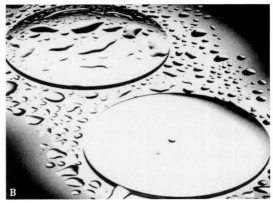

图 1-3-24　镀有防污膜的镜片
A.镀有防污膜的易清洁效果；B.镀有顶膜的防水效果

（二）眼镜片的染色

有些戴镜者为了美观、舒适，喜欢镜片带有一定的颜色；有些戴镜者希望镜片能吸收一定量的可见光，在强光下不太刺眼；也有些戴镜者需要有色镜片以增加视物的对比度等。染色镜片，即具有一个固定的透射等级的有颜色的镜片。一般染色镜片都是采取定制片的形式，配戴者选好镜片的颜色和浓度后，到生产厂家定制后再给配戴者。

1.染色属性

（1）光透射比：染色的浓度会改变镜片对可见光的光透射比。ISO 国际标准对镜片染色后的透光量，分为 5 级，即 0～4 级，见表 1-3-10。

表 1-3-10　染色等级

染色等级	光透射比从（%）	到（%）
0	80	100
1	43	80
2	18	43
3	8	18
4	3	8

（2）染色镜片颜色的选择：目前市场中染色树脂镜片的染色种类非常多，配戴者在选择染色镜片时往往不知道应该如何选择，其实好的染色镜片的颜色一定是根据色彩学理论和不同年龄肤色变化而研制的，配戴上该颜色的镜片后配戴者的肌肤应该看起来更透明、更亮丽，面部更立体、生动，体现的是健康美和自然美。要达到这一点染色片的颜色一定不能非常深，适合日常配戴能体现健康美和自然美的颜色一般浓度不超过 50%。比如：淡粉色能体现女性温柔、靓丽、惹人怜爱的形象，使人的肤色更加健康、眼睛更加明亮，突出人年轻、活泼开朗的印象，同时可以掩盖偏黄的肤色和面部的倦怠感白皙；淡紫色则体现了成熟女性的优雅、高贵与品位。结合优雅的妆容、华贵的首饰、飘逸的晚礼服，尽显知性的优雅。另外紫色可以使面部更立体、眼睛更加有神韵；而绿色使人充满清爽、青春的气息，蓝色使人感觉舒畅，并给眼睛明快的感受。

选择染色镜片除了要注重颜色的美观度之外，还要有良好的可见光透过率，尤其是人最敏感的 400～500nm 附近，并能提高其视觉性能。比如淡褐色能使远景更加鲜明，在阴天或有薄雾的天气配戴能使远处的景物更清楚，适合于雾天行驶的驾驶员；淡灰色对任何色光都能均匀吸收，不改变物体本来的颜色，特别适合与颜色有关的工作者。

（3）染色镜片的生产工艺：染色一般在加硬工艺之前进行，因为大部分的加硬材料硬度非常高难于吸收色素，因此一般质量好的加硬加防反射膜的染色镜片是在镜片生产工厂制作完成的，但也有的眼镜店向镜片生产工厂特别定制硬度不高、专门用于染色的镜片，然后根据配戴者要求在眼镜店完成染色。镜片一旦染色后在日常使用中不会褪色，尤其是染色后经过加硬加防反射的镜片，因为色素已经渗透到镜片片基表层下 6～10μm，同时加硬层和防反射膜层覆盖了染色层，起到一定的保护作用，不过在长期的紫外线照射下色素会有一些化学反应，但是非常轻微，因此戴镜者不需要担心镜片褪色。

染色的加工工艺与镜片的加硬类似，通过把镜片放在染色液中浸染而成，如图 1-3-25染色加工槽，镜片放在染色槽的吊臂上，然后放入一定温度的染色液中一定时间，镜片就可以染上染色，颜色的深浅程度与放入染色液的时间有关。

2．染色玻璃镜片　在玻璃材料中混合一些具有特殊吸收性质的金属盐后会呈现着色效果，例如，加镍和钴（紫色）、钴和铜（蓝色）、铬（绿色）等。这些染色材料主要应用于大规模的生产平光太阳镜片或是防护镜片。一些具有特殊过滤性质的浅色材料（棕色、灰色、绿色或粉红色）也被用于生产屈光矫正镜片，但现在对这种镜片材料需求不多，主要原因是由于近视或远视镜片的中心厚度与边缘厚度不同，从而使镜片的颜色深浅不一致，屈光力越高，颜色差异就越明显。

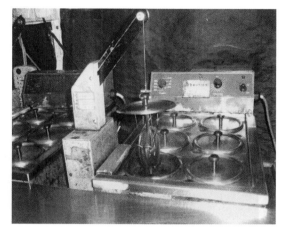

图 1-3-25　染色加工

（三）光致变色镜片

1．光致变色镜片的变色原理　光致变色镜片简称变色片，它可随光的强度自动改变透光率，可将矫正和防护两种功能结合起来。这种镜片根据变色的原理与制造工艺的不同又分为膜层变色与片基变色两种。

（1）膜层变色：一般用于高档树脂镜片，就是在镜片的表面涂上一层复合变色材料，该材料遇到紫外线照射时，就会产生化学变化颜色变深，切断紫外线照射时，重新回复到无色透明。膜层变色是因为在镜片的表面涂上一层厚度均匀的膜层，所以它的变色浓度不受镜片屈光度高低的影响。

（2）片基变色：

1）光学玻璃镜片：是在无色或有色光学玻璃和树脂基础成分中添加少量卤化银（AgCl、AgBr）等化合物微晶作为感光剂，镜片在受到紫外线照射时，微晶分解为银原子和卤素，若干银原子结合为银的胶质体，于是产生了镜片颜色由浅变深的效果。反之，当停止外界光照射时，那些仍然保存在玻璃内的卤素又重新与银结合为卤化银微晶，使镜片又回到原来的无色或原有基色的颜色状态。此种变化过程是可逆的，浅色时呈浅灰、浅棕，而变深时又呈深灰或棕色。

2）树脂镜片：

A．光致变色树脂镜片的变色原理：光致变色树脂镜片采用树脂材料作片基，用渗透法在镜片的凸面渗透了一层光致变色材料，然后再镀上一层抗磨损膜，起保护和耐磨作用。

B．光致变色树脂镜片的特点：

A．光致变色树脂镜片的变色不会随屈光度数的加深，而出现镜片中央与周围深浅不一的情况，弥补了树脂材料变色的不足。

B．片基是树脂材料，质轻且抗冲击性强，所以这种镜片特别适合各种屈光不正者使用。

3）光致变色树脂镜片的组合物：

A．在所述单体混合物中加入抗氧剂、受阻胺、紫外线吸收剂、光稳定剂及聚合调节剂等，以提高光致变色染料的寿命。

B．在所述单体混合物中加入内增塑剂大幅度提高镜片的抗冲击性。

C．加入环氧及胺基单体大大改进镜片的膜层牢度。

2．光致变色镜片的变色特点　变色镜片的变色速度与变色浓度与紫外线照射量有关。紫外线量越多变色浓度越深、速度越快；温度越高变色浓度越浅。所以在冬天下雪后的晴天变色的浓度最深，而在温度较高的夏天，变色浓度会比较浅。另外变色微粒是有活性和寿命的，在使用一段时间之后，变色微粒逐渐失去活性，镜片的底色会越来越深，而且镜片最深时的浓度变浅，也就是变色幅度随着变色活性的减退而变小。在正常配戴的情况下，一般变色镜片的使用寿命是3～4年。

膜层变色与片基变色两种光致变色镜片优缺点对比，见表1-3-11。

表1-3-11　膜层变色与片基变色两种光致变色镜片优缺点对比

相同条件下的性能对比	基变色镜片	膜变色镜片
镜片基色	有底色	无色透明
变色/褪色速度	慢	快
高屈光度镜片的应用方面	呈现中心浅、四周深（负片） 呈现中心深、四周浅（正片）	整个镜片深浅度均匀
变色的颜色种类	茶、灰	颜色丰富（茶、灰、粉、绿）

3．出售光致变色片的注意要点

（1）更换单片时，因为新的变色片与旧的变色片的变色活性有差别，经常会出现颜色不一致的情况，建议配戴者两片同时换。

（2）变色镜片的褪色也是需要光照的，如果在镜片没有完全褪色时就放置在眼镜盒中，镜片就不能完全褪色，导致镜片有底色。

（3）由于镜片厚度不同，变色浓度不同，若配戴者两眼屈光度相差2.00D以上，建议配膜层变色的变色片。

四、眼镜片的选择

要想帮配戴者选择一副适合的镜片，首先要了解眼镜镜片的各种性能，这些性能带给配戴者的方便与好处，以及某些性能给配戴者带来的负面影响，对配戴者来说合适的镜片就是充分利用某些镜片性能中好的方面，同时避免镜片性能中不利的方面对配戴者造成的负面影响。

（一）镜片的各种性能给配戴者带来的是视觉上的优异功能

镜片的各种性能给配戴者带来的是视觉上的优异功能，详见表1-3-12。

（二）根据配戴者的情况选择适合的镜片

配戴者眼睛的屈光状态与镜片的材料和设计的选择，详见表1-3-13。

通常情况下，配戴者的屈光不正度大、度数较高时，要想让镜片薄一些有两种选择：一是选择折射率高的材料，二是选择低折射率材料的非球面设计镜片；如果配戴者想要镜片达到非常薄的效果，也可以选择高折射率材料的非球面设计的镜片，甚至可以选择双非球面镜片。当然，材料的折射率越高、越是非球面设计，镜片的价格就越高。不过并不是折射率越高的材料就越好，因为折射率越高镜片的阿贝数就越低，视觉清晰度会相对差一些，所以对于 3.00D～4.00D 的镜片，想让镜片薄一些而选择高折射率的材料并不是一个最佳选择，而选择低折射率非球面设计镜片才能真正达到既美观又清晰。

表 1-3-12　镜片的各种性能给配戴者带来的是视觉上的优异功能

		决定因素	判断标准
镜片的材料	折射率	镜片的厚薄	折射率越高、镜片越薄
	阿贝数	视觉清晰度	阿贝数越高、视觉清晰度越高
	比重	镜片的轻重	比重越小，镜片越轻
	透光率	镜片的透射比 镜片材料对光的吸收、散射、反射	通常折射率越高的镜片，透光率越低
镜片的膜层	紫外线阻断	材料的紫外阻断性能	阻断大于 380nm 波长的光线为全防紫外线
	加硬膜	耐划伤程度	硬度越高，耐划伤程度越强
	防反射膜＋防水膜	镜片的透光率	透光率越高，视物越清晰 膜层均匀，透光性能恒定
	防油、防污膜	镜片是否易清洁	油滴的接触角越大，防污性能越好
	防静电膜	镜片是否容易脏	镜片通过摩擦带电后，吸附的细屑越少，防静电性能越强
镜片的设计	球面		
	单面非球面 双面非球面	清晰、逼真的视野大同时镜片轻薄	非球面程度越高清晰逼真的视野大
镜片的其他功能	染色	美观、个性化	每种颜色所带来的个性化的呈现
	变色	美观、保护眼睛和个性化	随环境亮度而改变颜色的速度、深浅度和均匀度
	防紫外线	保护眼睛	UV380 是防紫外线的最低标准

表 1-3-13　配戴者眼睛的屈光状态与镜片的材料和设计的选择

配戴者屈光状态（联合屈光度）	镜片的材料				镜片的设计			选择原则
	玻璃	树脂			球面	非球面		
		1.50	1.55	1.60 以上		单面非球	双面非球	
0.00～4.00D		O			O	O		考虑到镜片的轻薄和广阔逼真的视觉效果
2.00～6.00D		O	O		O	O	O	
4.00～8.00D		O	O	O	O	O	O	
6.00D 以上			O	O			O	
O 表示选择镜片时要首先考虑的镜片要素。								

配戴者的工作和生活环境与镜片的膜层和染色、变色的选择，见表 1-3-14。

表 1-3-14　配戴者的工作和生活环境与镜片的膜层和染色、变色的选择

配戴眼镜时使用环境	镜片的膜层			镜片的防紫外线	镜片染色	镜片变色	选择原则
	加硬膜	防反射膜	防水防油污膜				
室内为主	O	O	O				考虑到配戴者使用镜片时的耐用性、防护性能等
户外为主	O	O	O	O	O		
室内外兼具	O	O	O	O	O	O	
O 表示选择镜片时要首先考虑的镜片要素。							

一般在选择镜片膜层时，要考虑的是配戴者眼镜的使用环境，对于树脂镜片来说，加硬膜是一定要具备的，至于防反射膜、防水防油膜的选择，要根据配戴者是否希望镜片的透光率更高、更容易清洁，或者配戴者眼镜使用环境是在室外灰尘较多、不能做到经常用水清洗眼镜时，就应该配戴防水防油污膜层同时防紫外线的镜片。如果配戴者一天当中频繁地在室外和室内走动，这时戴变色镜片可能更适合；如果配戴者戴眼镜在矫正视力的同时也想让自己更加时尚，那么染色镜片就是一个不错的选择。

配戴者原眼镜的情况和配镜要求与镜片的材料、膜层和设计的选择，见表1-3-15。

表1-3-15　配戴者原眼镜的情况和配镜要求与镜片的材料、膜层和设计的选择

配戴者戴镜情况	镜片材料	镜片膜层	镜片设计	选择原则
初次配镜	视屈光度高低选择折射率	视使用环境选择膜层	选择非球面为主	考虑到配戴者容易适应和乐于接受
常戴接触镜	视屈光度高低选择折射率	视使用环境选择膜层	选择非球面为主	
常戴框架眼镜	新镜片折射率不能低于旧镜折射率	新镜片的膜层功能不能少于旧镜	视配戴者对于视觉的关注度选择球面和非球面	

配戴者原来所配戴眼镜的情况也是配新眼镜时要参考的重要方面，对于初次戴镜的和长期使用接触镜的配戴者，配框架眼镜时，以选择非球面镜片为主，因为非球面镜片的成像更接近于裸眼视觉，而球面镜片因为存在球面像差，在初次配戴框架眼镜时，往往都需要适应。另外长期配戴框架眼镜的配戴者再次配框架眼镜时，都期待新眼镜的视觉效果和外观的美观度好于旧眼镜，最起码要与旧眼镜的视觉状况相同，如果新眼镜的视觉效果和外观情况还不如旧的眼镜，那配戴者肯定不会满意，所以如果配戴者旧眼镜比较厚，那高折射率、非球面设计的镜片肯定能令他满意；如果配戴者旧眼镜的膜层是防反射加硬的，那推荐的新眼镜的膜层就不能是只加硬不加膜的，防水防油污膜的镜片可能配戴者更加满意。

任务描述中定配师为配戴者挑选镜片的例子，配戴者王先生，男，32岁，在某外资公司任销售经理，原戴镜R：-4.00DS，L：-3.50DS，PD=64mm，所用镜片为普通的加硬树脂镜片。因原眼镜已经戴了3年，镜片已经刮花，觉得透光性能不是很好了，所以就到眼镜店要求重新配镜，当定配师向其推荐镜片时，发现该配戴者想配一副不容易刮花，透光性能好的眼镜，面对这种对眼镜镜片的性能非常在意的配戴者，眼镜定配人员应该综合运用全部的镜片知识与技能，结合配戴者眼睛的屈光状况、生活和工作中的用眼情况以及对眼镜本身的期待，给配戴者推荐一副适合的性价比高的眼镜。

一副镜片的品质是由镜片的材料、设计和膜层三方面的质量品质构成的，所以帮配戴者挑选一副合适的镜片也应该从这三方面出发，一般分为三个步骤：

第一步：根据配戴者眼镜度数选择镜片材料和设计。

首先我们看一下该配戴者眼镜的度数在3.00～4.00D之间，镜片材料的选择可以是1.50、1.55、1.60三种折射率，镜片的设计可以是球面也可以是非球面，让我们做一下排列组合：1.50球面、1.50非球面、1.55球面、1.55非球面、1.60球面、1.60非球面，考虑到镜片厚度问题，1.50球面的较厚我们不予考虑。1.60折射率的镜片虽然薄了，但是阿贝数较低，衡量镜片1.6超薄带给配戴者的美观度与低阿贝数带来的清晰度的影响，更倾向于推荐配戴者低折射高阿贝数的材料，由于配戴者的度数不是很高，没有必要选择1.6高折射率材料。剩

余的选择只有：1.50 非球面、1.55 球面、1.55 非球面三种，到底选择哪个呢？

第二步：根据配戴者的工作和生活环境与镜片的膜层和染色、变色的选择。

该配戴者的职业是销售业务经理，说明该配戴者经常出差洽谈业务，有时也在办公室做桌面工作或者开会等，其工作场合兼顾室内与室外，在室外外界的灰尘经常附着于镜片，眼镜很容易脏，所以镜片应该具有防水、防污的功能，这样在外面出差时镜片容易擦拭，就能带来一天的清晰视觉；另外在户外镜片具有防紫外线的功能也很有必要。如果配戴者想让眼镜同时具有太阳眼镜的功能，则建议选择变色镜片。

到这一步我们知道无论配戴者选择哪个折射率的材料、哪种设计的镜片，该镜片都应该是加硬加防反射膜防水防污膜层的镜片。

第三步：配戴者原眼镜的情况和配镜要求与镜片的材料、膜层和设计的选择。

配戴者原眼镜是普通树脂镜片，也就是 1.50 加硬球面树脂镜片，镜片因为硬度不好已经刮花，配戴者的要求是配一副不容易刮花、透光性能好的镜片。这些说明配戴者对镜片的性能有一定要求，所以综合考虑推荐他一副非球面设计的镜片，这就进一步排除了 1.55 球面镜片，剩余的选择就是 1.50 非球面和 1.55 非球面，从表面上来看这两种镜片各有优缺点：1.50 折射率比 1.55 折射率的镜片厚，但是 1.50 的阿贝数比 1.55 的高，当然他们的价格也不一样。这时我们就应该把选择权放给配戴者，如果配戴者喜欢更薄一点的镜片，觉得阿贝数带来的视觉清晰度的影响不大，就选择 1.55 非球面镜片；如果配戴者更注重视觉清晰度，觉得稍微厚一点没有关系就选择 1.50 非球面。另外配戴者希望镜片不易刮花、透光性能好，那就一定要选择加硬加防反射膜的镜片了。

综合以上分析最终就能给配戴者选择一副适合的、性价比高的镜片。当然以上分析考量一定要让配戴者知道、了解每一次的选择都是为配戴者眼睛的健康和用眼镜的方便、耐用考虑的，整个推荐过程就是整个镜片各方面知识的综合运用分析过程。

【实训项目及考核标准】

1. 实训项目：眼镜片的选择

（1）实训目的：

1）熟悉各类眼镜片的性能和特点。

2）能帮助配戴者个性化选择合适的眼镜片。

（2）实训工具：镜片零售价格表（其中包括各种树脂镜片和玻璃镜片、各种膜层的镜片、染色镜片、变色镜片等），树脂镜片和玻璃镜片若干、球面、非球面镜片若干、不同直径大小的镜片若干、阿贝数高低对比的图片、不同折射率镜片厚薄对比图片；加硬镜片、加硬加防反射膜镜片、加硬防反射防水防油膜层的镜片、染色镜片、变色镜片的样片等。

（3）实训内容：学生按各自的实训小组组织在一起，领取实训工具；实训小组成员相互扮演配戴者和定配师。

1）了解配戴者的基本情况和戴镜需求。

2）能向配戴者描述球面与非球面镜片的区别，根据配戴者的屈光状况、戴镜史和对视觉的要求，向其推荐适合的镜片设计。

3）能针对客人屈光状况向配戴者推荐适合的材料，并说明原因。

4）向配戴者描述镜片各种膜层的性能，并能针对客人日常使用眼镜的情况向配戴者推荐适合的镜片膜层。

5）能向配戴者提供附加服务，向配戴者介绍镜片的染色与变色性能，给配戴者更多的选择。

2. 考核标准

实训名称		介绍镜片的种类和镜片的特点			
项目	分值	要求	得分	扣分	说明
素质要求	5	着装整洁,仪表大方,举止得体,态度和蔼,团队合作,说普通话,拿放镜架、镜片规范			
实训前	15	组织准备:实训小组的划分与组织 工具准备:实训工具齐全 实训者准备:遵守实训室规章制度			
实训中	5	了解配戴者屈光不正度 了解配戴者使用眼镜的情况 了解配戴者对视觉的要求 了解配戴者原眼镜的情况			
	5	合理选择镜片材料,并列出理由			
	10	合理选择镜片的折射率,并列出理由			
	10	合理选择镜片的表面设计,并列出理由			
	10	合理选择镜片的膜层,并列出理由			
	5	是否选择染色镜片和变色镜片,并列出理由			
	10	合理选择镜片的直径			
	5	记录结果准确			
实训后	5	整理及清洁用物			
熟练程度	15	程序正确,操作规范,动作熟练			
实训总分	100				

3. 思考题

(1) 如何判断镜片是球面还是非球面以及鉴别非球面镜片的质量?为什么?

(2) 对于一个刚开始近视的学生应该推荐什么样的镜片?写出分析步骤。

4. 实训报告 总结实训过程,写出实训报告。

任务四　全框眼镜定配加工

学习目标

知识目标

1. 掌握:单光球面镜片眼镜的验光处方、配镜订单的内容及格式,国家标准中关于眼镜片、眼镜架的质量和部件装配精度的要求。

2. 掌握:单光球面镜片全框眼镜定配(半自动加工)中模板制作、加工中心确定、半自动磨尖边、倒安全角、安装的操作方法。

3. 掌握:单光球面镜片全框眼镜的整形要求、整形工具的种类和使用方法、光学参数检验和外观检验、校配项目及其操作。

能力目标

1. 能接单光球面镜片全框眼镜的配镜订单,会分析其处方,能核对出库商品。

2. 会手工制作模板和使用模板机制模板。

3. 能使用焦度计、中心仪、半自动磨边机、手动磨边机对全框眼镜的单光球面镜片进行加工。

4. 能对单光球面镜片全框眼镜进行安装、整形、检测与校配。

素质目标

1. 着装整洁,仪表大方,举止得体,态度和蔼。
2. 字迹书写规范端正,内容填写正确无空缺。
3. 拿放镜架、镜片姿势正确,轻拿轻放,勿接触光学中心区。
4. 仪器操作规范,旋转部位力度适中,勿用手、硬物接触透镜。
5. 仪器用完关闭电源,及时清理仪器和桌台废物。

任务描述

　　张××,女,16 岁,中学生,好运动,喜欢打篮球,最近主诉上课时看不清黑板上的字迹,于是到眼镜店验光配镜。经检查,验光师开具的验光处方如下:

×× 眼镜验配中心　　　NO. 00029××

姓名 <u>张××</u>　　性别 <u>女</u>　　年龄 <u>16</u>　　职业 <u>中学生</u>　　日期×× 年×× 月×× 日

		球镜SPH	柱镜CYL	轴位AXIS	棱镜PRISM	基底BASE	视力VISION
远用	右眼OD	−1.75					1.0
DV	左眼OS	−1.25					1.0
近用	右眼OD						
NV	左眼OS						

瞳距(PD):远用 <u>61</u> mm　　　　　近用 <u>　　</u> mm

验光师(签名):×××

　　通过沟通和挑选,张 ×× 最终选择定配一副金属全框眼镜,所选眼镜架的规格尺寸为 48-17-135,所选镜片为折射率 1.56 的普通树脂加硬加膜镜片。

　　作为一名眼镜定配人员,在接到验光师开具的验光处方以及顾客其他相应的配镜信息后,如何完成以下各项工作任务?

1. 准确理解验光处方内容,并正确开具配镜订单。
2. 核对出库商品眼镜片、金属全框眼镜架。
3. 选择或制作模板。
4. 科学、正确地确定加工中心。
5. 使用半自动或全自动磨边机等设备进行全框单光眼镜的镜片加工。
6. 按照配装眼镜整形要求对安装后的金属全框眼镜进行整形,使其成为合格眼镜。
7. 使用焦度计和其他工具对配装眼镜进行光学参数检验和外观检验。
8. 针对具体配镜者的配戴效果进行个性化校配,使其配戴舒适美观。

眼镜定配人员要完成一副全框眼镜的定配,其工作流程如图 1-4-1 所示。

一、接单

(一)分析处方

1. 阅读单光球面镜片眼镜验光处方　验光处方是由眼科医生或验光师根据顾客的病理、功能、屈光不正等因素进行检查,以治疗和矫正视力为目的而开具的处方,也是眼镜加工定配的重要依据。准确无误地理解验光处方的内容,并通过处方确定配镜订单、规范书

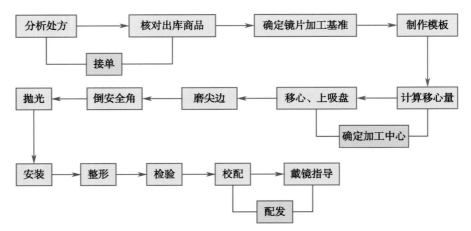

图 1-4-1　全框眼镜定配工作流程

写配镜订单是眼镜定配工作的第一个环节，是实现验光目的、使顾客配戴清晰、舒适、持久眼镜的开端，因而正确分析验光处方很重要。不同的医疗机构验配中心、视光中心、眼镜店等，眼镜处方格式可能不尽相同，但所包括的项目内容基本相同。作为眼镜专业人士应该对各类处方有所了解，以便正确识别。

以任务描述中的案例为例，验光师经过主、客观屈光检查后对顾客张 ×× 开具的验光处方如下：

×× 眼镜验配中心　　NO. 00029××

姓名　张××　　性别　女　　年龄　16　　职业　中学生　　日期 ×× 年 ×× 月 ×× 日

		球镜 SPH	柱镜 CYL	轴位 AXIS	棱镜 PRISM	基底 BASE	视力 VISION
远用 DV	右眼 OD	−1.75					1.0
	左眼 OS	−1.25					1.0
近用 NV	右眼 OD						
	左眼 OS						

瞳距（PD）：远用　61　mm　　　　　近用　　　mm

验光师（签名）：×××

看到该验光处方后，我们应从以下几个方面进行分析：

（1）处方的格式：验光处方的格式目前主要有表格式和便笺式两种，上述案例中的处方为单一远用表格式处方。表格式处方中各项内容填写规范，清楚易懂；而便笺式处方虽书写要求同表格式处方，但内容填写则较简略，如下述便笺式处方：

远用　右眼：−1.75D

　　　　左眼：−1.25D　　　　　瞳距：61mm

或　DV　　RE：−1.75D

　　　　　　LE：−1.25D　　　　PD：61mm

或　DV　　OD：−1.75D

　　　　　　OS：−1.25D　　　　PD：61mm

又如双眼屈光状态相同时，便笺式处方可写为：

远用　双眼：−1.75D　　　　　瞳距：61mm

或　DV　　BE：−1.75D　　　　PD：61mm

或　DV　　OU：−1.75D　　　　PD：61mm

（2）顾客的基本信息：顾客的基本信息包括顾客的姓名、性别、年龄、职业、日期、联系方式等，通过基本信息可以初步估测镜架、镜片的款式和材质等。例如，处方中顾客为中学生，则推荐的镜型为塑料全框或金属全框，加硬加膜树脂镜片。

（3）顾客的屈光状态及其相关信息：从处方中的球镜度数、柱镜度数及轴位、棱镜度数及基底方向、配镜用途、最终达到的矫正视力这些信息我们可以判定出该顾客的屈光状态。若只有负球镜度数，则代表屈光状态为近视；若只有正球镜度数，且配镜目的是远用，则代表屈光状态为远视，如果配镜目的是近用，则代表屈光状态为老视，俗称"老花"；若存在柱镜度数，则代表屈光状态有散光存在，轴位数值表示散光轴位的方向，即与柱镜正负号相对应的一条主子午线的方向；若处方中还有棱镜度数及基底方向，则代表该顾客的屈光状态还存在斜视（斜视或隐斜）。例如，案例中顾客的验光结果为看远，且只有负球镜度数，则屈光状态为单纯近视。

从处方中的瞳距数值我们可以知道配装出来眼镜的光学中心水平距离应是多少，结合顾客具体的水平方向屈光度数查出配装眼镜的光学中心水平距离允许的偏差范围，再根据顾客所选的镜架尺寸规格计算或测量出镜架几何中心距，从而可以计算出加工时水平移心量数值，再根据顾客的瞳高、配镜用途和镜架尺寸确定垂直移心量，从而使配装眼镜镜片的光学中心水平距离与瞳距一致、光学中心高度与瞳高一致，进而保证装配出来的眼镜达到所要求的光学效果。

从处方中的验光视力数据我们可以知道顾客戴镜后的矫正效果。若矫正视力≥1.0，则说明通过配戴眼镜视力可以矫正到正常范围；若矫正视力<1.0，则说明顾客眼睛存在一定问题，仅通过配戴眼镜视力矫正不到正常范围。

处方中的医师签名和检查日期可以帮助工作人员和顾客记住这次的配镜时间、推断下次的检查时间及检查医师的相关信息。

2. 书写单光球面镜片眼镜配镜订单　配镜订单就是定配眼镜过程中使用的货单，以保证定配眼镜各环节顺利正确进行。配镜订单的内容、格式因不同眼镜店、不同配镜部的业务范围、经营管理方式的不同而各有不同，但大体包括以下几部分内容：①客户资料：编号、姓名、性别、职业、联系电话、地址、订货（定镜）和交货（取镜）日期等；②验光数据：验光处方中的配镜用途、球镜度数、柱镜度数及轴位、棱镜度数及基底方向、下加光度、远/近用瞳距数值等信息；③定镜品种：眼镜架的型号、货名、价格，眼镜片的型号、货名、光度、直径、折射率、设计、价格等；④加工要求：多为加工工艺要求，如：拉丝、钻孔、染色等，此外也有其他要求，如：加急、寄货、先付订金欠款等；⑤工作过程记录：发料、加工、检验、收货、发货人等签名或工号。

作为一名眼镜定配人员，不仅要具备读懂验光处方的能力，同时还要具备确定并规范书写配镜订单的能力，以满足岗位职业技能的需求。书写单光球面镜片眼镜配镜订单的基本步骤如下：

（1）准备配镜订单及笔，明确该眼镜店或配镜部配镜订单的项目及其内容。

（2）阅读验光处方，明确顾客的配镜用途和屈光度要求。

（3）确认顾客挑选的眼镜架品牌类型。

（4）确认顾客挑选的眼镜片品牌类型。

（5）填写单光球面镜片配镜订单

1）填写客户资料：对客户资料要逐项认真填写，其中编号、姓名、联系电话、订货（定镜）日期、交货（取镜）日期为必填项，目的是加工过程必要时能及时联系顾客，以及便于为顾客提供售后服务和建立客户网络信息等工作。

2）抄录或翻录验光处方：根据验光处方内容在配镜订单上选择确定远用或近用，按照先右眼后左眼顺序规范填写左右眼的球镜度数、柱镜度数及轴位、棱镜度数及基底方向、下加光度、远/近用瞳距数值。注意：眼镜度数值要求保留两位小数，小数点及小数点后两位小数不能缺省；轴位要求不加度的符号"°"，以免误解为"0"；不规范验光处方应做翻录处理后再填写。

3）填写定配眼镜片的型号、货名、直径、折射率、镜片设计、加膜、零售价、应收金额、实收金额或欠款金额等信息。

4）填写定配眼镜架的型号、品牌、品种、零售价、应收金额、实收金额或欠款金额等信息。

5）填写加工项目及要求：根据镜架、镜片信息及顾客要求填写加工项目及内容，包括开槽（拉丝）、钻孔、倒安全角、抛光、染色、留唛（保留商标激光防伪标记）等。

6）核对眼镜片、眼镜架的收款金额，填写加工费，填写合计应收、实收、欠款金额数据。

7）检查核对配镜订单全部内容。

依据任务描述中顾客张××的验光处方内容及所选镜架镜片信息，对应的配镜订单书写如下：

××眼镜店定镜单

No.000001—××

姓名　张××　　　　　订镜日期××年××月××日　　　　连锁店名_____
性别　女　职业　学生　取镜日期××年××月××日　　　　电话××-××××-
电话×××××　　　　　发料地点_____　　　　　　　销售方式_____
会员卡号_____　　　　装配地点_____　　　　　　　营业员号_____

		品种	球镜	柱镜	轴位	零售价	眼镜片实收	欠款金额
远用☑	右	××1.56	−1.75			××	××	××
近用□	左	××1.56	−1.25			××	××	××

瞳距　61　mm　　　　眼镜片直径　65　mm　　　　特殊工艺费　____无____

货号	品种	零售价	眼镜架实收	欠款金额
××××	××金属全框	×××	×××	×××

加工说明_____　　　　　　加工费　××　　快件费　____无____
应收合计　×××　实收合计　×××　　欠款合计　×××
开单_____　　　加工_____　　　检验_____　　　发货_____

（二）全框眼镜的结构和特点

1. 全框眼镜的结构　全框眼镜是指具有完整封闭镜圈的框架眼镜，由镜身、镜腿和铰链组成。镜身是整个眼镜框架的正身，又可细分为镜圈、鼻梁、鼻托、装头、锁紧管（金属全框镜架特有结构）等组成结构。金属镜腿由金属腿、防滑套组成，塑料镜腿由塑料腿、金属腿芯（强度高的塑料镜腿也可不加腿芯）组成。铰链将镜身和镜腿连接为一个整体，同时保证了镜腿的折叠和打开。全框眼镜的具体结构见图1-4-2。

2. 全框眼镜的特点　不同款式结构的镜架，具有不同的结构特点，使用的场合也有一定的区别。全框架眼镜是最常用的一款镜架类型，镜片周边被镜圈完全保护，其特点是牢固、强调高、易于定形、可遮掩一部分的镜片厚度，适合配装各类镜片，基本人人都能够配戴，尤其适合运动员和儿童配戴。

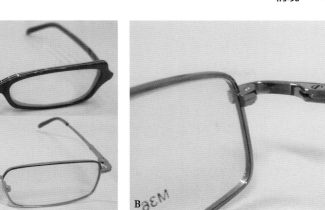

图 1-4-2　全框眼镜的结构
A. 全框眼镜及其结构；B. 金属全框眼镜特殊结构

（三）核对出库商品

眼镜定配人员拿到库房派发的眼镜片、眼镜架后要对其进行加工前核对，确认待加工镜片、镜架与配镜订单内容一致、质量合格，防止发生不必要的损失，以保护消费者和企业的利益。具体核对内容及顺序如图 1-4-3 所示：

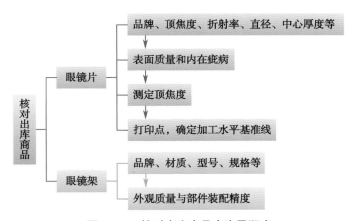

图 1-4-3　核对出库商品内容及顺序

1. 核对眼镜片

（1）按订单对单光球面镜片进行配前核对：查看订单，根据订单内容逐项核对眼镜片包装袋上的指标：品牌、顶焦度、折射率、直径、中心厚度、色散系数等。取出镜片，查看镜片上的品牌印记，确认镜片品牌。

（2）确定待加工未割边镜片（毛片）最小直径：眼镜定配中，在镜片磨边加工前要先确认所发未割边镜片（毛片）的直径是否满足割边尺寸大小需求，能否足够加工，避免造成镜片直径尺寸偏小，局部镜片边缘切割不到，镜片报废的情况。

由透镜的光学性质可知，所有眼用透镜都是由大小不同的三棱镜按一定的规则排列组成，正球面透镜是由底相对的大小不同的三棱镜旋转组成，负球面透镜是由顶相对的大小不同的三棱镜旋转组成，入射光线只有通过球面透镜的光心时才不发生偏折；否则，光线通过球面透镜光心以外的点入射时，出射光线就会发生偏折，会有棱镜效应，物象就会偏离物体原本的方位。所以，在配装加工单光眼镜时，为减小戴镜者视物时的棱镜效应，需尽量使配戴者的视线穿过镜片的光学中心视物。

若顾客配戴所选眼镜架，瞳孔和镜架几何中心正好对正，加工时镜片光学中心与镜架的几何中心重合，则视物时不会承受棱镜效应，该镜片在眼前达到所要的最佳光学效果。此种情况下，所需未割边镜片最小直径 $d=$ 最大镜圈内径 $d'+$ 磨边加工余量△，即可加工出瞳孔和镜片光心完全对正的眼镜。

若顾客配戴所选眼镜架，瞳孔和镜圈几何中心不能对正，两者间水平距离为 X，$X=$（镜架几何中心距 FPD- 瞳距 PD）/2。若加工后仍要满足瞳孔和镜片光心完全对正，则光心需从镜架几何中心处水平偏移 X 距离，这样才能使光心与瞳孔对正，视物时不受棱镜效应影响。这种情况下，所需未切割镜片最小直径 $d=2\times$（最大镜圈内径 $d'/2+X$）+ 磨边加工余量△ = 最大镜圈内径 $d'+2X+$ 磨边加工余量△，即可加工出瞳孔和镜片光心完全对正的眼镜。

综上，所需未切割镜片最小直径 d 计算公式如下：

$$d=d'+2X+ \triangle$$
$$=d'+(FPD-PD)+ \triangle$$

式中，d——未切割镜片所需最小直径；

      d'——镜圈最大内径，通常用镜圈尺寸代替；

      FPD——镜架几何中心距；

      PD——瞳距；

      △——加工余量（2mm）。

案例：某顾客，验光处方是 R：-3.25DS，L：-3.25DS，PD：58mm，选用镜架尺寸为 52 □ 16-137，试确定制作此眼镜所需镜片尺寸。

解：由已知得 FPD=52+16=68mm，PD=58mm，R=52mm

$$d=d'+(FPD-PD)+ \triangle$$
$$=52+(68-58)+2$$
$$=64mm$$

答：所需未割边镜片最小直径为 64mm。

另，若经计算，所需未割边镜片最小直径 d 偏大，略大于库存最大镜片直径，可考虑配装眼镜（GB 13511.1—2011）中对应的光学中心水平允差，加工出瞳孔和镜片光心不完全对正，但偏差在允差范围内的合格眼镜，以满足顾客所选镜片和镜架的需求，同时能保障配镜价格经济实惠。

案例：某顾客的验光处方为 R：-1.50DS，L：-1.75DS，PD：66mm，选配的镜架为 58 □ 19-140，库存镜片的最大直径为 70mm，问该副眼镜能否加工？

解：所需未割边镜片的最小直径为：

$$d=d'+(FPD-PD)+ \triangle$$
$$=58+(58+19-66)+2$$
$$=71（mm）> 70mm$$

配装眼镜（GB 13511.1—2011）规定：

顶焦度绝对值最大的子午面上的顶焦度值 /D	0.25～0.50	0.75～1.00	1.25～2.00	2.25～4.00	≥4.25
光学中心水平距离允差	0.67$^{\triangle}$	±6.0mm	±4.0mm	±3.0mm	±2.0mm

案例中顾客眼睛最大屈光度为左眼 -1.75DS，由上述配装眼镜（GB 13511.1—2011）可知，顶焦度绝对值最大的子午面上的顶焦度值在 1.25D～2.00D 范围内，光学中心水平允差为 4mm，即实际加工出的眼镜，其光学中心水平距离和瞳距的差值≤4mm，即为合格眼镜。

因此，在加工时，可以让瞳孔和镜片光学中心不完全对正，光学中心水平距离和瞳距的差值控制为最大允差值 4mm，则所需未割边镜片的最小直径变为：

$$d=d'+(FPD-PD-4)+\triangle$$
$$=58+(58+19-66-4)+2\sim3$$
$$=67\sim68（mm）<70mm$$

答：该副眼镜可以加工。

（3）检查单光球面镜片表面质量和内在疵病：GB13511.1—2011 和 GB10810.1—2005 中规定：镜片表面应光洁，透视清晰，表面不允许有橘皮和霉斑；在以基准点为中心，直径 30mm 的区域内不能存在影响视力的霍光、螺旋形等内在的缺陷。

在明视场消光黑背景（图 1-4-4）下，检验灯使用 15W 荧光灯或 40W 无色白炽灯，将眼镜片置于光源前 300mm 左右，移动镜片，不借助于放大光学装置，用肉眼目测检查：眼镜片表面有无崩边、划痕，眼镜片内在有无超过标准允许的条纹、气泡、霍光（跳光）以及色泽不均匀等质量问题。

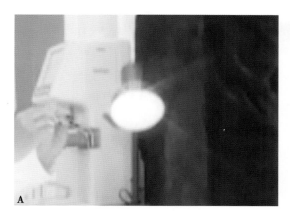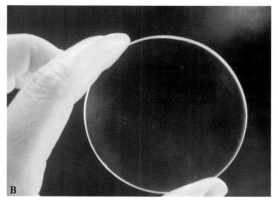

图 1-4-4　眼镜片表面质量和内在疵病检查
A．明视场消光黑背景；B．对光目测检查

（4）测定单光球面镜片顶焦度，确定镜片光心并打印加工基准点标记：用自动焦度计来测定未切割球面镜片顶焦度与包装袋和配镜订单的内容是否一致。检测时为防止左右镜片混淆，应坚持先右片后左片的原则。在测定镜片顶焦度合格的基础上确定镜片光心并打印加工基准点标记。

1）焦度计的结构：用来测定镜片顶焦度的设备是焦度计，又称屈光度计、查片机、镜片测度仪等。市场上先后使用的焦度计主要有望远式焦度计、投影式焦度计和自动式焦度计，如图 1-4-5 所示。前两种是基于调焦成像的原理，而自动焦度计是基于自动对焦的原理。前两种由于受人眼的分辨力及光学系统成像等主、客观因素的影响，其刻度间隔一般为 0.12D 或 0.25D，而自动焦度计由于设计原理先进、分辨力高、测试精度可达 0.01D。现行配装眼镜国家标准规定，焦度计的检测精度不得低于 0.01D。所以，前两种焦度计在验配行业中已退出历史舞台，只在教学中还会介绍，而后者自动焦度计是目前广泛使用的一种焦度计。

自动焦度计采用自动调焦，将光学信号转换成电信号，经转换后由液晶显示图像和测试的结果，再由打印系统自动打印数据。与望远式焦度计相比，自动焦度计操作简便，能准确快速地测量出待测镜片的顶焦度、光学中心等参数。

在使用自动焦度计时，应先对相关的参数进行设置，在未放置待测镜片前，设备的球镜度、柱镜度、轴位及棱镜度读数均应为零。自动焦度计的主要组成结构及功用如图 1-4-6 所示。

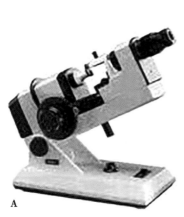
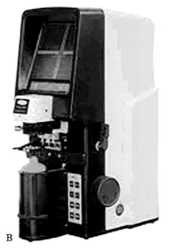
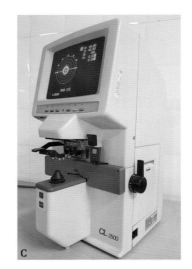

图 1-4-5　常见焦度计
A. 望远式焦度计；B. 投影式焦度计；C. 自动式焦度计

2）自动焦度计测定镜片顶焦度和打印加工基准点标记：自动焦度计测定单光球面镜片顶焦度和光心并打印点标记确定加工基准的操作如下：

①取下焦度计防尘帽及测量支架上任何异物。

②接通电源，打开焦度计开关，进行预热。

③设置参数，主要是测量镜片类型、测量精度、散光符号表示形式、棱镜表示形式、阿贝数等参数的设置。

在使用自动焦度计之前，应对其进行参数设置。该项设置只需在首次使用或参数更改时设置。自动焦度计在设置后能自动将其设为默认状态，以后每次启动都以该值为准，除非人为再次改变其设置。主要参数设置内容包括：

TM——光线透过率接通设置：有些仪器有，有些仪器没有，选择要即可。

LENS——选择测量镜片类型：NORMAL 一般镜片；NORMAL（CAP）一般镜片（加垫片）；SOFT CONTACT　软性接触镜；HARD CONTACT 硬性接触镜。

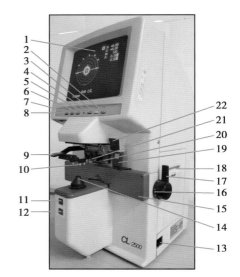

图 1-4-6　自动焦度计组成示意图

1. 液晶显示屏；2. 打印或退回键；3. 清除或子菜单上移键；4. 右眼镜片或子菜单下移键；5. 电源指示灯；6. 左眼镜片或退回键；7. 变换或菜单上移键；8. 菜单开或菜单下移按键；9. 压片器把手；10. 压片器镜片定位销；11. 记忆键；12. 加度数键；13. 电源开关；14. 镜片测量支座；15. 镜片挡板；16. 挡板移动刻度盘；17. 挡板移动把手；18. 打印机；19. 光心距测量机构；20. 印点机构墨盒；21. 印点机构打印头；22. 印点机构打印把手

PROGRSAVE——选择渐进镜片：测量渐进镜片时选择该项目。在不易判断镜片为单焦镜片或渐进片时，也可选择该项判别。

STEP——选择测量精度：有 0.01D/0.12D/0.25D 三挡可供选择。现行国家标准要求0.01D 测量精度。

PRISM——选择棱镜测量表示方式：没有显示；【X-Y】以直角坐标值表示棱镜度和基底方向；【P-B】以极坐标形式表示棱镜度和基底方向；【mm】用 mm 显示表示棱镜度和基底方向。

CYLINDER——选择散光表示方式：可选择负柱镜"－"、正柱镜"＋"、混合"MIX"三种散光表示形式。

ABBE——阿贝数选择：30～40、40～50、50～60三挡，可按照镜片袋上具体标志的阿贝数值进行设置；若没有标志，一般低折射率镜片选择50～60，中折射率镜片选择40～50，高折射率镜片选择30～40。

PRINTER——打印设置：选中则在测量后可打印数据。

AUTO OFF——自动关机：在一段时间不使用时，选择自动关机。"ON"开；"OFF"关。

④检测人员端坐在焦度计前，将待测镜片凹面向下放置在镜片台支架上，右手转动镜片挡板移动柄，让挡板缓缓靠住待测镜片，同时检测人员左手扶住镜片，使镜片保持平稳状态，抬起并放下压片器固定镜片，如图1-4-7所示。

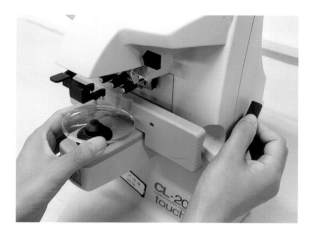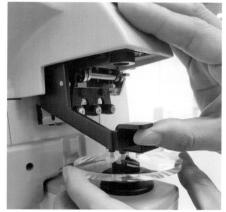

图1-4-7 镜片固定在镜片台上

⑤右手轻抬压片器，防止刮伤镜片，左手移动镜片，如图1-4-8所示。当镜片光学中心距离靶标较远时，显示屏上光标显示为细十字"＋"；当镜片光学中心接近靶标时，显示屏上靶标显示为"O"形靶标，同时屏幕下方会出现"接近中心"提示；当光学中心与靶标对正时，显示屏上光标细十字"＋"的水平线会变长，同时屏幕下方会出现"对准中心"提示，如图1-4-9所示。记录光学中心与靶标对正时屏幕上显示的待测镜片的各项光学参数（图1-4-10）。

固定镜片，查看屏幕上的球镜度数值与订单内容是否一致，柱镜及轴位数值是否是零或允许的偏差范围。如图1-4-10所示，被检右眼镜片的球镜顶焦度数值为DS=-1.77D，处方为

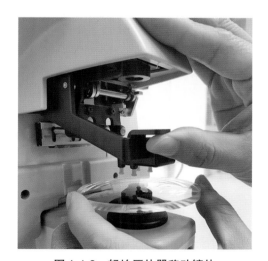

图1-4-8 轻抬压片器移动镜片

DS=-1.75D，满足GB 10810.1—2005规定的0≤球镜度≤3.00则允差为±0.12D的要求；柱镜和棱镜度测量值均为零，也满足要求。所以该镜片光学参数合格。

⑥左手扶住镜片，右手用打点器在眼镜片上印点，中间点即为单光球面镜片的光学中心，即加工基准点，三印点连线即为水平加工基准。

⑦抬起镜片固定夹，平移取下镜片，将镜片水平面旋转180°，用记号笔在三印点上方画一个水平指向鼻侧的箭头，并写上"R"，以标明镜片的左右眼、鼻颞侧和上下方，如图1-4-11。

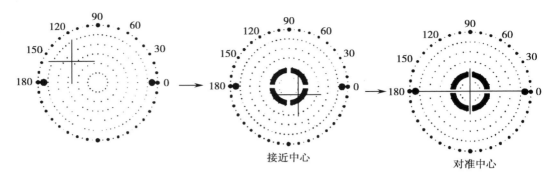

图1-4-9　测量开始→光心接近→光心对准

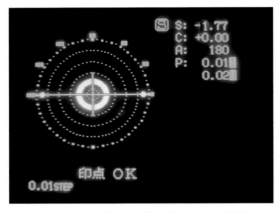

图1-4-10　测量球镜片顶焦度与光心界面

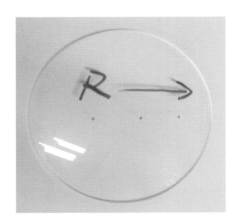

图1-4-11　在打好印点的镜片上做标记

⑧重复步骤①~⑧，完成左眼镜片的顶焦度、光心和水平加工基准的确定。

具体操作参考视频1-4-1电脑式焦度计测定单光球镜片顶焦度及确定加工基准。

2．核对眼镜架

（1）按订单对眼镜架进行配前核对：查看订单，根据订单内容逐项核对眼镜架的品牌、型号规格、颜色等，防止错发。眼镜架的型号规格、品牌、材质、产地等一些信息分别印刻在眼镜架的两镜腿内侧，如图1-4-12所示。

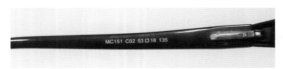

图1-4-12A　眼镜架左腿内侧标记

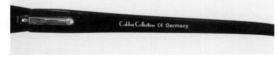

图1-4-12B　眼镜架右腿内侧标记

眼镜架两镜腿内侧标记的格式及表达形式各厂家有所差异，但基本内容相同，眼镜定配人员应具备正确识读镜腿内侧标记内容的能力。眼镜架镜腿内侧标记及其对应含义示例如表1-4-1所示。

（2）检查眼镜架外观质量与部件装配精度：不借助于放大镜或其他类似装置，目测检查眼镜架外观质量与部件装配精度，防止不合格产品流入加工工序。手持眼镜架，从各角度检查：

1）眼镜架的外观，其表面应光滑、色泽均匀，没有ø≥0.5mm的麻点、颗粒和明显擦伤，焊点应光滑、无毛刺，镀层应无皱褶、毛疵、变色、腐蚀点和剥落。

2）鼻梁、鼻托、桩头等各镜架连接部位应无裂缝、无断痕，全框镜圈锁紧管与螺钉配合良好。

表 1-4-1 镜腿内侧标记及其对应含义

眼镜架 1#	左腿	标记	EELINAA FRAME	JAPAN	0.5GOLD
		含义	品牌	日本设计	0.5μm 厚镀金材料
	右腿	标记	929	52 □ 17-138	C02
		含义	型号 方框法测量:镜圈尺寸 52 鼻梁尺寸 17 镜腿尺寸 138 色号		
眼镜架 2#	左腿	标记	MC151 C02	53 □ 18 135	
		含义	型号 色号 方框法测量:镜圈尺寸 53 鼻梁尺寸 18 镜腿尺寸 135		
	右腿	标记	Caldini Collection	CE	Germany
		含义	品牌	欧盟工业品认证	德国设计
眼镜架 3#	左腿	标记	C9 W-1825	46 □ 18-130	
		含义	色号 型号 方框法测量:镜圈尺寸 46 鼻梁尺寸 18 镜腿尺寸 130		
	右腿	标记	Rabbit		
		含义	品牌		
……	……		……		

3)左右镜圈应对称,身腿倾斜角应基本符合要求,镜腿开闭自如,不因自重在开/闭过程中的任意点上向下关闭(弹簧铰链镜腿除外)。

4)用精度优于 0.1mm 的线性测量器具进行测量,检查眼镜架的尺寸规格标称值与实际尺寸是否一致,镜圈尺寸和鼻梁尺寸允许偏差范围为 ±0.5mm,镜腿长度允许偏差范围为 ±2.0mm。

二、全框眼镜的加工制作

目前,眼镜定配中镜片磨边加工主要在半自动磨边机和全自动磨边机上完成。全框眼镜加工制作部分主要讲述半自动磨边机磨边加工,全自动磨边机的使用将在本章后续任务和后续章节进行讲解。

利用半自动磨边机加工制作全框眼镜的流程图,如图 1-4-13 所示。

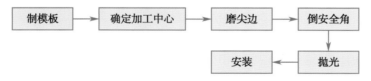

图 1-4-13 半框眼镜加工制作流程图

(一)制作模板

使用半自动磨边机对镜片进行磨边加工,需要有与镜圈或衬片形状和大小一致的实物模板。通常待销售的新的拉丝眼镜架和打孔眼镜架一般厂家都自带模板,但全框眼镜架通常没有原厂模板,以及旧框换新片或其他原因造成模板缺失的,则需要眼镜定配人员自己制作模板。

制作模板是眼镜加工制作中的一道重要工序,尤其是对于半自动磨边机加工全框眼镜更是不可缺少的一道工序。模板的形状、尺寸大小是保证磨边的关键,模板的质量直接影响着眼镜制作的结果。适用于半自动磨边机全框眼镜模板制作的方法主要有用塑料模板坯料手工制作模板、模板机制模板、用模板打孔机在原镜衬片/原镜片上打孔制模板。这里介绍前两种方法,后一种方法参见情境一任务五半框眼镜定配加工中制作模板部分相应内容。

1. 手工制作模板 用塑料模板坯料手工制作模板:对于尺寸大、面弯大、强度小、脆性大的衬片,不适宜打孔后做模板,否则在加工过程易破裂,造成镜片磨边失败。此时可选择用塑料模板坯料手工制作模板。

（1）操作准备：焦度计、带衬片全框眼镜架、模板坯料（图1-4-14）、直尺、记号笔、裁纸刀、尖嘴钳、剪刀、锉刀。

（2）操作步骤

1）镜架整形，达到合格眼镜要求。

2）在整形好镜架的衬片上作水平参考线。

方法1：将整形好带衬片的眼镜架放到焦度计测量支架上，左右镜框均与镜片台接触，目测衬片的近似中心位置位于测量头并打印点，三印点连线即可作为水平参考线，如图1-4-15所示。

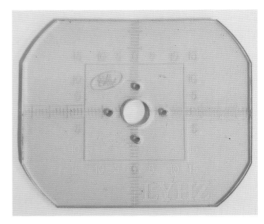

图1-4-14 模板坯料

方法2：若焦度计无墨或没有焦度计，也可利用整形好合格镜架的对称性，用直尺同时抵住左右桩头或其他左右眼相同位置，在衬片上画一条直线作为水平参考线，如图1-4-16所示。

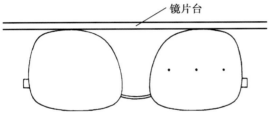

图1-4-15 利用焦度计印点机构在衬片上做水平参考线

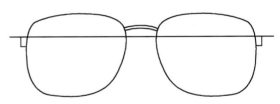

图1-4-16 利用眼镜架对称性在衬片上做水平参考线

3）卸下衬片，凸面朝上，将衬片放在模板坯料上，如图1-4-17所示。两者相对放置位置依据镜架尺寸测定方法而定，两者须一致。

基准线法：移动衬片，使衬片上下边缘最高点最低点与模板坯料垂直中心线上相交的刻度值上下对称相同，同时衬片左右边缘与模板坯料水平中心线相交的刻度值左右也对称相同，且衬片上水平参考线与模板坯料上的水平中心线平行，如图1-4-18所示。初学者可用记号笔紧贴衬片外缘在模板坯料上画出衬片的轮廓线。

方框法：移动衬片，使衬片上下边缘最高点最低点与模板坯料垂直中心线上相交的刻度

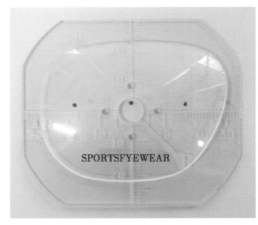

图1-4-17 做好水平标记的衬片放置于模板坯料上

值上下对称相同，同时衬片左右边缘最突出点与模板坯料水平中心线相交的刻度值左右也对称相同，且衬片上水平参考线与模板坯料上的水平中心线平行，如图1-4-19所示。

4）将衬片和模板坯料叠合在一起并保持3）中两者相对位置，用裁纸刀将多余模板坯料进行裁剪，用尖嘴钳将多余模板坯料弄掉，用剪刀剪去衔接处较大多余部分。

5）用锉刀对裁剪后的模板边缘进行修整、倒角，消除毛刺，防止其刮伤镜架。

6）将模板与衬片进行比对，检查吻合程度，必要时进行整修，直至形状和大小均满足要求。

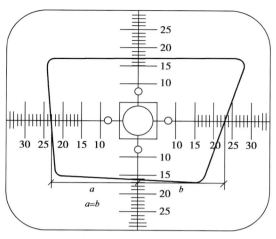

图 1-4-18　基准线法衬片和模板坯料相对放置

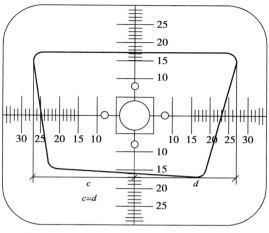

图 1-4-19　方框法衬片和模板坯料相对放置

7）将模板试装入镜架，确认模板的水平基准线是否水平、过大孔中心的水平线和垂直线是否相对大孔中心上下和左右两两对称相等、定位孔直径大小是否和磨边机定位针尺寸吻合，模板检查无误后，用油性记号笔在其上标注左右眼及鼻侧、近眉框方向，如图 1-4-20 所示。

具体操作参考视频 1-4-2 手工制样板。

2. 模板机制模板　半自动磨边机加工全框眼镜中，在缺少模板与衬片时，有模板机的情况下可考虑使用模板机制作模板，因为模板机制作的模板其基准与边缘形状远远精准

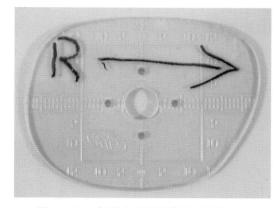

图 1-4-20　标注左右眼及鼻侧、上下方向

于手工制作的模板。但它只适用于加工全框眼镜模板制作，所用模板坯料（见图 1-4-14）是带有定位孔和刻度的专用塑料板。模板机外形如图 1-4-21。

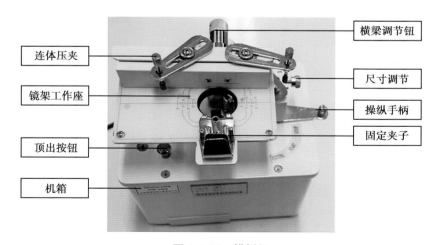

图 1-4-21　模板机

模板机上部为镜架工作座。由连体夹子、前后定位板、坐标面板、夹紧螺丝等组成。模板机中间部由定位钉，模板顶出杆、顶出按钮、切割刀具、压力调整装置，模板大小调整装

置，模板基准线轴位调整装置及操纵手柄等组成。模板机下部封闭在箱体内，由电机、传动装置等组成，能使镜架工作台和模板工作台同向，同步旋转，保证了模板与镜圈的一致性。

模板机制作模板的操作如下：

（1）操作准备：模板机、模板坯料、全框眼镜架、锉刀、记号笔。

（2）操作步骤

1）放置模板坯料：取一块模板坯料放置在模板工作台上，找出模板坯料水平方向的定位孔镶嵌在模板工作台的定位钉上，模板坯料的顶出孔镶嵌在模板工作台的顶出杆上。

2）放置镜架

①取下镜架工作台放于中心坐标板上，将镜架两镜腿朝上放置在镜架工作台上，眉框靠近前后定位板。

②镜架工作台上有纵、横坐标的刻度线，用来确定镜架的位置。

镜架垂直方向位置放置：观察镜架工作台上的刻度，当镜圈的上下边框最高点和最低点所处的纵向坐标刻度值相同时，说明镜架在垂直方向上已经居中。转动定位板位置调节螺母，使定位板位置移动并轻触两镜圈上缘，则镜架的纵向位置已调好，保证了基准线位于上下边框的中间。

镜架水平方向位置放置：手持镜架左右移动，当镜圈的颞侧和鼻侧边框所处的横向坐标刻度值相同时，镜架的水平方向位置也已调好，这样就保证了镜圈的几何中心与模板坯料的几何中心一致。确定镜架水平位置的放置方法也有基准线法和方框法两种。

a．方框法：根据方框法定义，镜架水平方向须取最大尺寸。将镜架如图 1-4-22 所示放置，取水平方向最大尺寸 $a+b$，且 $a=b$，这时制作出的模板中心是方框法的几何中心，如图 1-4-22 所示。

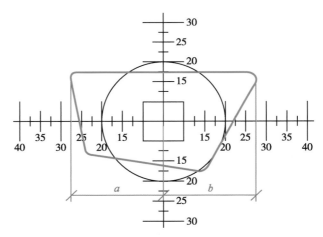

图 1-4-22 方框法放置镜架

b．基准线法：根据基准线法定义，镜架水平方向取水平基准线的尺寸。将镜架如图 1-4-23 所示放置，取水平方向基准线尺寸 $c+d$，且 $c=d$，这时制作出的模板中心是基准线法的几何中心，如图 1-4-23 所示。

3）固定镜架：一只手扶住镜架，防止其移位，另一只手转动定位板位置调节螺母，使定位板位置移动并轻触两镜圈上缘，然后用连体夹子夹住镜圈下缘，一个夹紧螺钉直接压在鼻梁上，另一个夹紧螺杆压在桩头处，这样通过五点将镜架固定，基本消除镜架的移动、转动和镜圈的变形，见图 1-4-24 所示。

4）切割模板：将操纵手柄扳到预备位置（ON），把仿形扫描针嵌入镜圈沟槽内，然后将操纵手柄扳到切割位置（CUT），模板机开始工作。仿形扫描针绕镜圈旋转一周完成模板切割。

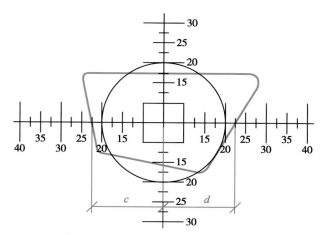

图 1-4-23　基准线法放置镜架

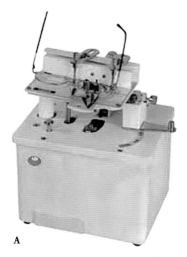

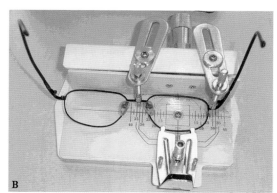

图 1-4-24　放置、定位、固定镜架

5）取出模板：模板切割完毕后，把操纵手柄扳至停止位置（OFF），按下顶出按键，使模板被顶离模板工作台，取出模板及其废料。

6）修整模板

①用锉刀对模板边缘进行倒角，防止其刮伤镜架。

②将模板装入镜圈，检查模板与镜圈的吻合程度，必要时进行微量整修，保证模板与镜圈的完全吻合，并松紧适度。

7）标记模板：模板镶嵌入镜圈检查无误后，在取下模板之前，用油性记号笔在其上标注左右眼及鼻侧、近眉框方向，以免差错，如上图 1-4-20。

具体操作参考视频 1-4-3 模板机制模板。

3．制模板注意事项

（1）衬片上所画水平线一定要保证水平，否则所画水平线不水平，会影响散光镜片装配后的矫正效果。

（2）制模板的方法和镜架尺寸的测量方法，两者一定要一致。

（二）确定加工中心

1．镜架几何中心距的确定　定配单光眼镜，获取镜架几何中心距的方法可以通过读取镜架的尺寸规格标注计算得出，必要时需要通过测量镜架得出。

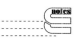

91

（1）根据尺寸标注计算镜架几何中心距：镜架的尺寸规格通常标记在镜腿内侧、衬片甚至鼻梁上。眼镜架尺寸的标注有多种形式，在世界各地分别采用，但最为常用的有基准线法和方框法。

1）基准线法标注：在尺寸规格标注中，镜圈尺寸和鼻梁尺寸用符号"–"连接表示的是基准线法标注。

例如：48-17-136 或 48-17 136，其中 48 表示镜圈尺寸 48mm，17 表示鼻梁尺寸 17mm，136 表示镜腿尺寸 136mm。据此，镜架几何中心距计算如下：

$$镜架几何中心距 = 镜圈尺寸 + 鼻梁尺寸$$
$$=48+17$$
$$=65（mm）$$

2）方框法标注：在镜架的尺寸规格标注中，镜圈尺寸和鼻梁尺寸用符号"□"连接表示的是方框法标注。

例如：53 □ 17-138 或 53 □ 17 138，其中 53 表示镜圈尺寸 53mm，17 表示鼻梁尺寸 17mm，138 表示镜腿尺寸 138mm。据此，镜架几何中心距计算如下：

$$镜架几何中心距 = 镜圈尺寸 + 鼻梁尺寸$$
$$=53+17$$
$$=70（mm）$$

（2）测量镜架几何中心距：对于旧框换新片的顾客，当原镜架上的尺寸规格标注已磨损辨别不清时，或者其他原因造成定配眼镜架上的尺寸标注不清时，以及定配渐变焦眼镜，这些情况都需要实际测量镜架几何中心距。

1）测量位置：测量的精确位置应是镜圈沟槽底部，但实际测量时为便于操作，通常采取镜圈边缘。注意，当涉及颞侧时应从颞侧内缘量取，因为颞侧外缘连着桩头，有可能会因款式设计的需要而有宽度的变化，容易导致测量数值不精确。

2）测量方法

A. 基准线法：首先在衬片上画出镜架的水平基准线，然后沿水平基准线量取右眼镜圈鼻侧内缘至左眼镜圈颞侧内缘的水平距离，即为基准线法测量的镜架几何中心距，如图 1-4-25 所示。

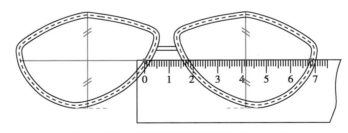

图 1-4-25　基准线法测量镜架几何中心距

B. 方框法：由于方框法测量的是镜圈四个边框的极限位置，即分别通过镜圈上下缘最高点与最低点做两条水平切线，再分别通过镜圈颞侧缘最外点和鼻侧缘最内点做两条垂直切线，这四条切线围成一个方框，用左右镜圈围成的两个方框来度量镜架各部分的尺寸。一个方框的水平方向尺寸与两方框间距离的和即为方框法测量的镜架几何中心距。显然，这两个方框我们不可能在衬片上画出来，但我们可以遵循方框法测量的基本原理，用变通可行的方法来测量镜架尺寸。以下两种方法可供借鉴：

a. 方法一：找一张白纸，在其上画一条长直线；然后卸下衬片，将镜架镜腿朝上放置在白纸上，两镜圈上缘均与长直线相切，用笔垂直纸面紧贴镜圈内缘画出左右两镜圈的形状，然后再用方框法测量该镜架几何中心距。

b．方法二：将经过整形好的带衬片的全框眼镜架放到焦度计测量支架上，左右镜框均与镜片台接触，打印点，将三印点连线作为水平参考线（若无焦度计，也可以利用镜架的对称性，用直尺同时抵住左右镜圈同位置点画一条直线作为水平参考线）。

将直尺的零刻度放置在右眼镜圈鼻侧内缘最突出位置，保持直尺与衬片上的水平参考线平行，用视线读取左眼镜圈颞侧内缘最突出位置的刻度数值，该数值即为方框法测量的镜架几何中心距，如图1-4-26所示。

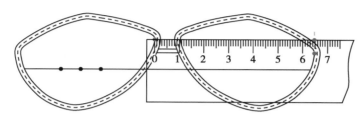

图1-4-26　方框法测量镜架几何中心距

2．计算移心量　在配装加工单光眼镜时，为减小戴镜者视物时的棱镜效应，需尽量使配戴者的视线穿过镜片的光学中心视物。加工时，镜片的光学中心与镜架的几何中心重合往往不能满足上述要求。因此，在镜片加工时，一定要根据瞳距、瞳高、眼镜的使用功能（远用、近用）以及镜架尺寸，确定相应的光学中心水平距离（应和瞳距一致）、光学中心垂直高度（应和瞳高一致），再以镜架几何中心为基准来确定镜片光学中心相对于镜架几何中心的位移量及方向。当镜片的光学中心位于镜架几何中心以外的位置时，称之为移心。镜片移心，包括水平移心和垂直移心两个方面。

（1）水平移心：水平移心是指为使左右镜片光学中心水平距离与瞳距相一致，将镜片光学中心以镜架几何中心为基准，沿其水平中心线进行移动的过程。水平移心的目的是满足瞳距的需要，如图1-4-27所示。

$$水平移心量（X）=（镜架几何中心距-瞳距）/2$$
$$=(m-PD)/2$$

当$X>0$时，即$m>PD$，光学中心向鼻侧移动。

当$X<0$时，即$m<PD$，光学中心向颞侧移动。

当$X=0$时，即$m=PD$，无须移动。

（2）垂直移心：垂直移心是指为使镜片光学中心高度与眼睛的视线在镜片垂直方向上相一致，将镜片光学中心以镜架几何中心为基准，沿其垂直中心线进行移动的过程量。垂直移心的目的是满足瞳高及顾客戴镜习惯的需要，如图1-4-28所示。

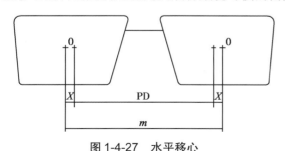

图1-4-27　水平移心

图1-4-28　垂直移心

$$垂直移心量（Y）=镜片光学中心高度H-（镜圈垂直高度/2）$$
$$=H-h/2$$

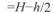

当 $Y>0$ 时，即镜片光学中心高度大于镜圈几何中心高度，光心向上移动。

当 $Y<0$ 时，即镜片光学中心高度小于镜圈几何中心高度，光心向下移动。

当 $Y=0$ 时，即镜片光学中心高度等于镜圈几何中心高度，光心无须移动。

在单光眼镜实际配装加工中，通常不去测量瞳高来计算垂直移心量，而是根据经验综合给出一个垂直移心值。根据戴镜时眼镜前倾角与眼睛视轴的关系、戴镜习惯以及镜圈的大小，通常远用眼镜的镜片光学中心高度一般位于镜架几何中心水平线上 0～2mm 处；近用眼镜的镜片光学中心高度一般位于镜架几何中心水平线下 0～2mm 处。

3. 中心仪移心上吸盘确定镜片加工中心　中心仪是与半自动 / 全自动磨边机配套使用的一类仪器，用来确定镜片加工中心和上吸盘。不同品牌型号的半自动磨边机，其配套的中心仪不同，但主体结构基本相同，均由 1- 机座、2- 视窗、3- 刻度面板、4- 吸盘座、5- 压杆、照明灯等组成，如图 1-4-29 所示。

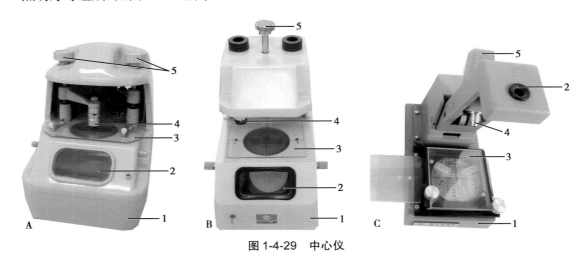

图 1-4-29　中心仪

中心仪移心、上吸盘的工作原理是将打好印点的镜片放在中心仪的刻度面板上，在标准刻度面板的中心水平基准线和垂直基准线上移动镜片的光学中心至水平和垂直移心量处，此时刻度面板中心所对镜片位置即是镜片的加工中心，吸盘将被安装在此处。

以远用单光球面镜片、右眼、内移 2mm 为例，在中心仪上确定加工中心和安装吸盘的操作：

（1）打开中心仪电源开关，照明灯亮，照亮视窗。

（2）操作压杆，将吸盘架转至左侧位置。

（3）将标准模板（右眼）嵌装入中心仪刻度面板的定位销中，见图 1-4-30。

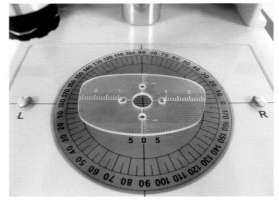

图 1-4-30　标准模板在中心仪刻度面板上的放置

（4）设置水平移心位置：转动中线调节旋钮，通过视窗观察，使红色中线偏离刻度面板中心垂直基准线右侧2mm，见图1-4-31。

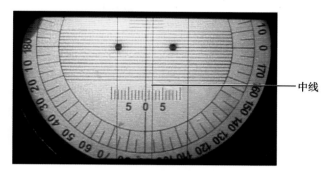

中线

图1-4-31　红色中线右移2mm

（5）将打好印点的右眼镜片凸面向上放置在中心仪刻度面板上。

（6）设置垂直移心位置，确定加工中心：通过视窗观察，找出刻度面板水平线中偏离中心水平基准线上方2mm的那条水平线，移动镜片，使镜片的中间印点（光学中心）与红色中线和这条水平线的交点重合，同时三印点均在这一条水平线上，见图1-4-32此时刻度面板中心所对的镜片位置即为镜片的加工中心。

（7）通过视窗观察，确认模板的大小是否在未切割镜片边缘之内，且满足与镜片边缘最小距离≥1mm，见图1-4-33，否则需调换镜片直径系列。

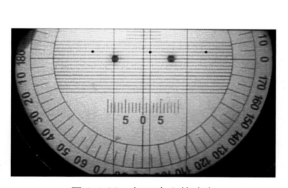

图1-4-32　加工中心的确定

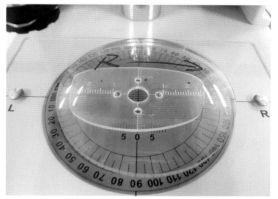

图1-4-33　确认镜片直径

（8）分清吸盘方向，定位孔与定位针对齐，将吸盘装入吸盘座。

（9）操作压杆，将吸盘座连同吸盘转至中心位置，按下压杆，将吸盘附着在镜片加工中心位置上。

（10）松开压杆，取出镜片，完成右眼镜片加工前的定中心和上吸盘工作。

（11）将标准模板沿水平方向翻转180°，重新嵌入中心仪刻度面板上。

（12）重复步骤（4）～（10），完成左眼镜片的移心和上吸盘。

具体操作参考视频1-4-4确定加工中心。

（三）磨尖边

眼镜定配中镜片磨边加工的设备主要有手动磨边机、半自动磨边机和全自动磨边机。半/全自动磨边机操作简便，磨边质量好，尺寸精度高，光心、轴位定位精确，虽然价格较贵，但随着经济水平的提升和人们对眼镜配镜质量要求的日益提高，目前一些大的验配中心或眼镜店连锁机构主要使用全自动磨边机，一些中、小型眼镜店多使用半自动磨边机。

手动磨边机已逐步被半/全自动磨边机所取代，其现在主要用在倒安全角、局部片型修改等一些镜片辅助加工。这里主要讲述半自动磨边加工。

1. 半自动磨边机的工作原理　仿形磨边，仿形对象是实物型的模板。

2. 半自动磨边机的功能结构　半自动磨边机的品牌、型号不同，其外观和操作也不尽相同，但结构功能基本相同，主要由压力调节装置、镜片材质类型调节装置、镜片磨边尺寸调节装置、磨边种类及位置调节装置组成。

（1）压力调节装置：半自动磨边机较手动磨边机磨削压力大，磨削量大，提高生产效率，但砂轮寿命将显著缩短。磨削压力的大小，应随镜片的硬度及厚度等不同作调整，大致的标准是磨削时无火花产生。光学玻璃镜片与光学树脂镜片的片基硬度相差很大，磨削压力也应有所区别，一般磨削光学树脂镜片应减轻磨削压力。

（2）镜片材质类型调节装置：针对光学玻璃镜片与光学树脂镜片硬度差异，目前绝大部分自动磨边机除了磨削压力变化外，还有玻璃、树脂的不同专用砂轮，来提高加工效率和磨削质量。另外，针对不同物化性质的树脂镜片，磨边条件也会有所不同，如冷却水、磨削方式等。

（3）镜片磨边尺寸调节装置：根据镜架材质的种类（塑料、金属）不同、镜圈沟槽的深浅不同、衬片的松紧程度不同，磨边时可通过尺寸调节装置作上下微调，使被加工镜片尺寸较模板尺寸放大或缩小。另外，不同的磨边机，其设备自身的尺寸校正值也不尽相同，不是均为零；同时随着砂轮的磨损，此值还会变动，磨边时也需考虑，做相应的尺寸缩放调整。

（4）磨边种类及位置的调节装置：考虑镜架类型（全框架、半框、无框）、镜片的屈光度数、装架后的美观等因素，需调整镜片进入组合砂轮的成型V槽的位置，来达到所需平边或尖角边的要求，以及尖角边尖角位置的要求。

3. 半自动磨边机的外部与操作结构　半自动磨边机的厂家品牌不同，其外观也会有所不同，操作结构设计布局位置和具体操作略有差异，但主体操作结构的种类基本相同，功能作用也相同，基本都包括：

（1）机头：夹紧镜片并带动/转动镜片在金刚砂轮上磨削。

（2）观察窗：防护盖，隔离加工仓与操作者，防尘减噪防冷却水飞溅，并通过此处观察镜片磨削情况。

（3）照明灯：照亮观察窗，便于观察镜片磨削情况。

（4）出水口：砂轮冷却水出口。

（5）磨边机支撑脚：有四只，支撑磨边机并可调节水平位置。

（6）吸盘托：在转轴的一端，安放黏附有吸盘的镜片。

（7）卡头：在转轴的另一端，可关闭和打开，与吸盘托一起固定和松开镜片。

（8）模片夹：安放并固定模板。

（9）模片承载台：当模板接触到载台时，表示该镜片已削磨完毕，接触指示灯亮。

（10）控制面板：集成磨边前和磨边中各控制按键（如：开机自检初始化、磨边缩放尺寸、磨边类型及位置、镜片材质、磨边模式、卡头开与关、启动磨边、重磨、急停等）。有些磨边机这些按钮不是集中在一块控制面板上，而是分散设置。

（11）弯度调节器：控制磨边方式下磨尖边时需根据镜片基弯进行弯度调整，以保证高弯镜片正常磨边。

（12）水掣：控制磨边过程中冷却水的流量。

4. 半自动磨边机磨尖边的操作步骤　由于半自动磨边机磨边顺序是自动转换，磨边质量由机器控制，所以在半自动磨边机上进行操作，重点是模板、镜片的安装和磨削加工前各控制调节按钮的预选，这些都将直接影响被加工镜片的磨边质量，在加工中要给予重视。

以依视路 M 机磨削全框眼镜树脂镜片为例，半自动磨边机磨尖边的操作步骤如下：

（1）开机：机头抬起，接通电源，打开仪器开关，按初始化键，设备自检。自检结束，尺寸 LED 窗口显示"0.0"表示自检结果正常，见图 1-4-34。

（2）装夹模板（图 1-4-35）：将紧定旋钮拧松，打开压盖；取下设备上原有模板，按正

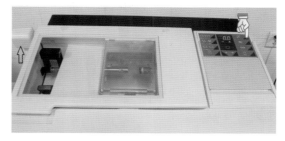

图 1-4-34　机自检初始化

确方向装上与待磨镜片相匹配的新模板，把模板嵌安在模板轴上的两定位销上；放下压盖，拧紧紧定旋钮，固定模板。

安装模板时，制作的模板为常规右眼模板，箭头标记在模板前表面，磨边机镜片安装是前表面朝左，磨右眼镜片时，模板上的箭头标记指向操作者；磨左眼镜片时，模板上的箭头标记远离操作者。

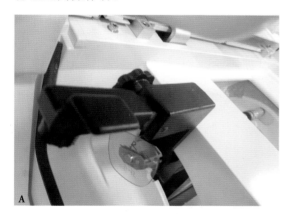

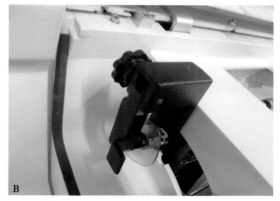

图 1-4-35　装夹右眼镜片模板

A. 更换新模板；B. 固定模板

（3）装夹镜片（图 1-4-36）：打开镜片卡头；把装好吸盘的镜片嵌安在镜片轴吸盘托上的键槽内，保证吸盘上的定位孔及凹凸牙型要与转轴上吸盘托内的定位钉及凸凹牙型对准；关闭镜片卡头。

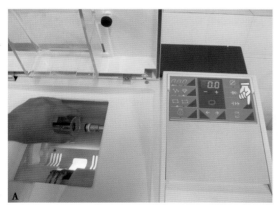

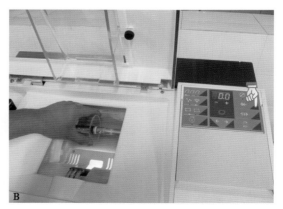

图 1-4-36　装夹镜片

A. 打开镜片卡头；B. 关闭镜片卡头

（4）磨边参数设定（图 1-4-37）

1）设置镜片磨边尺寸：依据镜架情况、模板大小、砂轮的磨损情况及机器自身修正值等

因素,设置适合的尺寸缩放值。

2)设置磨边类型及位置:操作时,根据镜架类型(全框、半框、无框),相应选择尖边或平边按钮。案例中是金属全框眼镜且镜片度数较低,选择自然尖边;若镜片度数较高则选择控制尖边。

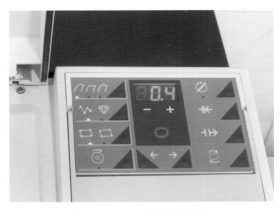

图1-4-37　模板参数设定

3)镜片材质的设定:目前大部分半自动磨边机都有镜片材料(玻璃、树脂、PC)选择按钮,来保证磨削质量与效率,操作时根据被加工镜片的材料进行选择。案例中选择树脂镜片。

4)磨边模式的设定:半自动磨边机有自动磨边模式和控制磨边模式两种。案例中选择自动磨边模式。自动磨边模式,粗磨完后自动进行精磨,磨边结束自动抬起机头。控制磨边模式,高弯镜片、高度数镜片、检修模式时选择此模式,粗磨完后机头抬起并暂停,需手动调节细磨位置,然后再启动磨边继续磨边。当边型设定为控制尖边时,则必须选择控制磨边模式。

具体操作参考视频1-4-5半自动磨边参数设置。

(5)启动磨边(图1-4-38):上述内容设定正确后,按磨边启动键,待冷却水正常出水后关好防护盖观察窗,扳下机头,开始磨边。

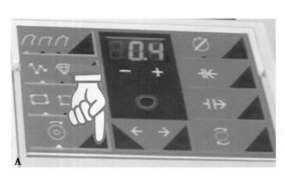

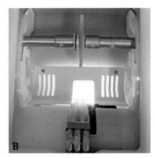

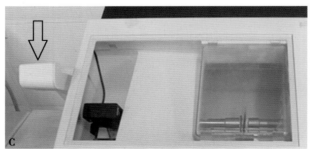

图1-4-38　启动磨边
A. 按磨边启动键;B. 冷却水;C. 板下机头

(6)控制尖边位置与弯度的设置:控制尖边、控制磨边模式下(图1-4-39),粗磨完成后,镜片抬起,自动与细磨V槽砂轮对齐后,即停止磨边。此时需要手动设置控制尖边位置与弯度,然后再启动磨边。

1)控制尖边位置的设置

①控制尖边位置比例的确定:为了使高度数镜片嵌入镜圈后配戴美观,既不使前面探

出镜片的量过多，也不要镜圈前面悬空后面探出镜片的量过多，所以需要对控制尖边的位置进行适宜的设定。通常高度数凹透镜片的尖边位置靠前，尖角前后边位置比例为 4∶6 或 3∶7；高度数凸透镜片的尖边位置靠后，尖角前后边位置比例为 6∶4 或 7∶3，见图 1-4-40 具体比例数值与镜片性质、镜片顶焦度、镜片直径、镜圈尺寸有关。尖边前后位置比例可参考表 1-4-2 进行设置。

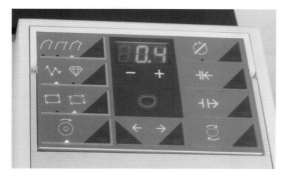

图 1-4-39　控制尖边、控制磨边模式

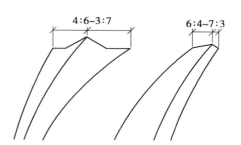

图 1-4-40　高度数镜片尖边位置比例

表 1-4-2　尖边前后位置比例

凹透镜		凸透镜	
顶焦度	尖边前后位置比例	顶焦度	尖边前后位置比例
<3.00D	5∶5（自然尖边）	<3.00D	5∶5（自然尖边）
>3.00D	4∶6 或 3∶7（控制尖边）	>3.00D	6∶4 或 7∶3（控制尖边）

②控制尖边位置的设置：打开加工仓防护盖，按镜片转动键，找出粗磨平边镜片最大直径处位置对准 V 槽砂轮；打开控制面板盖，将其下面的连杆和轴连接，见图 1-4-41 转动连杆，调整砂轮 V 槽与镜片的相对位置，连杆变长则尖边靠后移动，连杆变短则尖边靠前移动；按镜片转动键，镜片旋转试磨，检查尖边位置是否合适，否则重新转动连杆，调整砂轮 V 槽与镜片的相对位置，直至尖边位置符合要求。

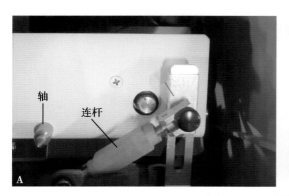

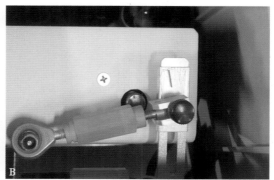

图 1-4-41　设置连杆和轴位置

2）弯度的设置

①控制尖边弯度的确定：凹透镜片的尖边弯度应与镜片前表面弯度和镜圈上缘弯度协调一致，凸透镜片的尖边弯度应与镜片后表面弯度和镜圈上缘弯度协调一致，这样才能使镜片尖边牢固、美观地装嵌入全框镜圈内。通常半自动磨边机的尖边弯度设置调节范围为 0～8D，自动尖边预设的尖边弯度一般为 5～6D。实际尖边弯度的设定应根据镜片的类型、顶焦度、镜圈弯度、镜圈沟槽宽度等综合因素的具体情况而定。普通设计镜片尖边弯度的

设定可参考表1-4-3。

表 1-4-3 普通设计镜片尖边弯度的设定

镜片顶焦度	中低度数镜片	高度数凹透镜	高度数凸透镜
设定弯度	5～6D	2～3D	7～8D

②控制尖边弯度的设置：拧松固定弯度调节指针的旋钮，将弯度调节指针拨动到适宜的弯度数值位置，拧紧固定弯度调节指针的旋钮；确认弯度指针指示弯度数值正确，放下加工仓防护盖和控制面板盖，按磨边启动键继续磨边，完成控制尖边的精磨。

（7）监控磨边过程：启动磨边后，镜片在摆架带动向下与磨边砂轮接触进行磨削，当初磨平边完成后，镜片轴移至细磨区进行倒边和精磨。磨边全过程结束后，摆架自动抬起，镜片脱离砂轮，并向右移动到原位。

在自动磨边全过程中要监控磨边进展情况，当出现模板破损、镜片松动、镜片磨边形状错误、冷却水流量过小、冷却水消失、机器报错等现象时及时按初始化键停机，甚至关闭仪器电源开关，以免造成设备、人员等严重损失。

（8）磨边结束，比对检查（图1-4-42）：上推机头，打开防护盖，一手持镜片，一手按卡头打开键，取出镜片。先不要卸下吸盘，检查镜片磨边质量、形状、大小。若尺寸偏大，则可以把镜片重新安装，设定适合的磨边尺寸进行重磨，或在手动磨边机上进行局部修磨。若偏小则只能换片重新加工。

比对，试装，确认磨边镜片符合要求后，用专用取吸盘的钳子卸下吸盘（图1-4-43），把吸盘和磨边镜片分别放好以备后用。

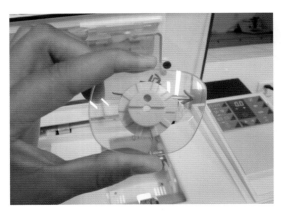
图 1-4-42 检查磨边镜片的形状与大小

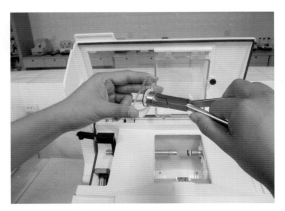
图 1-4-43 卸吸盘

具体操作参考视频1-4-6半自动磨边机磨边。

5. 半自动磨边机使用注意事项 为增加磨边机的使用寿命，保障镜片磨边质量，在磨边机使用过程中有一些事项要注意和遵守。

（1）为了使粗磨区砂轮平均磨损，在使用中旋转调节砂轮粗磨区位置旋钮或键入位移指令，使磨削位置左右移动，提高粗磨区砂轮的寿命。

（2）加工中，冷却水要充分流动。冷却水过少，会出现火花，使金刚石砂轮的寿命、锋利度显著下降，同时还会引起镜片破损。冷却水过多则飞溅出盖板，影响加工环境的整洁。

（3）冷却水要经常更换，减少水中的磨削粉末对镜片表面质量和砂轮寿命的影响，并避免管路堵塞。更换冷却水时，同时清扫喷水嘴和水泵的吸水口，保证工作时冷却水的顺畅流动。

（4）吸盘双面贴（或真空吸盘）使用时，不要沾上磨削粉末，否则安装时会擦伤镜片。

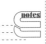

（5）吸盘双面贴（或真空吸盘）使用时，不要沾上水，否则会使吸盘与镜片的吸附力下降，甚至造成磨边过程中镜片滑移，致使磨削镜片与撑片不一致。

（6）磨削完成后，在未确认镜片尺寸与衬片或镜框尺寸大小完全一致前不要卸下吸盘，若镜片尺寸稍大时，则可重新上机进行二次研磨，吸盘不移动，光学中心位置不会改变。

（7）装夹镜片时，一是要保证吸盘的孔及凹凸牙型与磨边机转轴吸盘托内的柱及凸凹牙型吻合，二是要保证夹头关闭到位，使夹头上的橡皮顶块夹紧被加工镜片的凹面。

（8）及时对磨边机进行清洁保养工作，随时擦去机器上的灰尘和镜片粉末，对滚动、滑动的轴承处按保养说明，加注润滑油，保证机器灵活正常工作。

（四）倒安全角

镜片成型磨削后，凸凹表面边缘出现棱角，装配眼镜时棱角部易产生应力集中而崩边，配戴者受外力冲/撞击后皮肤易被棱角边刮伤，所以须在镜片凸凹表面边缘进行倒棱去锋，称为倒安全角，简称倒角或倒棱。有些全自动磨边机集成有倒安全角装置，选中此选项，镜片磨边后自动倒安全角。没有此项功能的全自动磨边机和所有半自动磨边机，镜片磨边后需要用手动磨边机（图1-4-44）进行手动倒安全角。

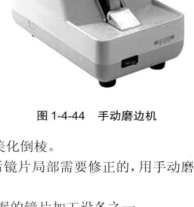

1．手工磨边的意义　虽然现在镜片磨边加工的主流设备是半自动或全自动磨边机，但手动磨边机仍是眼镜定配中必不可少的设备之一。具体原因有如下几点：

（1）配合半自动和部分全自动磨边机，对磨边后的镜片边缘进行倒安全角。

图1-4-44　手动磨边机

（2）对磨边后镜片边缘过厚的镜片，尤其鼻颞侧，影响到装框和严重降低美观的，用手动磨边机进行减薄和美化倒棱。

（3）旧片换新框眼镜的加工，或半自动和全自动磨边后镜片局部需要修正的，用手动磨边机对镜片进行改型。

（4）目前仍是国家职业标准眼镜定配工（初级）要求掌握的镜片加工设备之一。

2．手动磨边机的使用

（1）手动磨边机的结构：手动磨边机结构比较简单，由电动机、带轮、传动带、砂轮、水槽、电源开关等组成。通电后，电动机转动，通过传动机构带动砂轮旋转，操作者手持镜片与高速旋转的砂轮接触，摩擦磨削，通过吸满水的海绵与砂轮接触来冷却。

手动磨边机结构简单，成本也相对低，核心部件是金刚石砂轮，以手工操作为主，需要操作者自身控制磨边压力、速度和磨片质量，从而也要求操作者有较高的手工磨边技能，需要勤学苦练的积累与提炼。

（2）手动磨边机的使用方法

1）开机前：检查砂轮磨损情况、海绵是否缺失；蓄好冷却水，打开冷却水开关旋钮，使其匀速滴落至海绵上。

2）接通电源，打开仪器开关，砂轮旋转，检查其转动是否匀速正常。调节冷却水流量，以砂轮上不飞溅水雾为宜。

3）待轮面全部润湿后，双手持镜片与砂轮接触进行磨边，见图1-4-45所示。用左、右手拇指和示指捏住镜片，右手用力为主，

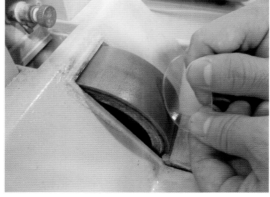

图1-4-45　手动磨边机磨边

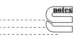

左手助力,磨边同时旋转镜片。

4)磨边过程中,镜片经常与模板进行比对或试装,以检验镜片的磨边质量、尺寸大小及形状是否达到要求,避免过度磨削。

5)磨边结束,关闭仪器和冷却水,切断电源,清理磨边机及实验桌台。

(3)手动磨边的姿势:手动磨边姿势根据被加工镜片在磨削时镜片与砂轮的相对位置可以分为水平磨边(横磨)、垂直磨边(竖磨)和倾斜磨边三种。

1)水平磨边(图1-4-46):磨边时镜片边缘与砂轮轴线平行。该磨边方式下,双手可放置于砂轮下方的机壳台面上,使磨边平稳,且镜片与砂轮接触面积大,磨边效率高,同时可使砂轮面均匀磨损。水平磨边方式多用于磨平边,也有利用镜片的水平位与砂轮轮面的弯面夹角来磨尖边的。

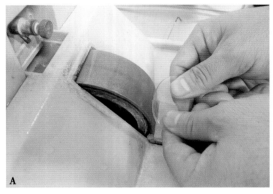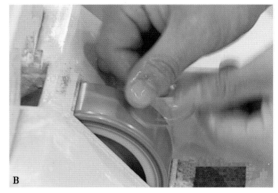

图1-4-46　水平磨边
A. 磨平边;B. 磨尖边

2)垂直磨边(图1-4-47):磨边时镜片边缘与砂轮轴线垂直。为使砂轮面平均磨损,在某一位置磨削若干镜片后,左右移动磨削位置,以提高砂轮的使用寿命。

3)倾斜磨边(见图1-4-45):磨边时镜片边缘与砂轮轴线倾斜。该磨边方式可使砂轮面均匀磨损。倾斜磨边方式多用于磨尖边和倒安全角。

3. 手工倒安全角

(1)安全角的要求:与边缘成30°角,宽0.2～0.5mm,用手垂直触摸倒棱边缘,无刮手感觉(图1-4-48)。

(2)操作:一般用垂直或倾斜磨边姿势,把成形镜片的凸凹表面边缘各连续旋转轻磨1～2周即可。

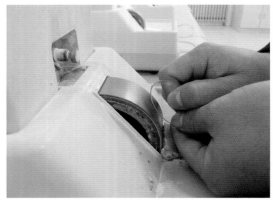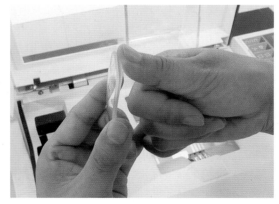

图1-4-47　垂直磨边　　　　　　　　　　图1-4-48　检查倒棱情况

（3）注意事项：倒棱量应适量。如前表面倒棱过量，非常影响美观；如后表面倒棱过量，漩涡更加明显，从外观上给对方的感觉比实际度数要深。

具体操作参考视频1-4-7手动倒安全角。

（五）抛光

1．抛光目的　抛光是指将磨边砂轮在镜片边缘留下的磨削沟痕去除，使镜片边缘表面光滑。抛光主要是指对无框或半框眼镜的镜片进行抛光，全框眼镜的镜片通常不做抛光处理。但对于全框眼镜片的边缘局部进行了手工减薄美薄倒棱的则需要抛光处理，以及度数较高、镜片边缘露在镜圈外边较多、看起来外面有一圈白边的全框眼镜，顾客提出抛光要求的，也需进行抛光。

2．抛光设备　用来抛光的设备是抛光机，由电动机和一个或两个抛光轮组成。电动机带动抛光轮高速旋转，镜片边缘与涂有抛光剂的抛光轮接触产生摩擦，逐渐将镜片边缘表面抛至平滑光亮。

3．抛光操作　抛光的具体操作如下：

（1）将成型尖边镜片的两面贴上抛光纸。

（2）用倒边机或模板去除镜片表面多余的抛光纸。

（3）将镜片按仪器图示方向装在抛光机上。

（4）打开抛光机开关，抛光轮转动。

（5）将抛光剂涂在抛光轮上，见图1-4-49。

（6）镜片边缘垂直与抛光轮接触进行抛光，见图1-4-50至要求亮度后关闭仪器开关，停止抛光。

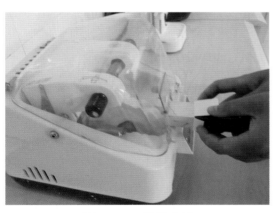

图1-4-49　涂抛光剂

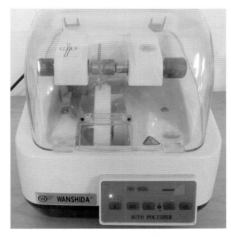

图1-4-50　镜片抛光

（7）取下镜片，去除抛光纸，对镜片进行清洁。

将经过磨边、倒棱、抛光一系列工序的成型镜片与衬片或模板、镜架进行比对，确认最终镜片的形状、大小是否正确，确认无误后再进行正式安装。否则进行修正，甚至重新取片加工。

（六）安装

全框眼镜安装指将磨边后的镜片装入镜圈沟槽内并固定的过程。镜圈材质不同，安装的原理、方法和要求也不尽相同。

在安装过程中还要注意镜圈弯度和镜片弯度匹配的问题。眼镜片的弯度是指镜片表面的弯度，用镜面镜度（D）来表示。镜度越大，镜片的弯度也越大。反之，则相反。在加工制作负透镜眼镜时，通常是以镜片的凸面为基准面来进行磨边加工；在加工制作正透镜眼镜时,通常是以镜片的凹面为基准面来进行磨边加工。眼镜架的弯度是指镜圈的弧度。通常镜架的弯度是以 5～6D 为基准来进行设计和加工。在安装时,要调整镜圈的弯度,使镜圈的弯度与镜片的弯度相吻合,这样保证装片后镜架不变形,且镜片在镜圈中所受应力均匀。

1. 塑料全框眼镜架的安装

(1) 安装原理:利用塑料材料热塑性的特性,将镜圈加热变软,随即将镜片装入镜圈沟槽内,待冷却收缩后,使镜片紧固在镜圈槽内完成安装。

(2) 安装要求

1) 严格控制加热温度,避免烤焦镜架。

2) 镜身和镜圈不得出现焦损、翻边和扭曲现象。

3) 镜片形状、大小应与镜圈形状、大小相吻合,不得出现缝隙现象。

4) 左右眼镜片和左右镜圈的几何形状要完全对称。

(3) 安装加热设备:烘热器(图 1-4-51)。

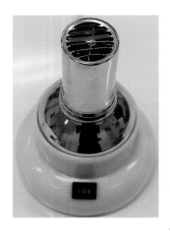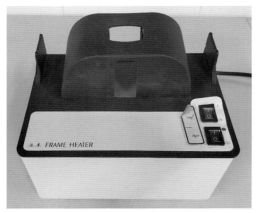

图 1-4-51　烘热器

烘热器的形式有多种,但基本结构均是由电热元件和风扇组成。电热元件通电后发热,小电扇将热风吹至顶部,热风通过导热板的小孔吹出,温度在 130～145℃。

(4) 烘热器的使用:烘热器主要用于塑料镜架及混合镜架塑料部件的加热软化。使用操作如下:

1) 插上电源,接通烘热器电源开关。

2) 预热,使吹出的气流温度达到 130～145℃。

3) 烘烤需要软化的部位,上下左右翻动使其受热均匀。

4) 用手弯曲,感觉软化程度。

5) 重复 3)～4) 至达到软化要求。

(5) 安装操作

1) 装片加工前对镜片和镜架的检查。

2) 打开烘热器并预热。

3) 手持镜架,均匀地加热镜圈。

4) 当镜圈加热至能前后弯曲时,趁着镜圈软化,将镜片按鼻侧部—上端部—耳侧部—下端部的基本顺序,慢慢用力将镜片全部装入镜圈槽内。边嵌入镜片边用手指调整镜圈弯度,使镜框弯曲度与镜片尖边弯度一致。

5) 确认镜片是否全部、准确地装入镜圈槽内。

6) 用自来水冷却镜架,固定镜片,取下吸盘。

具体操作参考视频1-4-8塑料全框镜架的安装。

（6）注意事项

1）当使用烘热器之外的加热设备，如电炉丝或煤油灯加热时，勿将镜架靠近火源，以免烧焦或燃烧。如遇镜架烧焦燃烧时，立即吹熄或放入水中，不得随意乱扔。

2）加热要适度。过热，镜框缩小，表面失去光泽，严重时还会引起表面损伤，产生气泡等。

3）加热要均匀。若镜片尺寸过大，镜圈又没有加热均匀的情况下，容易出现翻边现象，使镜片边缘外露。

4）使用电热器后，应随手关掉电源。

2. 金属全框眼镜架的安装

（1）安装原理：金属全框眼镜架的安装原理是利用金属螺纹结构的可拆连接。将镜架桩头处连接镜圈的锁紧管螺丝松开，镜圈内缘尺寸变大，借机把镜片装入镜圈槽内，再将锁紧管螺丝拧紧，使镜片固定在镜圈槽内。

（2）安装要求

1）镜片外形尺寸大小应与镜圈沟槽尺寸相一致。

2）镜片的几何形状应与镜圈的几何形状相一致，且左右眼对称。

3）镜片装入镜圈槽内，其边缘不能有明显缝隙、松片等现象。

4）镜圈锁紧管的间隙不得大于0.5mm。

5）镜片装入镜圈后，不得有崩边现象。

6）镜架的外观不得有钳痕、镀层剥落以及明显的擦痕。

（3）安装工具：螺丝刀、框缘钳等（图1-4-52）。

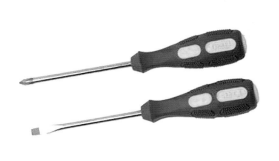
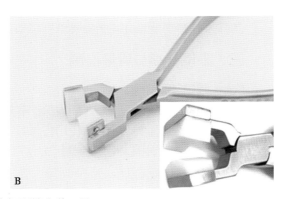

图 1-4-52　金属全框眼镜安装工具
A. 螺丝刀；B. 框缘钳

（4）安装操作

1）装片加工前对镜片和镜架的检查。

2）带有眉毛的金属架（图1-4-53），将眉毛拆下来，与镜片上缘弯度进行比对，确认是否吻合。如果两者的弯度不符，加热眉毛，调整其弯度与镜片的弯度相一致。

3）检查镜圈的弯度与镜片的弯度是否吻合。通常镜圈的弯度是以5～6D为基准来进行设计加工。镜圈的弯度与镜片的弯度相吻合，镜片装入后镜架不变形，且镜片

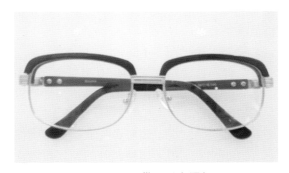

图 1-4-53　带眉毛金属架

在镜圈中所受应力均匀。如两者的弯度不相符，则使用框缘钳调整镜圈的弯度使之与镜片的弯度相一致，见图1-4-54。

4）拧松锁紧管螺丝。注意无须将镜圈全部打开，依据螺丝长短情况尽量留少许几扣连接着锁紧管。

5）将镜片按照先眉框后鼻侧、下缘、颞侧的循序装入镜圈沟槽内，用手捏紧锁紧管使其闭合，检查镜片与镜圈的形状、尺寸是否全部吻合。如吻合，轻轻拧紧锁紧管螺丝。松开和拧紧锁紧管螺丝的操作见图1-4-55。

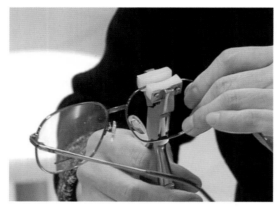 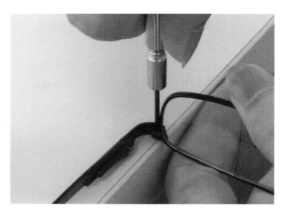

图1-4-54　使用框缘钳调整镜圈弯度　　　　　图1-4-55　拧紧锁紧管螺丝

6）检查确认装配质量，有无应力过强、过弱或局部应力不均，有无明显缝隙、镜片松动、崩边等现象，外观有无钳痕、擦痕、镀层剥落。发现问题及时调校修正甚或重新换片加工。

具体操作参考视频1-4-9金属全框镜架的安装。

三、眼镜整形与质量检测

（一）眼镜整形

眼镜整形是眼镜定配加工过程中非常重要的一个环节，在进行眼镜整形之前，我们先来学习整形工具的种类、用途和使用方法。

1. 整形工具的种类、用途和使用方法

（1）烘热器

1）烘热器的结构原理：参见"塑料全框眼镜架的安装"部分的内容。

2）烘热器的操作使用步骤：①插上电源，接通电源开关；②预热，使吹出的气流温度达到130～145℃；③烘烤镜圈，上下左右翻动受热均匀，用手弯曲；④烘烤鼻梁，上下左右翻动受热均匀，用手弯曲；⑤烘烤桩头，上下左右翻动受热均匀，用手弯曲；⑥烘烤镜腿，上下左右翻动使其受热均匀，用手弯曲。若哪个部位加热程度不够，重复加热，继续用手调整，直至满足要求。

镜架烘热见图1-4-56。

具体操作参考视频1-4-10塑料全框镜架的调整。

3）注意事项：①勿将水珠滴落在导热板上以免损坏仪器；②不要长时间连续使用。

（2）整形钳

1）圆嘴钳：用于调整鼻托支架。圆嘴钳及其使用见图1-4-57。

2）托叶钳：用于调整托叶的位置角度。托叶钳及其使用见图1-4-58。

3）镜腿钳：用于调整镜腿的角度。镜腿钳及其使用见图1-4-59。

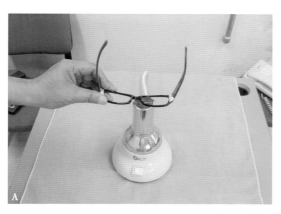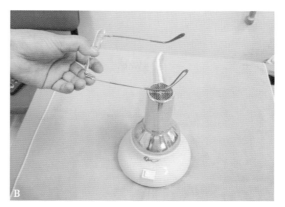

图 1-4-56 镜架镜腿烘热

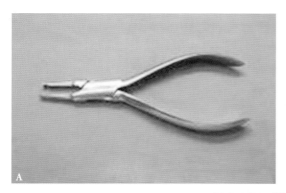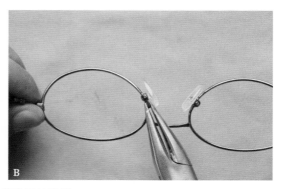

图 1-4-57 圆嘴钳及其使用

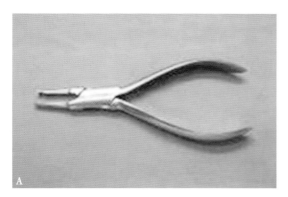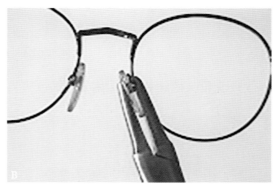

图 1-4-58 托叶钳及其使用

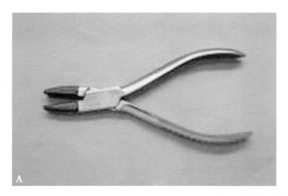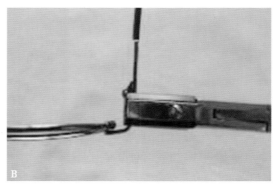

图 1-4-59 镜腿钳及其使用

4）鼻梁钳：用于调整鼻梁位置。鼻梁钳及其使用见图1-4-60。

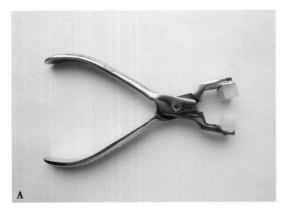 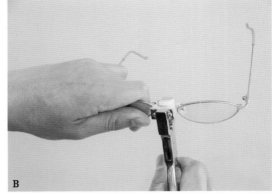

图1-4-60 鼻梁钳及其使用

5）平圆钳：用于调整镜腿张角。平圆钳及其使用见图1-4-61。

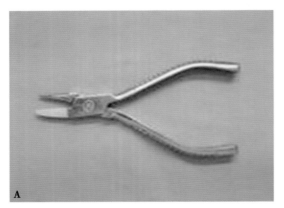 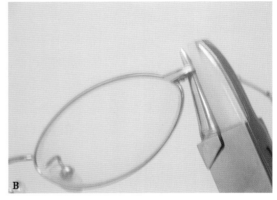

图1-4-61 平圆钳及其使用

6）无框架螺丝装配钳：用于无框镜架装配。无框架螺丝装配钳及其使用见图1-4-62。

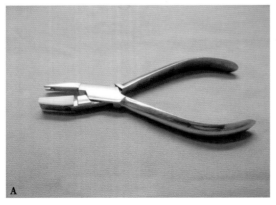 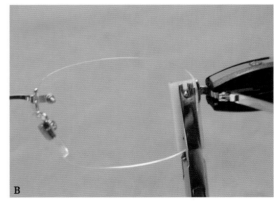

图1-4-62 无框架螺丝装配钳及其使用

7）框缘调整钳：用于镜圈弯弧调整。框缘调整钳及其使用见图1-4-63。

8）整形钳的联合使用：用两把整形钳调整镜架的某些角度。两把整形钳的联合使用如图1-4-64。

（3）螺丝刀：用于紧固螺丝，见图1-4-65。

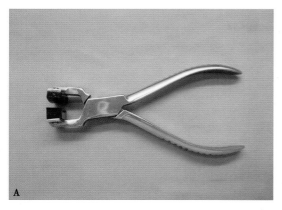

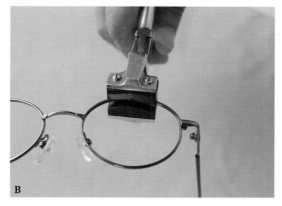

图 1-4-63　框缘调整钳及其使用

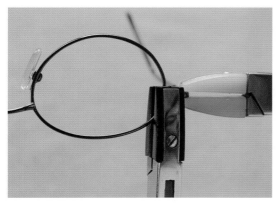

图 1-4-64　两把整形钳的联合使用

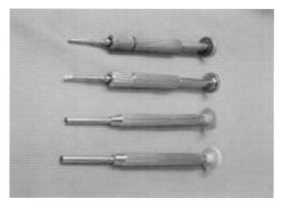

图 1-4-65　螺丝刀

2．配装眼镜的整形要求

（1）配装眼镜左、右两镜面应保持相对平整。

（2）配装眼镜左、右两托叶应对称。

（3）配装眼镜左、右两镜腿外张角 80°～95°，并左右对称。

（4）两镜腿张开平放或倒伏均保持平整，镜架不可扭曲。

（5）左右身腿倾斜角偏差不大于 2.5°。

（6）双侧镜腿弯点长、垂俯长、垂内角相等。

（7）调整镜腿铰链螺丝松紧适度，交替开合镜腿，既能方便开合又有微弱的阻挡感，在张开镜腿的情况下，左右轻微晃动镜架，镜腿能保持原位状态不变。

整形完成后，眼镜应达到如下状态：①张开镜腿平放在水平面上镜圈下部边缘与镜腿末端四点均应接触平面。将镜腿张开倒置于平面上，镜圈的上缘及镜腿的耳上点四点均应接触平面。②两镜腿合拢，镜腿要接触镜圈下缘，相互平行相叠或者仅有极小的夹角，交点位于中间且角度相等，如图 1-4-66。

3．整形操作步骤和方法

（1）整形操作整体原则：对眼镜的整形要遵循从前至后的总原则：首先调整镜身，俯视观察左右两镜面的平整度、镜面角大小、鼻托对称性，必要时进行调整至满足要求；然后将镜架平放和倒伏，观察身腿倾斜角情况，必要时进行调整至满足要求；然后调整镜腿外张角；最后是弯点和垂长的相关调整。

（2）金属全框眼镜的整形：根据整形要求，对上述案例中张××所配金属全框眼镜做如下调整，使之成为合格眼镜。

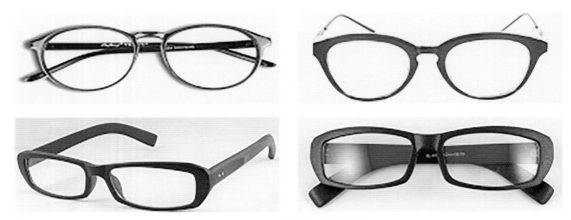

图 1-4-66　眼镜整形后的状态

1）镜面调整

①用平口钳及鼻梁钳调整使金属架的左右两镜面保持相对平整。

②使镜面角调整在 170°～180° 范围内，见图 1-4-67。

2）鼻托调整

①用圆嘴钳，调整鼻托支架左右鼻托支撑对称，见图 1-4-68。

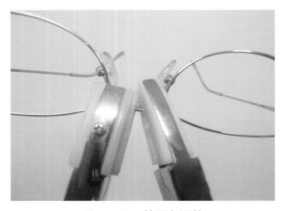

图 1-4-67　镜面角调整

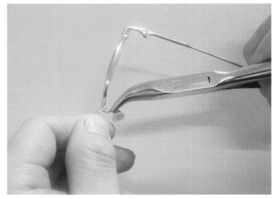

图 1-4-68　鼻托支架调整

②用托叶钳，调整托叶，使左右托叶对称。托叶调整见图 1-4-69。

3）镜身镜腿的调整

①用平口钳、镜腿钳或用手使镜身与镜腿位置左右一致，并且左右身腿倾斜角偏差小于 2.5°，见图 1-4-70。

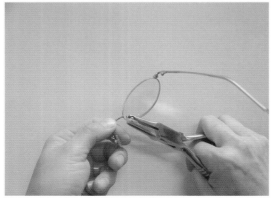

图 1-4-69　托叶调整

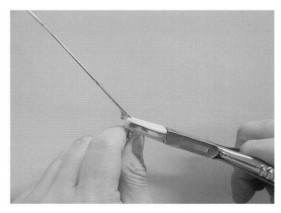

图 1-4-70　调整身腿倾斜角

②用镜腿钳弯曲桩头部分，使镜腿的张角为 80°～95°（用量角器测）并使左右镜腿对称。调整镜腿张角见图 1-4-71。

③弯曲镜腿，使左右镜腿的水平部分长度和弯曲部分长度基本一致，镜腿弯曲度也一致，见图 1-4-72。

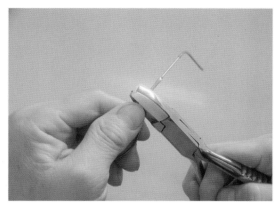

图 1-4-71　调整镜腿张角

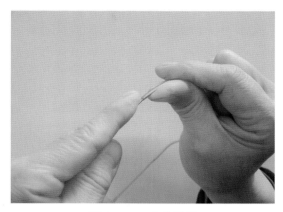

图 1-4-72　弯曲镜腿

④两镜腿张开平放于桌面上，左右镜圆下方及镜腿后端都接触桌面，可调整镜身倾斜度及镜腿弯曲来达到，见图 1-4-73A。

⑤两镜腿张开倒伏于桌面上，左右镜圈上缘及镜腿上端部都与桌面接触，可调整镜身倾斜度来达到见图 1-4-73B。

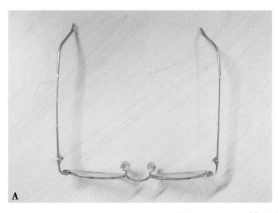

A

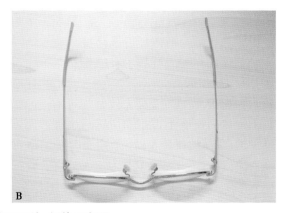

B

图 1-4-73　两镜腿张开平放、倒伏于桌面

4）镜腿调整：左右镜腿收拢置于桌面，基本平稳，镜腿接触镜圈下缘，正视时，左右大致一致。否则可调整镜腿的平直度或弯曲度来达到要求，见图 1-4-74。

具体操作参考视频 1-4-11 金属全框眼镜的调整。

（3）塑料全框眼镜的整形

1）镜面角的调整：塑料架用烘热器烘热软化后，用手调整。使左右两镜面保持相对平整，调整手法如图 1-4-75。

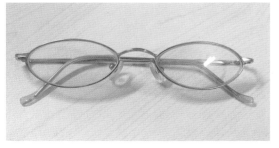

图 1-4-74　镜腿调整

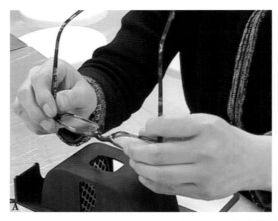
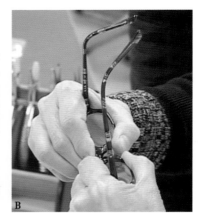

图 1-4-75　塑料镜架整形
A. 加热鼻梁；B. 调整镜面角

2）外张角的调整

①用锉削的方法：增大外张角，当外张角过小时，用锉刀锉削镜脚与桩头铰链相接处，以扩大至所需的外张角。

②用加热方法：减小外张角，用烘热器对镜架桩头加热使其软化。两手握住镜架，将镜架桩头外表面借助光滑面向里压至所需角度。

③用电烙铁加热方法：用电烙铁加热桩头使桩头软化，然后用手慢慢向外扳动镜腿或用手向内推动镜腿至所需角度。

3）身腿倾斜角的调整：用烘热器加热软化塑料架桩头或者用电烙铁加热桩头使桩头软化。一手握住镜圆桩头部，另一手握住铰链侧桩头部，向所需方向扳至合适角度。

4）镜腿的调整：弯点长、垂长弯曲形状的调整，用烘热器加热软化镜腿，用两手握住镜腿扳或者弯曲至所需长度及角度。

具体操作参考视频 1-4-12 塑料全框眼镜的调整。

4. 注意事项

1）镜面扭曲时，可先拧开螺钉，取下镜片用镜框调整钳调整镜圈形状，使之左右对称，装上镜片后镜圈不再扭曲。然后调整镜面，使之平整。

2）身腿倾斜调整时，差别大时用调整钳调整，差别小时，用手弯曲。

3）镜腿张开平放和倒伏于桌面上，检查是否平整时，可用手指轻轻压相应位置的上部，如无间隙存在，镜架不动，否则镜架会跳动。

4）调整时，尽可能逐步到位，不宜校过头再校回来，以免损坏镜架。

5）整形时，工作台面应清洁，无砂粒等。

（二）质量检验

1. 配装质量检验

（1）镜片形状：用镜圈衬片比对检查镜片形状是否与镜圈几何形状基本一致且左右对称。如果目测感觉差距明显，则用瞳距尺进行测量，再根据国家标准规定数值进行判定是否合格。

（2）镜片松紧度：用手转动镜片，感觉镜片是否在镜圈内松动，如松动，即为片小。如果镜片较大，在镜圈中会镶嵌过紧，造成应力过大，甚至出现镜片膨出镜圈现象，亦有可能改变镜片表面弯度。可用应力仪检查装配应力大小。操作如下：调整应力仪旋转片，从旋转片上方观察出射光最暗，见图 1-4-76。然后将眼镜放入应力仪两夹片之中来观察镜片上的条纹情况，彩色条纹越多、越清晰，表示应力越大；图 1-4-77 中所示表示应力不大。

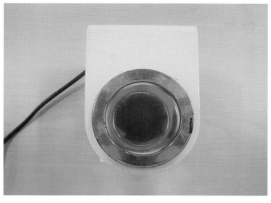

图 1-4-76　调整应力仪

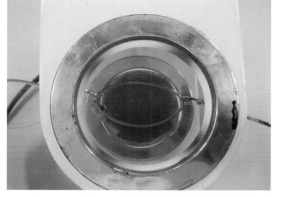

图 1-4-77　检测应力

（3）眼镜装配质量要求和检查方法

1）镜片嵌入镜圈内的尖边角为 110°±10°，并须倒棱，表面无明显砂轮痕迹。

2）配装眼镜镜片与镜圈的几何形状应基本一致且左右对称，装配后不松动，通过目视检查无明显缝隙。

3）金属架的锁紧块的间隙不大于 0.5mm，用塞尺或游标卡尺测量。

4）通过目视检查，配装眼镜的外观应无崩边、焦损、翻边、扭曲、钳痕、镀层无脱落及明显擦痕。

5）通过目视检查，配装眼镜不允许螺钉滑牙和零件缺损。

6）镜片在镜圈中，周边无严重不均匀应力，用应力仪检查。

具体操作参考视频 1-4-13 眼镜装配质量检验。

2. 外观检验

（1）镜架：目测检验金属镜架表面是否光滑、有无毛刺、镀层剥落、明显划痕、螺丝溢扣等疵病，见图 1-4-78。

（2）镜片：在检验灯前，通过镜片反射或透射的方法直接目测，检验镜片表面是否有划伤、霉斑、麻点、脱膜、膜层裂纹、加硬回流液、两眼镜片颜色或膜色不一致等疵病。镜片内部是否存在气泡、杂质等疵病；是否有霍光等。

检查霍光时，可以通过移动镜片来观察物体的移动。镜片没有霍光时，物体的移动见图 1-4-79A；如果物体出现不规则变形见图 1-4-79B，则镜片有可能存在霍光。

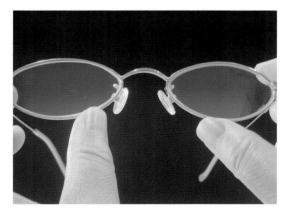

图 1-4-78　外观检测

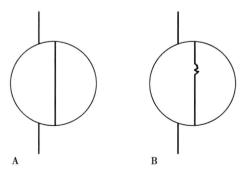

图 1-4-79　检查霍光

另外，也可以通过镜片反射的方式，观察物体反光的变化对镜片进行检查，出现霍光时，镜片反光不规则。如果在使用焦度计检验度数时，出现度数不稳定的情况，则要检查是否有霍光存在。

（3）配装眼镜的外观质量要求及检查方法

1）镜架的表面要求光洁，重点看镜腿中部和镜圈桩头部分，目测。

2）外表面允许有 ϕ0.5mm 的坑 3~5 个（用 10 倍放大镜看 Ra<0.04μm）。

3）焊点光洁，目测。

4）无异突毛刺，目测。

5）左右镜圈尺寸基本一致，目测。

具体操作参考视频 1-4-14 外观检验。

3．光学参数检验

（1）屈光度：在焦度计上测出待测眼镜的屈光度，与配镜处方相比较是否一致，见图 1-4-80 所示。

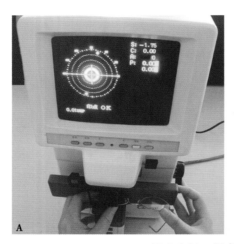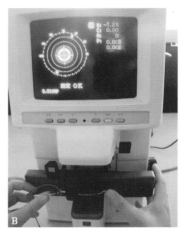

图 1-4-80 屈光度检测

（2）水平偏差：测量左右眼光心距，与戴镜者的远用瞳距是否相一致。水平偏差＝实际测量的左右眼光学中心水平距离－验光处方中的瞳距，见图 1-4-81。

将测得结果与 GB13511.1—2011 中的规定的允差进行比较，判断是否为合格眼镜。

（3）垂直互差：测量左右镜片光学中心高度的差值，如图 1-4-82 所示。

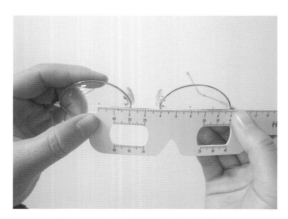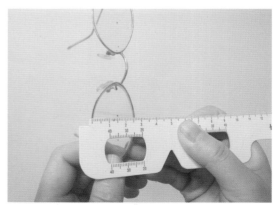

图 1-4-81 测量光学中心水平距离　　　　图 1-4-82 测量镜片光学中心高度

将测得结果与 GB13511.1—2011 中的规定的允差进行比较，判断是否为合格眼镜。

具体操作参考视频 1-4-15 光学参数检验。

四、眼镜配发

（一）订单确认

眼镜配发的首要环节就是订单确认，核对销货单（见下表）。主要内容包括：顾客的姓名、职业、年龄、顾客的处方、配镜时间、取镜时间、镜架、镜片的货名、价格、有无特殊的加工需求等。确认无误后，回收配镜单进行库存。交付顾客时要根据处方的各项要求逐一核对确认，并交给顾客试戴，确认无误后方可交付，若配戴有不适感需进行校配。

××眼镜店定镜单

No.000001—××

姓名　张××　　　　　　订镜日期　　××年××月××日　　　　连锁店名＿＿＿＿＿＿

性别　女　职业　学生　　取镜日期　　××年××月××日　　　　电话××-××××

电话　××××××　　　　发料地点＿＿＿＿＿＿＿＿＿＿＿　　　销售方式＿＿＿＿＿＿

会员卡号＿＿＿＿＿＿　　装配地点＿＿＿＿＿＿＿＿＿＿＿　　营业员号＿＿＿＿＿＿

		品种	球镜	柱镜	轴位	零售价	眼镜片实收	欠款金额
远用 ☑	右	××1.56	−1.25			×××	×××	×××
近用 □	左	××1.56	−1.75			×××	×××	×××

瞳距　61　mm　　　　　　眼镜片直径　65　mm　　　　　特殊工艺费　无

货号	品种	零售价	眼镜架实收	欠款金额
××××	××板材全框	××	××	××

加工说明＿＿＿无＿＿＿　　　　　　加工费＿＿××＿　快件费＿无＿

应收合计＿×××＿实收合计＿×××＿　欠款合计＿×××＿

开单＿＿＿＿＿＿＿　加工＿＿＿＿＿＿　检验＿＿＿＿＿＿　发货＿＿＿＿＿＿

（二）校配

根据配戴者的脸型调整镜架，使其接近或达到理想配适。最终调整为舒适眼镜。

1. 从配戴者正面观察戴镜后眼镜水平位置

（1）观察眼镜水平位置：眼镜架的上缘水平切线与瞳孔中心水平切线平行则无须校配。若两条切线并非平行，基准线高低不平，则需要校配调整，见图1-4-83。

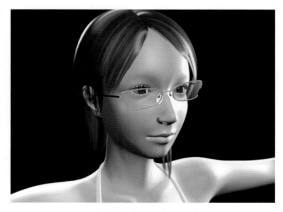

图1-4-83　眼镜歪斜

（2）观察眼镜的高低：眼镜架虽然处于水平位置，但镜架的上缘水平切线距眼位（即瞳孔中心水平线）过低（图1-4-84A）或过高（图1-4-84B），这两种情况都需要校配调整。

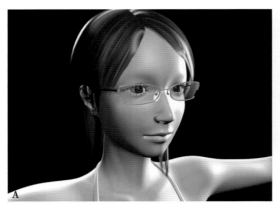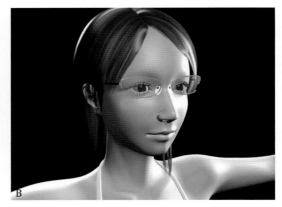

图 1-4-84　眼镜过低、过高

2. 从配戴者头的侧面或俯视观察戴镜后颞距

（1）观察戴镜的颞距宽度：能自然过渡并适合颅围是正常的镜腿颞距，无须校配；眼镜镜腿之间的戴镜颞距过宽及眼镜镜腿之间的戴镜颞距过窄，这两种情况都需校配调整，见图 1-4-85。

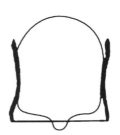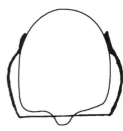

（2）观察眼镜镜架面弧度：镜架面翻翘，镜架面过度变拱，镜架面偏斜，这三种情况都需要校配调整。

图 1-4-85　颞距过窄或过宽

3. 戴镜镜腿弯点长的观察　从戴镜者头的两侧观察，必要时要拨开头发观察。观察两个眼镜腿弯点长是否合适，若弯点过短（图 1-4-86A）或弯点过长（图 1-4-86B），则都需要校配。

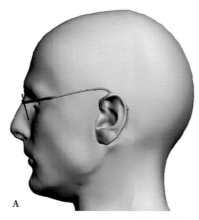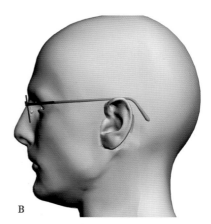

图 1-4-86　弯点过短、过长

具体操作参考视频 1-4-16 金属眼镜的校配和视频 1-4-17 塑料眼镜的校配。

（三）戴镜指导

配镜者为男性 16 岁，中学生，好运动，喜欢打篮球。由于是初次配镜，所以在镜架使用和眼镜的清洁保养等方面给出如下指导意见：

1. 镜架使用

（1）正确取拿眼镜的方法：双手握着挂耳，从脸颊的正面戴上或取下，才是正确方法。

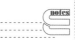

放置时镜架上端朝下,镜片最重要的部分,就是形成球面向外突张的焦点,因此必须谨防镜片的表面碰触物体,所以摘下眼镜时务必将上端朝下放稳。

(2)保管镜架的方法:手握着挂耳基部,而后用镜片专用擦拭物,从靠近镜片的挂耳部分向另一端擦;因鼻桥及挂耳前端部分系由塑胶组合,因此镜架容易受到汗水或染发剂等的侵蚀,必须特别注意。

2.眼镜架的清洁保养

(1)用超声波清洗,靠震动把里面的污渍清除掉,一般眼镜店都有这个服务,基本是免费的。

(2)全框眼镜架镜片卡槽处比较脏时可以自己把螺丝旋开,把镜片取下来用纸巾擦干净。

(3)如果螺丝松了,请及时拿到眼镜店拧紧,否则镜片很容易掉在地上打碎。

(4)化妆品或整容剂等具化学成分之美容品,容易使镜架褪色,请用眼镜专用布或纸擦干净。

【实训项目及考核标准】

1.实训项目　全框眼镜的定配加工。

(1)实训目的

1)能看懂单光球面眼镜验光处方,并能确定和规范书写配镜订单。

2)能对单光球面眼镜片、全框眼镜架材质、型号、规格、品牌进行配前核对。

3)能使用自动焦度计测定单光球面镜片球镜度、光心并印点标记,确定加工基准。

4)利用半自动磨边机加工制作全框眼镜。

5)能对全框眼镜进行整形与校配。

6)会对全框眼镜进行质量检测,能对顾客进行戴镜指导。

(2)实训工具:配镜订单、全框眼镜架、眼镜片、模板机、模板坯料、自动焦度计、中心仪、半自动磨边机、手动磨边机、抛光机、拆吸盘专用钳、螺丝刀、整形工具、烘热器、应力仪、瞳距尺、测量卡、记号笔等。

(3)实训内容

1)学生按各自的实训小组组织在一起,领取各组配发的实训材料。

2)根据配镜订单和给定的加工条件,小组讨论分析,确定正确的加工技术路线。教师巡回检查、指导。

3)按既定加工路线,学生分组利用自动焦度计、半自动磨边机等设备完成眼镜片顶焦度的检测与加工基准的确定、全框眼镜的加工制作、眼镜整形与质量检测、眼镜校配与戴镜指导等工作任务。教师巡回检查、指导。

4)任务完成后,各小组展示定配好的全框眼镜。教师有针对性的点评、总结。

2.考核标准

实训名称		半框眼镜的加工制作			
项目	分值	要求	得分	扣分	说明
素质要求	5	着装整洁,仪表大方,举止得体,态度和蔼,团队合作,说普通话,拿放镜架、镜片规范			
实训前	15	组织准备:实训小组的划分与组织 工具准备:实训工具齐全 实训者准备:遵守实训室规章制度			

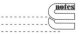

续表

实训名称		半框眼镜的加工制作			
项目	分值	要求	得分	扣分	说明
实训中	6	选择适宜的方法正确制作模板			
	6	根据处方正确使用焦度计对镜片印点标记			
	8	使用中心仪准确移心和安装吸盘			
	8	正确使用半自动磨边机磨尖边			
	6	手工磨边倒安全角			
	4	抛光处理（根据实际需要选择）			
	6	安装			
	4	眼镜整形			
	4	眼镜质量检测			
	4	眼镜校配			
	4	戴镜指导			
实训后	5	清理垃圾，整理物品，设备清理并归位			
熟练程度	15	程序正确，操作规范，动作熟练			
实训总分	100				

3. 思考题

（1）适合全框眼镜半自动加工制作的制模板的方法有哪些？

（2）如何获取配装眼镜架的镜架几何中心距（FPD）？

（3）试说出需内移光心的镜片在中心仪上移心和安装吸盘的操作。

（4）试分析利用半自动磨边机进行全框眼镜的加工制作中，镜架的几何中心、镜片的光学中心、中心仪的刻度面板中心、磨边机的转轴中心之间的对应关系。

（5）全框眼镜镜片抛光处理原则有哪些？

（6）金属全框眼镜和塑料全框眼镜安装操作的异同是什么？

（7）眼镜整形工具的种类及其各自作用是什么？

（8）眼镜检测的内容包括哪些？

4. 实训报告 总结实训过程，完成实训报告。

任务五 半框眼镜定配加工

学习目标

知识目标

1. 掌握：单光散光镜片眼镜的验光处方、配镜订单的内容及格式，国家标准中关于眼镜片、眼镜架的质量和部件装配精度的要求。

2. 掌握：单光散光镜片半框眼镜定配（半自动加工）中模板制作、加工中心确定、半自动磨平边、倒安全角、抛光、开槽、安装的操作方法。

3. 掌握：单光散光镜片半框眼镜的整形、光学参数检验和外观检验、校配项目及其操作。

能力目标

1. 能接单光散光镜片半框眼镜的配镜订单，能分析其处方、核对出库商品。

2．会使用模板打孔机制模板。

3．能使用焦度计、中心仪、半自动磨边机、手动磨边机、抛光机、开槽机对半框眼镜的单光散光镜片进行加工。

4．能对单光散光镜片半框眼镜进行安装、整形、检测与校配。

素质目标

1．着装整洁，仪表大方，举止得体，态度和蔼。

2．字迹书写规范端正，内容填写正确无空缺。

3．拿放镜架、镜片姿势正确，轻拿轻放，勿接触光学中心区。

4．仪器操作规范，旋转部位力度适中，勿用手、硬物接触透镜。

5．仪器用完关闭电源，及时清理仪器和桌台废物。

任务描述

具体案例：戴镜者马××，女，18岁，高中生，文静，喜欢看书，主诉最近看书时间长感觉头痛、眼睛不舒服，感觉是眼镜度数涨了，于是到医院检查。经检查，验光医师开具的验光处方如下：

××眼镜验配中心　　NO. 00039××

姓名　马××　　性别　女　　年龄　18　　职业　高中生　　日期××年××月××日

		球镜 SPH	柱镜 CYL	轴位 AXIS	棱镜 PRISM	基底 BASE	视力 VISION
远用 DV	右眼 OD	−1.25	−1.00	180			1.0
	左眼 OS	−1.75	−0.75	175			1.0
近用 NV	右眼 OD						
	左眼 OS						

瞳距（PD）：远用　64　mm　　　　　　近用____mm

验光师（签名）：×××

通过推介和交流，该顾客最后选择定配一副半框眼镜，所选眼镜架的规格尺寸为53□17-140，所选镜片为普通树脂加硬加膜镜片，折射率1.599。

作为一名眼镜定配人员，在接到验光师开具的验光处方以及顾客其他相应的配镜信息后，如何完成以下各项工作任务？

1．准确理解验光处方内容，并正确开具配镜订单。

2．核对出库商品眼镜片、半框眼镜架。

3．选择或制作适合的模板。

4．科学、正确地确定加工中心。

5．使用半自动磨边机等设备进行半框单光散光眼镜的加工制作。

6．按照配装眼镜整形要求对安装后的半框金属眼镜进行整形，使其成为合格眼镜。

7．使用焦度计和其他工具对配装眼镜进行光学参数检验和外观检验。

8．针对具体配镜者的配戴效果进行个性化校配，使其配戴舒适美观。

眼镜定配人员要完成一副半框眼镜的定配,其工作流程如图1-5-1:

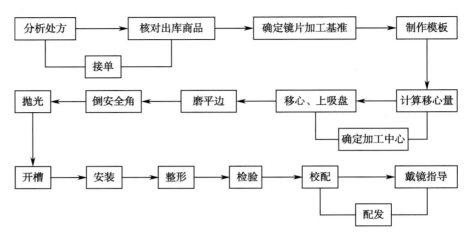

图 1-5-1　半框眼镜定配工作流程

一、接单

(一)分析处方

1.阅读验光处方　以任务描述中引入的案例为例,验光师经过主、客观屈光检查后对顾客马××开具的验光处方如下:

姓名__马××__　性别__女__　年龄__18__　职业__高中生__　日期××年××月××日

		球镜 SPH	柱镜 CYL	轴位 AXIS	棱镜 PRISM	基底 BASE	视力 VISION
远用 DV	右眼 OD	−1.25	−1.00	180			1.0
	左眼 OS	−1.75	−0.75	175			1.0
近用 NV	右眼 OD						
	左眼 OS						

瞳距(PD):远用__64__mm　　　　　　　近用____mm

验光师(签名):×××

看到该验光处方后,我们应从以下几个方面进行分析:

(1)处方的格式:该验光处方为表格式处方。

(2)患者的基本信息:该患者是一位女性高中学生,文静。

(3)患者的屈光状态及其相关信息:双眼屈光状态均为复性近视散光,且散光度数较低,轴位一般水平位,通过配戴眼镜视力可以矫正到正常范围,全框、半框和无框镜型均适合。

2.填写配镜订单　依据验光处方内容及所选镜架、镜片信息,填写配镜订单。案例中定配眼镜对应的配镜订单为:

××眼镜店定镜单

No.000001—××

姓名　马××　　　　　　　订镜日期　××年××月××日　　　　连锁店名_____

性别　女　职业　学生　　　取镜日期　××年××月××日　　　　电话××-××××

电话××××××　　　　　　发料地点_____　　　　　　　　销售方式_____

会员卡号_____　　　　　装配地点_____　　　　　　　　营业员号_____

		品种	球镜	柱镜	轴位	零售价	眼镜片实收	欠款金额
远用 ☑	右	××球面1.599	−1.25	−1.00	180	×××	×××	×××
近用 □	左	××球面1.599	−1.75	−0.75	175	×××	×××	×××

瞳距　64　mm　　　　　　眼镜片直径　65　mm　　　　　　特殊工艺费　无

货号	品种	零售价	眼镜架实收	欠款金额
××××	××半框	××	××	××

加工说明　拉丝_____　　　　加工费　××　　快件费　无

应收合计　×××　　实收合计　×××　　欠款合计　×××

开单_____　　加工_____　　检验_____　　发货_____

（二）半框眼镜的结构和特点

1．半框眼镜的结构和特点

（1）半框眼镜的结构：半框眼镜也叫拉丝眼镜。这类眼镜的镜圈不再是完整的镜框，而是半框，一般镜圈上部分是用金属或塑料材料制造，并在内部开槽，以供镶嵌尼龙丝，镜圈下半部分是用一根很细的尼龙丝（拉丝）作为镜圈，与上半部分镜框共同作用固定镜片，见图1-5-2。也有的半框镜架把拉丝部分设计在镜圈的上半部分，还有的把拉丝部分设计在镜圈的耳侧方。一副半框眼镜的具体组成结构可以细分为镜圈、尼龙丝、鼻梁、鼻托、桩头、镜腿、铰链等。

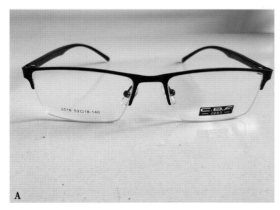
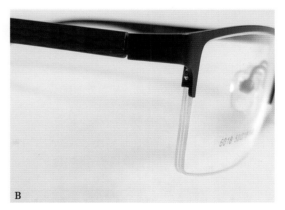

图1-5-2　半框眼镜的结构

A．半框眼镜；B．半框眼镜的结构

（2）半框眼镜的特点：半框眼镜由于少了半个镜框对光线的阻挡，视野较全框眼镜更宽广，同时造型多变，配戴更彰显时尚和个性，同时配戴安全牢固，散光眼亦可安全配戴，是受大众人群喜欢的一种镜型。但在选择时，对镜片顶焦度有一定限制。加工配装半框眼镜，需要在磨平边后的镜片边缘开槽，将镜架上的上丝和拉丝镶入镜片边缘的槽内，以固定镜片。镜片边缘开槽的宽度约为0.6mm，因而要求割边后镜片具有一定的边缘厚度，才能在开槽后镜片边缘的两侧留有一定的镜片厚度，以保持足够的强度。同时，由于下半部分镜片没有镜圈遮挡，镜片边缘暴露在外，镜片边缘过厚会影响美观。所以屈光度数小的镜片和屈光度数过大的镜片，不适合选用此类镜架。

（三）核对出库商品

1.核对眼镜片

（1）按订单对镜片包装袋标记的信息进行配前核对：核对方法与任务四单光球面镜片的核对方法相同。如果订单中左、右眼的屈光度和镜片参数与镜片包装袋标记的参数一致，将对镜片的表面质量和屈光度进行检测，如果不一致，将镜片退回重新取片。

（2）检测散光镜片的表面质量和直径：散光镜片表面质量和直径的检测方法与任务四单光球面镜片的检测方法相同。

（3）散光镜片顶焦度检测，确定加工基准、标记印点：前面已经学过利用自动焦度计检测单光球面镜片的顶焦度、确定加工基准和标记印点，散光镜片顶焦度检测、确定加工基准和标记印点的方法与单光球面镜片的操作步骤基本相同。下面以右眼为例，操作步骤如下：

1）检查测量支座上是否有镜片，有则取下，避免出现自检错误。

2）打开电源开关，仪器自检，进入初始测量界面，如图1-5-3。

3）检测人员端坐在焦度计前，将待测镜片凸面朝上放置在镜片测量支座上，拿稳镜片并使镜片保持水平状态，抬起并放下固定支架将镜片固定在镜片测量支座上。

4）略抬起固定支架，移动镜片至镜片接近光心，微调至对准光心，如图1-5-4所示。

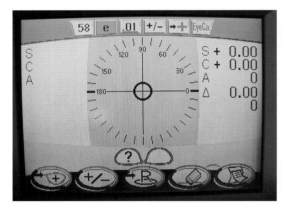

图1-5-3　自动焦度计初始界面显示

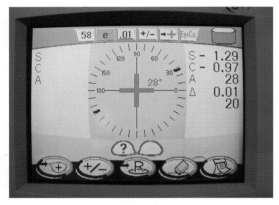

图1-5-4　对准光心

5）保持对准光心状态不变，旋转镜片使液晶屏幕上轴位读数与配镜订单要求一致，如图1-5-5所示；此时在液晶屏幕上显示出待测镜片各项光学参数，如图1-5-6所示。

6）固定镜片，记录镜片光学参数。

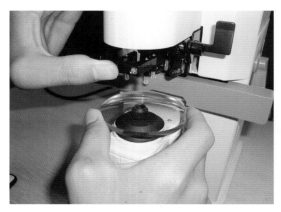

图1-5-5　旋转镜片

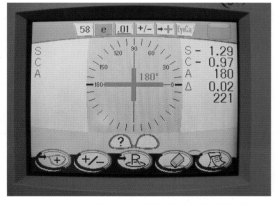

图1-5-6　屏幕上显示的镜片各项光学参数

7）检测人员旋转印点旋钮，在镜片上标记出三个印点。此印点即为镜片按轴向要求的加工基准，中间印点为镜片光学中心。

8）抬起固定支架，取下镜片，在镜片上标注左右眼"R""L"标记。注意不要碰触印点标记。

9）对照国家标准 GB 10810.1—2005 规定顶焦度允差，判断待测镜片顶焦度是否合格。本例右眼处方为：S：−1.25D，C：−1.00D；焦度计检测右眼镜片为：S：−1.29D，C：−0.97D，国标允差：S：±0.12D，C：±0.12D，符合国家标准规定的允差，右眼镜片顶焦度合格。

左眼镜片的操作过程和右眼镜片相同。图 1-5-7 为标记印点的左、右眼散光镜片。

2．核对眼镜架

（1）按订单对半框眼镜架进行配前核对：查看订单，根据订单内容逐项核对眼镜架的品牌、型号规格、颜色等，防止错发。

（2）检查半框眼镜架外观质量与部件装配精度：镜架表面应光滑、色泽均匀、无镀层脱落、没有 φ≥0.5 的麻点、颗粒和明显擦伤、零件缺失等疵病。由于半框眼镜架在结构

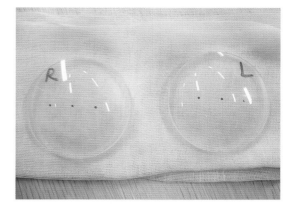

图 1-5-7 标记印点的左、右眼散光镜片

上与全框眼镜架不同，其镜圈不再是完整的镜框，所以在检查时还要特别注意：左右衬片是否对称，尼龙丝与镜框和衬片的结合处是否完好，鼻托是否对称。

3．核对加工要求 前面已经学习了全框眼镜的定配加工，半框眼镜与全框眼镜在加工技术上有相同之处，也有不同之处。

相同之处是：都要通过镜片的移心，使配戴者的视线通过镜片的光学中心。

不同之处是：由于镜框的构造不同，镜片的磨边样式和安装方法也不相同。

（1）全框眼镜镜片需要磨尖边，而半框眼镜镜片需要磨平边。在安装时，金属全框眼镜需要松、紧锁接管螺丝来安装镜片，塑料全框可以直接将镜片装入镜圈，有时也需要烘热镜圈使其软化，然后将镜片装入镜圈；而半框眼镜需要先在磨平边后的镜片边缘开槽，然后将镜架上的上丝和拉丝镶入镜片边缘的槽内，以固定镜片。

（2）单光散光眼镜相对于单光球面眼镜来说，在定配加工技术上要求更加严格、更加精准。目的就是为了保证：散光镜片的轴位在加工过程中始终与配镜订单上要求的轴位保持一致。

二、半框眼镜的加工制作

（一）制作模板

利用半自动磨边机加工制作半框眼镜，在无厂家自带模板的情况下，需要定配工自己制作模板。制作模板的方法主要有：模板打孔机在衬片上打孔制模板、用塑料模板坯料手工制作模板。前面已经学习了用塑料模板坯料手工制作模板的方法，下面主要介绍一下，利用模板打孔机在衬片上打孔制模板的方法。

1．模板打孔机的结构和性能 目前行业中常用的模板打孔机有两种类型，无衬片挡板模板打孔机，有衬片挡板模板打孔机，其结构见图 1-5-8 所示。

模板打孔机主要由操纵手柄、机头、钻头、固定针和刻度面板组成。

（1）机头：机头壳体内部安装有 1 台电动机，电动机工作时可以带动下方三个钻头转动。

（2）钻头与固定针：机头下方的钻头和固定针共五根并排，中央一根是直径为 8mm 的大钻头，两侧是两根直径为 2mm 的小钻头，边上两端则是两根固定针，如图 1-5-9 所示。

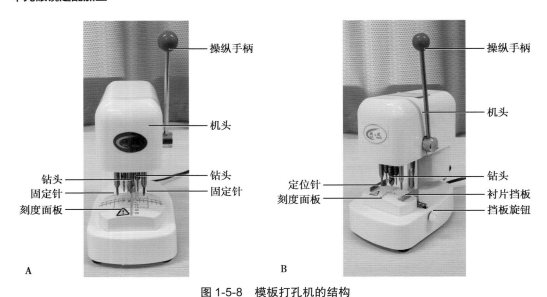

图 1-5-8　模板打孔机的结构
A. 无衬片水平挡板的模板打孔机；B. 有衬片水平挡板的模板打孔机

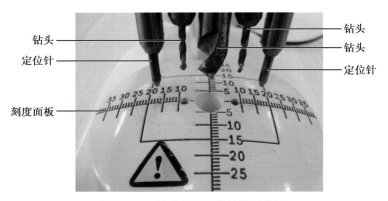

图 1-5-9　钻头和固定针的排列位置

当向下缓慢按压操纵手柄时，两根固定针就会首先与衬片接触，对衬片进行固定；继续按压操纵手柄，钻头就会与衬片接触，对衬片进行打孔。

（3）刻度面板：有水平和垂直参考线，无衬片挡板的打孔机刻度面板上水平和垂直参考线上均有刻度，而且有方框标志线；有衬片挡板的打孔机水平参考线上无刻度，其两侧有垂直挡板各一，可根据衬片大小调整位置以固定衬片，如图 1-5-10。

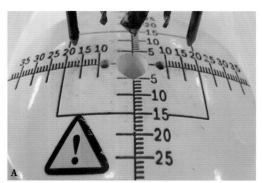
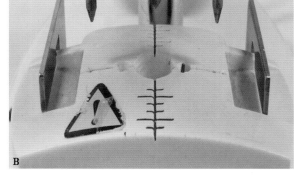

图 1-5-10　模板打孔机的刻度面板
A. 无衬片挡板模板打孔机的刻度面板；B. 有衬片挡板模板打孔机的刻度面板

打孔衬片的安装方法：由于有衬片挡板的模板打孔机在水平方向上没有刻度，需要通过调节挡板旋钮，来保证衬片在水平方向上的对称性，所以，有衬片挡板的模板打孔机只适用于方框法测量的镜架；而无挡板的模板打孔机既适用于方框法也适用于基准线法测量的镜架。

（1）有挡板的模板打孔机衬片安装方法（图1-5-11）：扭松挡板旋钮→放置带有水平参考线标记的衬片→上下移动衬片使最高点和最低点在刻度面板上垂直刻度线的相切数值相等→扭紧挡板旋钮将衬片夹住→完成。这时，刻度面板上的水平刻度线和垂直刻度线分别是衬片水平与垂直切线间的等分线。

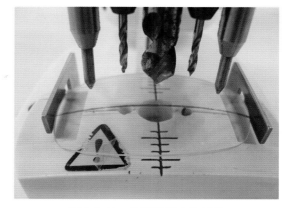

图1-5-11 旋紧挡板夹住衬片

（2）无衬片挡板的模板打孔机衬片安装方法

1）方框法测量的镜架衬片安装步骤（图1-5-12A）：放置带有水平参考线标记的衬片在刻度面板上→上下移动衬片使最高点和最低点在刻度面板上垂直刻度线的相切数值相等→水平移动衬片使衬片左边与右边最宽点延出方框左右标志线数值相等→完成。

2）基准线法测量的镜架衬片安装步骤（图1-5-12B）：放置带有水平参考线标记的衬片在刻度面板上→上下移动衬片使最高点和最低点在刻度面板上垂直刻度线的相切数值相等→水平移动衬片使衬片左右边缘与水平刻度线的交点数值相等→完成。

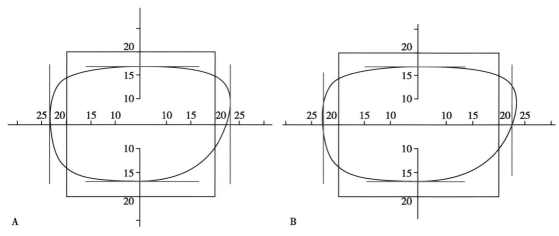

图1-5-12 无衬片挡板打孔机的衬片安装方法示意图
A. 方框法测量镜架的衬片安装方法；B. 基准线法测量镜架的衬片安装方法

（3）安装时的注意事项：无论有无衬片挡板，安装衬片时，衬片的水平参考线必须时刻保持与刻度面板上水平刻度线平行。否则，衬片打孔后，三孔的连线就会与衬片上水平基准线的方向出现偏差，以此为模板加工后的眼镜轴位就会出现偏差。

2. 利用模板打孔机制作模板操作步骤

（1）在衬片上作水平参考线：将经过整形带衬片的半框眼镜架放到焦度计测量支架上，焦度计不需要开电源，左右镜框均与镜片台的水平挡板接触，调整挡板位置，使测量孔接近衬片中心位置并固定（图1-5-13A），打印三个标记点（图1-5-13B、C），用油性笔和瞳距尺将三个印点连成直线，此线即为水平参考线（图1-5-13D）。

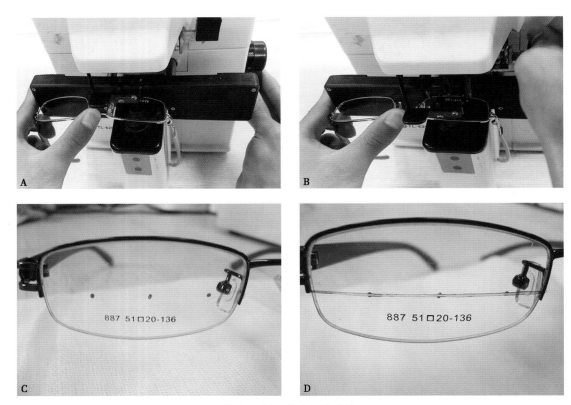

图 1-5-13　做水平参考线

A. 左右镜圈同时接触水平挡板；B. 固定镜架标记印点；C. 标记印点后的衬片；D. 将三个印点连成直线

若没有焦度计，也可以利用镜架的对称性，用直尺同时抵住左右桩头画一条直线作为水平参考线。

（2）在衬片上作水平基准线：以水平参考线为参照，用直尺测量衬片垂直方向最大尺寸，标记其中点，过该中点用油性笔和瞳距尺做一与水平参考线平行的水平线，该水平线即为水平基准线，如图 1-5-14 所示。

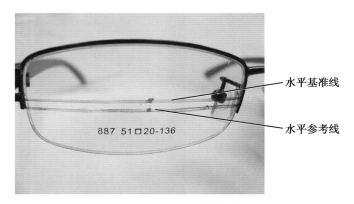

水平基准线
水平参考线

图 1-5-14　做水平基准线

具体操作参考视频 1-5-1 做水平基准线。

为了测量衬片垂直方向最大尺寸位置的准确性，还可以采用将镜架左右眉框同时抵住桌台边缘的方法进行测量，如图 1-5-15。

（3）拆卸衬片：半框眼镜衬片的拆卸，需要专门的金属拉钩工具，见图 1-5-16。

通常在外侧尼龙丝线穿入镜圈丝孔的部位，衬片与尼龙丝线之间会有小缝隙，如图 1-5-17 所示。

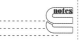

情境一 单光眼镜定配加工

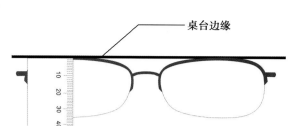

图 1-5-15 测量衬片垂直方向最大尺寸

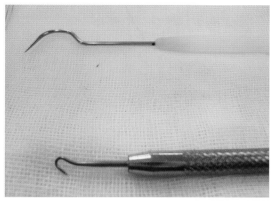

图 1-5-16 拆卸衬片专用工具拉钩

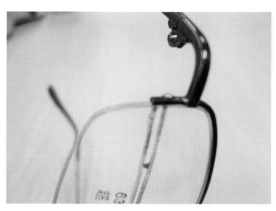

图 1-5-17 尼龙丝线穿入镜圈丝孔部位

拆卸时，可将拉钩针头从此处的后方插入缝隙，稍用力向外拉开，再沿衬片边缘移动，把尼龙丝逐渐脱离衬片边缘沟槽，即可卸下衬片，如图 1-5-18。

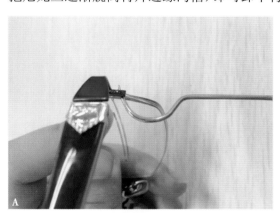

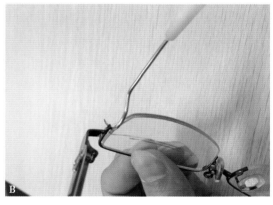

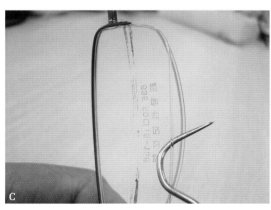

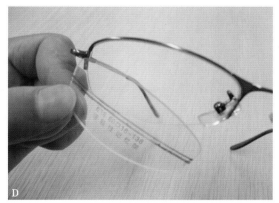

图 1-5-18 用专用钩针拆卸衬片的方法

A. 外侧尼龙丝线穿入镜圈丝孔部位；B. 拉钩针头从后方插入缝隙向外用力；C. 拉开尼龙丝线使其脱离衬片边缘沟槽；D. 取下衬片

具体操作参考视频 1-5-2 拆卸衬片。

（4）衬片打孔制成模板

1）安装、固定衬片：在前面模板打孔机的结构和性能中，已经介绍了打孔衬片的安装方法。本例顾客选用的是方框法测量的眼镜，可根据不同模板打孔机类型，按照方框法测量眼镜的安装步骤，安装好衬片，进行定位。

用左手扶住衬片，右手缓慢按下操纵手柄，使左右两定位针头同时抵压在衬片的水平基准线上（图 1-5-19）。

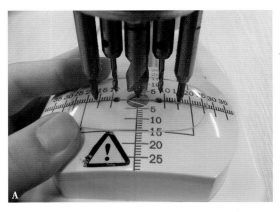
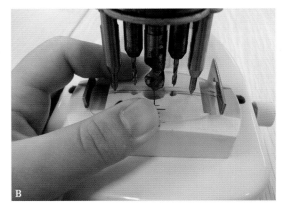

图 1-5-19　固定衬片

安装、固定衬片时要注意：

①安装衬片和操纵手柄在下压定位过程中，都要用一手扶住衬片（图 1-5-19），始终保持衬片的水平加工基准线与刻度面板上的水平线重合，避免发生偏移。

②按压操纵手柄的力量应适中，过大易将衬片压裂压碎。

2）衬片打孔：接通模板打孔机电源，再次确认衬片固定位置正确，一只手扶住衬片，另一手继续按下操作手柄，进行打孔（图 1-5-20）。确认衬片钻通后，松开手柄，停止打孔。

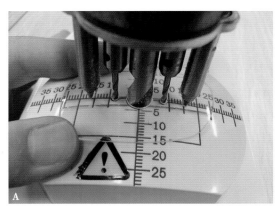
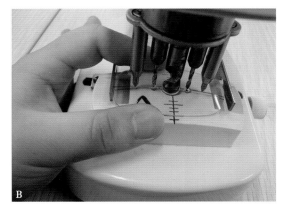

图 1-5-20　衬片打孔
A.无衬片挡板打孔机的衬片打孔；B.有衬片挡板打孔机的衬片打孔

衬片打孔时要注意：

①手按操纵手柄的压力和速度要掌握好，过大过快易将衬片压裂压碎，过小过慢，则无法钻通，树脂衬片也可能被高速转动的钻头熔化。

②钻头在向下钻通的过程中，会产生一些碎屑，应及时将其吹掉，以免钻头温度较高，使碎屑熔化附着在上面。

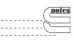

3）衬片标记：打孔结束后，取下衬片，检查打孔位置，两定位孔是否在水平基准线上，且相对于几何中心对称。检查完毕，在衬片上标注左右眼"R""L"标记及近眉鼻侧箭头（图 1-5-21）。

具体操作参考视频 1-5-3 衬片打孔制成模板。

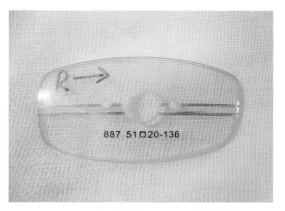

图 1-5-21　标注左右眼及近眉鼻侧箭头

（二）确定加工中心

1．根据配镜订单确定移心量　根据配镜订单的处方参数及镜架尺寸数据：顾客的瞳距 64mm，镜架几何中心水平距离为 70mm。

水平移心量为：（几何中心水平距 − 瞳距）/2=（70−64）/2=3mm，即向鼻侧移动 3mm。

垂直移心量：顾客定配的是远用眼镜，向上移动 2mm。

在实际配装加工中，根据戴镜时眼镜前倾角与眼睛视轴的关系及镜圈的大小，远用眼镜的镜片光学中心高度一般位于镜架几何中心水平线上 0～2mm 处；近用眼镜的镜片光学中心高度一般位于镜架几何中心水平线下 0～2mm 处。

2．移心，上吸盘　将图 1-5-7 中标记印点的左、右眼散光镜片在定中心仪上移心和安装吸盘。

由于陈旧的真空吸盘容易在磨边时漏气使镜片打滑，导致散光镜片的轴位出现偏差，可选用粘贴吸盘替代真空吸盘，其上盘固定方法基本与真空吸盘相同。

（1）组装粘贴吸盘：将双面胶的一面粘贴在吸盘上，见图 1-5-22。

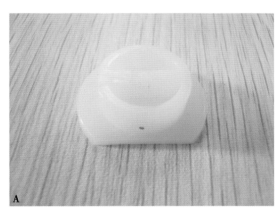
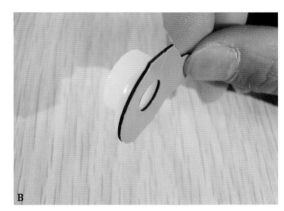

图 1-5-22　组装粘贴吸盘

（2）分清吸盘方向，定位孔与定位针对齐，将吸盘装入吸盘座，撕开保护膜，见图 1-5-23。

（3）操作压杆，将吸盘座连同吸盘转至中心位置，按下压杆，将吸盘附着在镜片加工中心位置上，见图 1-5-24。

（4）松开压杆，取下粘盘，完成右眼眼镜片加工前的定中心和上吸盘工作，见图 1-5-25。

（三）磨平边

1．开机　接通电源，打开仪器开关，设备自检。

2．装夹模板　取下原有模板，按正确方向装上与待磨镜片相配的新模板。

注意：半框眼镜衬片的硬度一般比全框眼镜要高，衬片打孔后通常可以直接使用，而全框眼镜的衬片由于比较软，打孔制成模板后一般不能直接使用，常辅以金属垫片配合使用，以防止衬片在磨边过程中出现形状变形等情况，如图 1-5-26 所示。

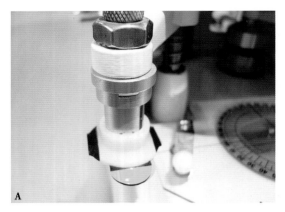

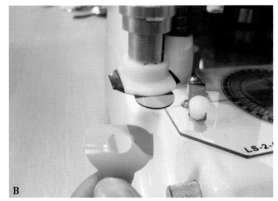

图 1-5-23　放入吸盘，撕开保护膜

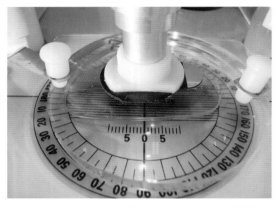

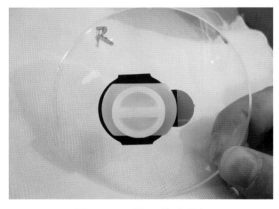

图 1-5-24　将吸盘附着在镜片加工中心位置

图 1-5-25　取下粘贴吸盘

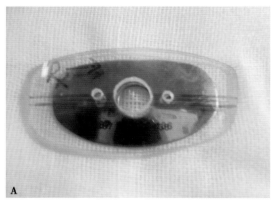

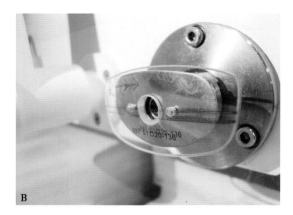

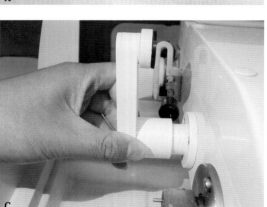

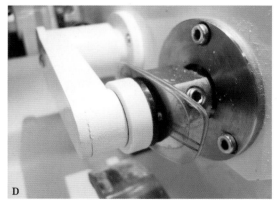

图 1-5-26　衬片与金属垫片配合使用

3．装夹镜片 按图 1-5-27 所示，将吸盘装入磨边机吸盘托内。安装时，吸盘内的定位孔要与吸盘托内的定位针对准。

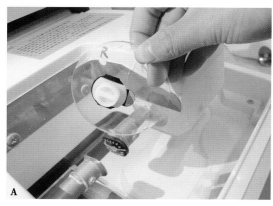
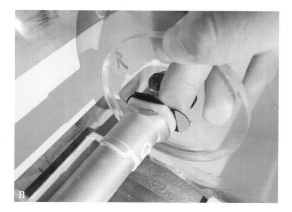
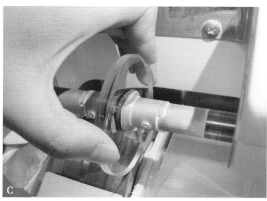
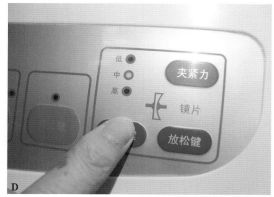

图 1-5-27 装夹镜片

4．设置磨边参数，见图 1-5-28：

（1）倒角种类的设置：本次任务为半框眼镜，选择平边。

（2）镜片材质的设定：选择树脂镜片。

（3）镜架材质的设定：选择金属材料。

（4）镜片磨边尺寸的调整：依据镜架材质、模板大小、砂轮的磨损情况及机器的个体因素有关，设置适合的尺寸修正值。

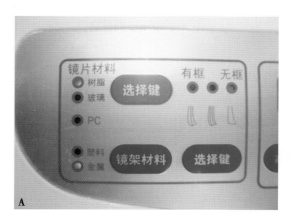
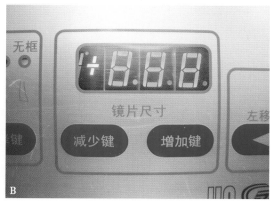

图 1-5-28 设置磨边参数

5.启动磨边　上述内容设定正确后,按磨边启动键,待冷却水正常出水后关好防护盖,开始磨边(图1-5-29)。

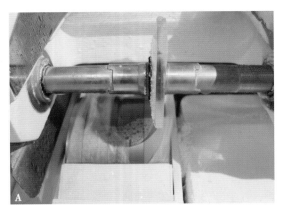
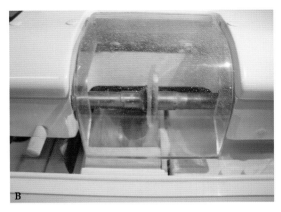

图1-5-29　磨边

6.监控自动磨边过程　如遇紧急情况,立即按停止键停止磨边,甚至关闭仪器电源开关。

7.取下镜片　磨边结束,上推隔音盖、防水罩,左手拿住镜片,右手按放松键,取下镜片(图1-5-30)。

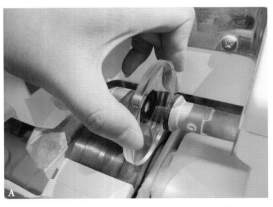
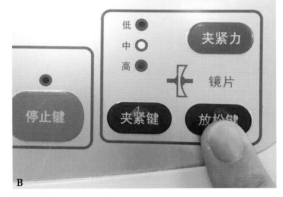

图1-5-30　取下镜片

8.比对尺寸大小　将带有吸盘的镜片与模板比对尺寸大小,如镜片尺寸一致,取下吸盘,磨边结束。如镜片尺寸偏大,将镜片放回磨边机进行重新磨边;如镜片尺寸偏小,镜片作废(图1-5-31)。

具体操作参考视频1-5-4磨平边。

（四）倒安全角

将半自动磨边机磨好的平边镜片在手工磨边机上倒棱去锋(图1-5-32)。用手垂直触摸倒棱边缘,无刮手感觉为宜,倒棱宽度0.2～0.5mm。

（五）抛光

抛光机根据电机轴方向分为立式和卧式两种类型,前面已经学习了立式抛光机的使用方法,下面以卧式自动抛光机操作为例,介绍一下卧式抛光机的使用方法。

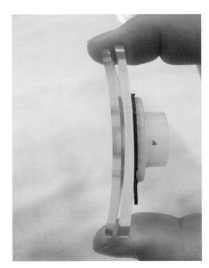

图1-5-31　比对

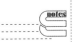

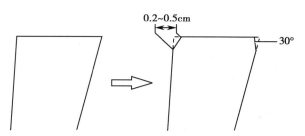

图 1-5-32　倒安全角

1. 启动电源,抛光轮快速旋转,将抛光蜡放在抛光轮上,使其均匀涂布抛光蜡(图 1-5-33)。

2. 关闭电源,将倒棱后的镜片按仪器机头上提示的镜片安装图安装镜片(图 1-5-34)。

3. 再次启动电源,将夹紧镜片的支架轻轻放在抛光轮上,进行镜片抛光(图 1-5-35)。

4. 抛光完成后,抬起镜片支架,关闭电源,取下镜片,如图 1-5-36。

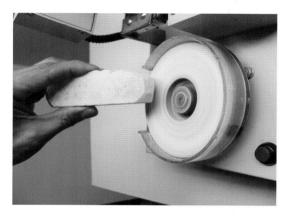

图 1-5-33　在抛光轮上涂抛光蜡

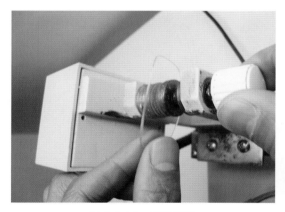

图 1-5-34　安装镜片

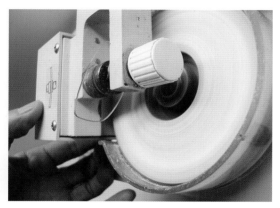

图 1-5-35　镜片抛光

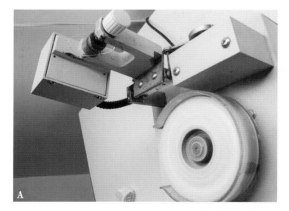

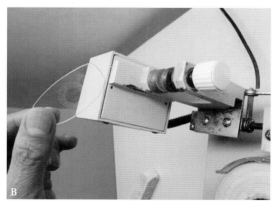

图 1-5-36　抛光完成后取下镜片

A. 抬起镜片支架;B. 取下镜片

（六）镜片开槽

1. 开槽机的结构　通常镜片开槽机由机头、调节台和壳体三大部分组成。壳体内部安装有两台电动机，一台电动机用于带动机头结构中镜片夹块转动，另一台电动机带动弧形件金刚石锯片切割磨轮相对于镜片夹头反向快速转动，从而使固定在左右夹头间的镜片边缘表面上开挖出一定宽度和深度的沟槽。

镜片开槽机的结构见图1-5-37所示。

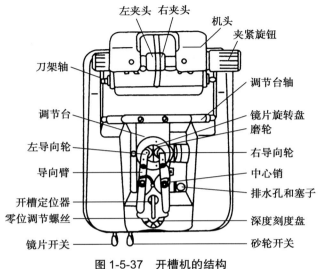

图1-5-37　开槽机的结构

2. 开槽机的性能

（1）槽弧的类型和适用镜片：镜片开槽的类型有三种：中心槽、前弧槽、后弧槽（图1-5-38）。

中心槽：适用于边缘厚度相同的薄镜片，如平光镜片、轻中度远视镜片或近视镜片。

前弧槽：适用于镜片边缘较厚的镜片，如高度近视镜片、高度近视合并高度散光镜片。

后弧槽：适用于高度远视镜片、双光镜片。

（2）设置槽型的方法

1）中心槽的设置方法（图1-5-39）

①提起调节台，将弹簧挂钩两端插入下面标有"C"记号的两个联结点孔中。

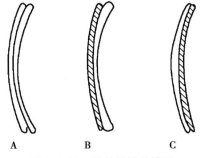

图1-5-38　镜片开槽的槽型
A. 中心槽；B. 前弧槽；C. 后弧槽

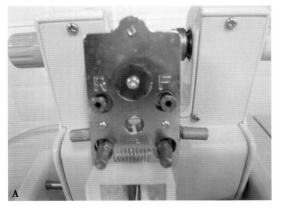
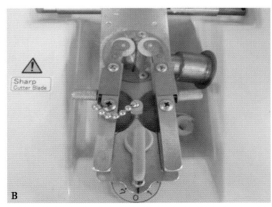

图1-5-39　中心槽的设置方法
A. 弹簧挂钩两端"C"固定；B. 中心销插入中心孔和定位器位置

②将中心销插入两导向臂之间的中心孔。

③将开槽定位器旋到中心位置。

2）前弧槽的设置方法（图1-5-40）

①提起调节台，将弹簧挂钩插入标有"F"和"C"记号的两个联结点孔中。

②使中心销悬空，勿使其插入两导向臂之间的中心孔中。

③将开槽定位器旋到前导向臂位置。

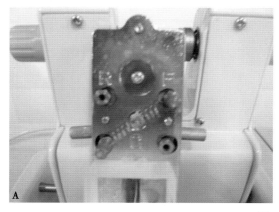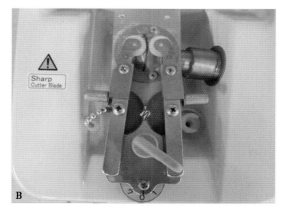

图1-5-40

A. 弹簧挂钩两端"C""F"固定；B. 中心销悬空和定位器位置

3）后弧槽的设置方法（图1-5-41）

①提起调节台，将弹簧挂钩插入标有"R"和"C"记号的两个联结点孔中。

②使中心销悬空，勿使其插入两导向臂之间的中心孔中。

③将开槽定位器旋到后导向臂位置。

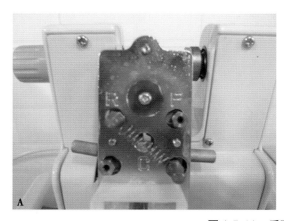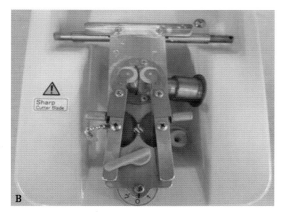

图1-5-41　后弧槽的设置方法

A. 弹簧挂钩两端"C""R"固定；B. 中心销悬空和定位器位置

（3）设置开槽的深度：开槽深度调节旋钮（图1-5-42），开槽深度一般调节至3～4位置。

开槽机使用注意事项：

1）开槽机必须安装在结实的工作台上。保持平整稳定，不能倾斜，使用前应给各转动轴部位上润滑油，并经常保持清洁。

2）开槽机的切割轮后方有一固定排水口（图1-5-43A），防止过多的积水使轴承锈蚀，排水口底部需接塑料软管（图1-5-43B），如不接塑料软管，也可在排水口放一稍大的干海绵（图1-5-44），防止排出的水积存在工作台上，海绵需经常清理。

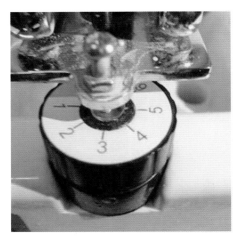

图 1-5-42 开槽深度设置

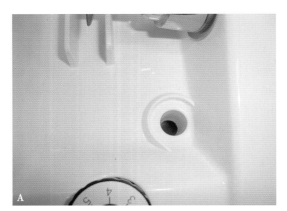

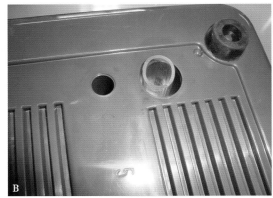

图 1-5-43 开槽机排水口装管位置
A. 排水口上部；B. 排水口底部

（3）要经常取出切割轮下海绵清洗干净，使用前需注入水充分浸湿海绵，当海绵用旧后及时更换（图 1-5-45）。

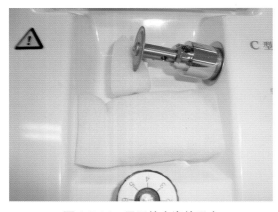

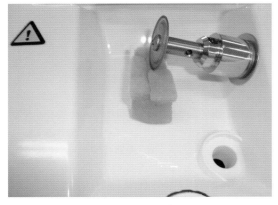

图 1-5-44 用干的大海绵吸水

图 1-5-45 开槽机刀轮下海绵

（4）槽位的设定，应以被加工镜片最薄边缘部位设定。镜片开前弧槽和后弧槽时，镜片沟槽位置与镜片前或后边缘距离应不小于 1mm（图 1-5-46）。

（5）槽的深度一般为宽度的一半，槽的宽度为 0.5～0.6mm，槽的深度一般为 0.3mm。槽的深度若过浅，尼龙丝线易脱落，若过深，镜片边缘易崩裂。

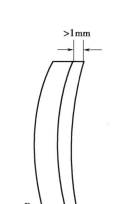

图 1-5-46　沟槽位置与镜片前或后边缘距离示意图
A. 沟槽位置与镜片前边缘距离；B. 沟槽位置与镜片后边缘距离

（6）更换切割轮时，应先断开电源插头，然后在轴的小孔中插入一细棒，再旋开轮盘的十字槽头螺丝钉（图 1-5-47）。

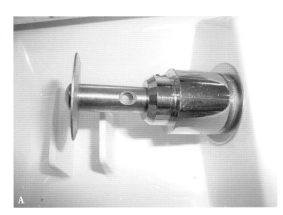
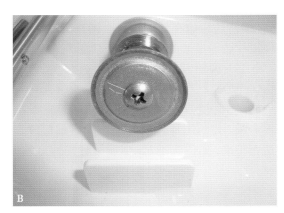
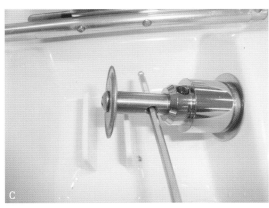
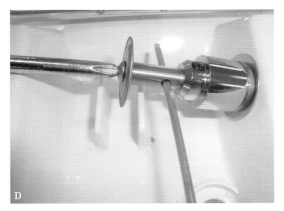

图 1-5-47　更换切割轮
A. 刀轮轴部小孔；B. 刀轮螺丝；C. 刀轮轴部小孔穿一小铁棍；D. 螺丝刀卸下刀轮

3. 镜片开槽

（1）装夹镜片（图 1-5-48）：松开右侧夹紧旋钮，右夹头打开，按仪器机头上提示的镜片安装图安装镜片，左右夹头尽可能夹在镜片几何中心位置，拧紧右侧夹紧旋钮，右夹头关闭，固定镜片。

（2）根据配镜订单，镜片度数为低度近视散光，选择开中心槽。中心槽设置的方法见图 1-5-39。

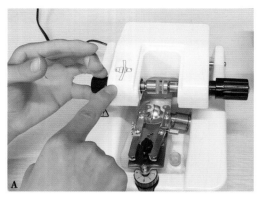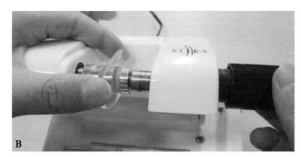

图 1-5-48　装夹镜片

（3）将切割轮下方的海绵充分润湿，在开槽过程起到防尘降温的作用。

（4）一手将装好镜片的机头慢慢放下，另一手打开导向臂，将镜片夹在两导向轮之间，镜片边缘放在切割轮上。调整镜片位置，使镜片边缘最薄处接触切割轮（图 1-5-49）。

（5）调整开槽位置：将开槽深度调节旋钮转至 0～1 之间的位置（图 1-5-50A），将镜片转动开关拨至"ON"，使镜片在刀轮上旋转一周，关闭镜片转动开关。观察槽痕位置

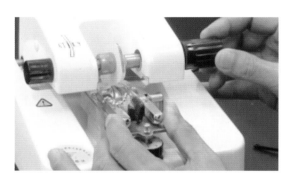

图 1-5-49　装夹镜片使最薄处落在切割轮上

是否正确，如位置不对，应调节导向臂上的调节旋钮（图 1-5-50B），直至槽痕位置合适。

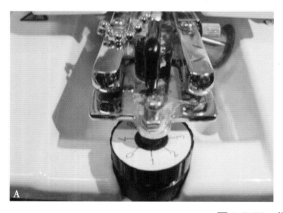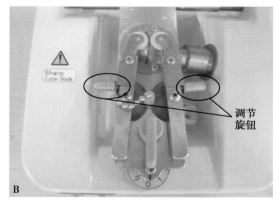

图 1-5-50　调整开槽位置
A. 设置开槽深度为 0～1；B. 可调节槽位的调节旋钮

（6）开槽：位置调整合适后，将开槽深度调节旋钮转至 3～4 位置，同时开启镜片转动开关和切割轮转动开关，拨至"ON"，对镜片进行开槽（图 1-5-51）。

（7）待镜片旋转一周或听到开槽声音发生突变后，先关闭切割轮开关，再关闭镜片转动开关。

（8）打开导向臂，抬起机头，左手拿住镜片边缘，右手打开镜片右夹头，取出镜片（图 1-5-52）。

（9）检查开槽深度是否符合要求，如深度不够，则增加开槽深度设置数值，其他设置不变，重新开槽，直至深度合适（图 1-5-53）。

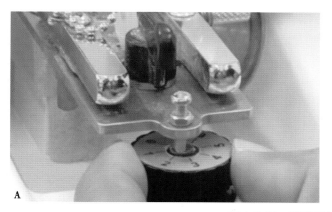
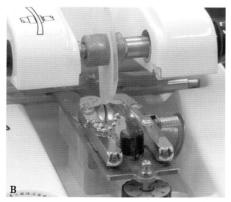

图 1-5-51　镜片开槽

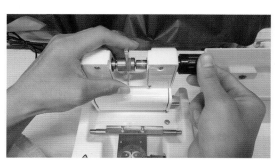

图 1-5-52　取出镜片

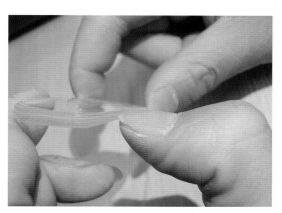

图 1-5-53　检查开槽深度

具体操作参考视频 1-5-5 镜片开中心槽、视频 1-5-6 镜片开前弧槽和视频 1-5-7 镜片开后弧槽。

注意：镜片开槽时，有时会出现某些部位开不到的情况，这种现象多发生在小镜圈的镜架，开不到的部位通常是镜片的上部或下部边缘，即镜片最小直径的上缘和下缘位置。

解决方法：可以采取两次（或多次）开槽法，即分两次（或多次）装夹镜片不同位置进行开槽（图 1-5-54）。

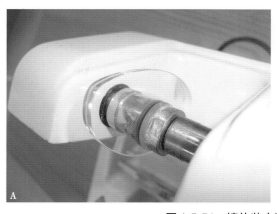
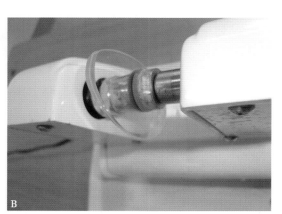

图 1-5-54　镜片装夹不同位置进行两次开槽
A. 装夹镜片下部开上半部槽位；B. 装夹镜片上部开下半部槽位

（七）安装

半框眼镜的装架是指将磨边开槽后的镜片装入镜圈和尼龙丝之间进行固定。

1．将镜片试装入半框镜架的镜圈内，检查镜片与镜圈的形状、大小吻合情况。若存在偏差，能用手工磨边机修正的，则使用手工磨边机进行局部磨边修正，并做抛光处理；不能用手工磨边机修正的，则需要重新取片加工。

2．将镜片上缘沟槽嵌装入半框镜架上方镜圈内的尼龙丝上，确认镜片与镜圈配合良好，尤其鼻侧和颞侧的上丝位置与镜片沟槽配合正确（图1-5-55）。

3．用一手扶住固定镜片和镜圈，另一手用一根辅助丝带穿过下方尼龙丝，将其向外拉开，从镜片颞侧拉向鼻侧，直至尼龙丝完全嵌入镜片下半部分的沟槽内（图1-5-56）。

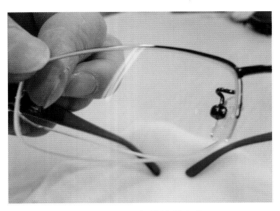

图1-5-55　嵌装镜片上部

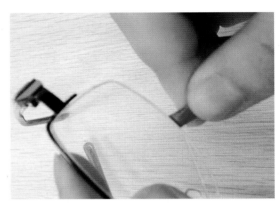

图1-5-56　拉丝嵌装镜片下部

4．用辅助丝带在镜片下缘向外拉，若出现1.5～2.0mm的缝隙为松紧度适宜。

5．抽出辅助丝带，检查并清理沟槽内有无遗留丝带线等杂物。

6．检查确认装配质量，有无应力过强、过弱或局部应力不均，有无明显缝隙、崩边等现象，外观有无钳痕、擦痕、镀层剥落，是否需进行必要的整形操作。

具体操作参考视频1-5-8安装。

注意：在装架过程中，由于操作不当或用力过大，有时会将半框镜架的尼龙丝线损坏，需要更换新的尼龙丝线。

更换尼龙丝线的方法：

1．用圆嘴钳将旧尼龙丝从上丝孔处拆下来。

2．取一根新的尼龙丝线，先用圆嘴钳将一端固定在鼻侧的上丝孔处（图1-5-57）。

3．一手持镜片，将其上边缘嵌入半框镜架上方的镜圈内扶稳，另一手将新尼龙丝从鼻侧开始嵌入镜片沟槽内，至内向外完全嵌入镜片下缘，再向上拉直至镜腿，剪断（图1-5-58）。

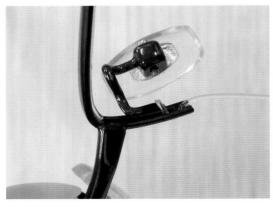

图1-5-57　新尼龙丝线在鼻侧安装好

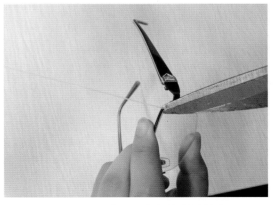

图1-5-58　剪取尼龙丝线所需长度

4. 取下镜片,将新尼龙丝的另一端固定在镜圈颞侧的上丝孔处(图1-5-59)。

5. 用辅助丝带将镜片重新装配到更换好尼龙丝的半框镜架上,并检查尼龙丝的松紧度是否适宜(图1-5-60)。

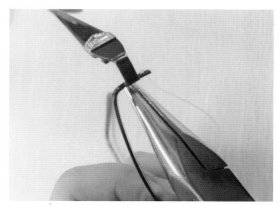

图1-5-59　新尼龙丝线在颞侧安装好

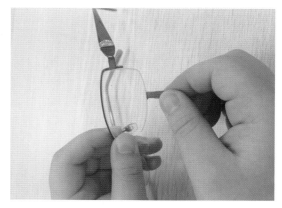

图1-5-60　安装镜片并检查尼龙丝线松紧度

三、眼镜整形与质量检测

(一)眼镜整形

1. 镜面调整　俯视观察金属半框镜架镜面角是否在170°～180°的范围内,且左右两镜面平整对称。如镜面角小于170°或者大于180°时,可用平口钳及鼻梁钳扩大或缩小镜面角,也可用手进行调整,见图1-5-61。

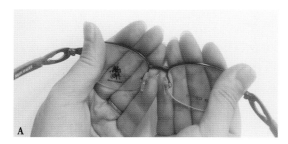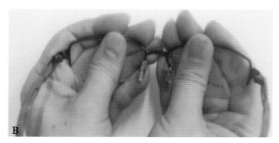

图1-5-61　调整镜面角
A. 增大镜面角;B. 减小镜面角

2. 鼻托调整　在半框眼镜加工过程中,对于一些中高度近视镜片磨平边后,边缘依然较厚,在镜片安装时,必须要调整鼻托支架位置才能将镜片安装上去且镜片鼻侧边缘不受损伤,因此,在整形时要重点观察左右鼻托是否对称,高度、角度及上下位置是否适中,如不合适,用圆嘴钳和(或)托叶钳调整鼻支架和托叶(图1-5-62)。

3. 镜身镜腿的调整　两镜腿张开平放和倒伏于桌面上,检查镜圈与镜腿平整性。若正放不平整,可通过调整镜身倾斜度及镜腿弯曲来达到;若倒伏不平整,可通过调整镜身倾斜度来达到,具体调整方法详见任务四相关内容。

4. 镜腿调整。

(二)质量检测

1. 装配质量检测

(1)检查镜片形状是否与镜圈几何形状基本一致,有无缝隙,且左右对称。

(2)检查金属镜架表面是否光滑、有无毛刺、镀层剥落、明显划痕、螺丝溢扣、零件缺损等疵病。

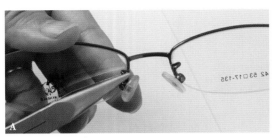
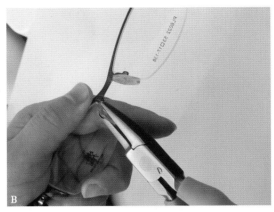

图 1-5-62　调整鼻托

A. 圆嘴钳调整鼻托支架；B. 托叶钳调整托叶

（3）检验镜片表面是否有划伤，开槽的位置、深浅是否正确，开槽部分是否有崩边、缺损，槽的宽度与拉丝是否匹配，尼龙丝是否入槽，镜片边缘的倒棱效果是否符合要求，抛光是否均匀。

（4）检查尼龙丝松紧是否合适，左手拿住镜架，右手拇指和示指夹住镜片并旋转，不旋转，说明松紧合适，若能转动，则需适当缩短拉丝长度。

2. 光学参数检测　在自动焦度计上测定装成单光眼镜左右眼镜片的光学中心、顶焦度、轴位并印点，然后分别测量左右眼镜片光学中心水平距离、左右眼镜片单侧光学中心距和左右眼镜片光学中心高度差值。将测量数据与处方进行核对，查看《配装眼镜》国家标准对应的允差范围，确认是否符合要求。

（1）两镜片光学中心水平距离、光学中心高度差值测量方法：将配装好的单光眼镜放在自动焦度计上，且左右镜片的下缘都要与挡板接触，以焦度计的挡板作为水平工作线，首先测量其中一镜片的光学中心并标记印点 O_1，然后在不移动挡板的条件下平移镜架，使另一镜片的十字丝标象竖线对中并标记印点 O_3，如果此印点 O_3 不是光学中心点，则垂直移动到光学中心并标记印点 O_2。

取下镜架用直尺或游标卡尺量出两镜片的光学中心水平距离（OCD）O_1O_3 和两镜片光学中心高度差值垂直互差 O_2O_3，如图 1-5-63A、B 所示。

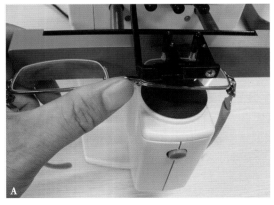
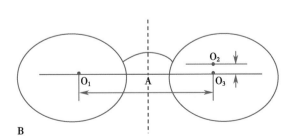

图 1-5-63　测量两镜片的光学中心水平距离、光学中心高度差值

A. 左右镜片的下缘均与挡板接触；B. 光学中心水平距离、光学中心高度差值

（2）左右眼镜片单侧光学中心距的测量通常利用测量卡来完成，如图 1-5-64 所示。

（3）本次任务的光学参数检测见表 1-5-1。

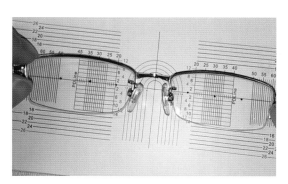

图 1-5-64　单侧光学中心距的测量

表 1-5-1　光学参数检测评价表

处方数据	右眼度数		左眼度数		瞳距（PD）		
	−1.25DS/−1.00DC×180		−1.75DS/−0.75DC×175		64mm		
检测项目	标准要求		实测值		偏差值	允差	是否合格
顶焦度偏差（D）	GB 10810.1—2005 表 1	R	S：−1.29D		0.04D	±0.12D	合格
			C：−0.97D		0.03D	±0.12D	合格
		L	S：−1.72D		0.03D	±0.12D	合格
			C：−0.78D		0.03D	±0.09D	合格
柱镜轴位偏差	GB 13511.1—2011 表 3	R	A：178		2	±4（°）	合格
		L	A：176		1	±6（°）	合格
光学中心水平偏差	GB 13511.1—2011 表 1	OCD	65mm		1mm	±3mm	合格
光学中心单侧水平偏差	不得大于 GB 13511.1—2011 表 1 中光学中心水平允差的 1/2	单侧光心距	R：32mm		0	±1.5mm	合格
			L：33mm		1mm	±1.5mm	合格
光学中心垂直互差	GB 13511.1—2011 表 2		1mm			≤2.0mm	合格

注意：

（1）在判断"顶焦度偏差"是否小于允差时，需用"顶焦度绝对值最大的子午面上的顶焦度值"。如本次任务：OD：−1.25DS/−1.00DC×180，则顶焦度绝对值最大的子午面上的顶焦度值为 −2.25D；OS：−1.75DS/−0.75DC×175，顶焦度绝对值最大的子午面上的顶焦度值为 −2.50D。

（2）在判断"光学中心水平偏差、光学中心单侧水平偏差、光学中心垂直互差"偏差是否小于允差时，如果左右眼镜片"顶焦度绝对值最大的子午面上的顶焦度值"不一致，按顶焦度值大的标准执行。如，OD：−1.00DS/−1.00DC×180，OS：−1.75DS/−0.75DC×175，则按照左眼顶焦度绝对值最大的子午面上的顶焦度值 −2.50D 执行，即：光学中心水平偏差为 ±3mm；光学中心单侧水平偏差为 ±1.5mm、光学中心垂直互差≤2.0mm。

（3）表格中有一项指标不合格，则眼镜装配质量不合格。

四、眼镜配发

（一）订单确认

眼镜配发的首要环节就是订单确认，核对销货单。主要内容包括：患者的姓名、职业、年龄、患者的处方、配镜时间、取镜时间、镜架、镜片的货名、价格、有无特殊的加工需求等。

确认无误后,回收配镜单进行库存。交付顾客时要根据处方的各项要求逐一核对确认,并交给顾客试戴,确认无误后方可交付,若配戴有不适感需进行校配。

(二)校配

根据配戴者的脸型调整镜架,使其接近或达到理想配适。最终调整为舒适眼镜。

1. 排除眼镜整形不足造成配戴不良的因素

(1)摘下戴镜者眼镜。

(2)检查眼镜基本整形。

(3)对整形不足要先作眼镜架调整。

2. 从戴镜者正面观察

(1)鼻托间距

1)眼镜架整体抬高:当戴上眼镜后,发现眼镜架整体抬高,镜片光学中心上移。观察后发现是由眼镜的鼻托叶间距过窄所致,如图 1-5-65 所示。可用尖嘴钳调整鼻托梗的间距,使眼镜架整体位置下移。

2)眼镜架位置过低:当戴上眼镜后。发现眼镜下滑,眼镜架位置降低。观察是由眼镜的鼻托叶间距过宽或者鼻托梗弯曲过度所致,如图 1-5-66 所示。可用托叶钳调整托叶间距和鼻托梗弯曲度,使镜片中心位置上移。

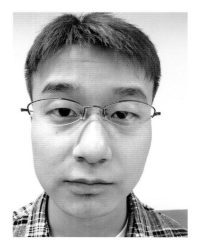

图 1-5-65　眼镜架整体抬高

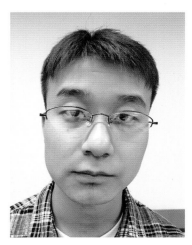

图 1-5-66　眼镜架位置过低

(2)托叶角度:

1)鼻梁部有压痕:戴镜者戴镜后鼻梁部位有明显的压痕和痛感,且镜架鼻梁中心位置不稳定,观察该眼镜的托叶附着面角度与鼻侧面不符合。须调整鼻托叶角度和鼻托梗的弯曲度,使托叶面具有最大的单位负荷面。

2)镜架鼻梁中线偏离:当戴上眼镜后,眼镜架中心偏离面部中心轴线,观察戴镜者的鼻梁侧坡度是否对称,若有两鼻梁侧坡不对称者,调整单向鼻托叶角度和鼻托梗的弯曲度,并调整单向镜腿外展角度,使镜框中线位置居中,如图 1-5-67 所示。

3. 从戴镜者侧面观察

(1)身腿倾斜与耳位配合

1)眼镜架偏斜:当戴上眼镜后,发现镜架的水平基准线中心不在同一个水平位置,眼镜架偏斜,如图 1-5-68 所示。可观察戴镜者的两边耳位,如果存在一边高一边低,可以调整单侧镜腿的倾斜角度,使眼镜架趋于平衡。

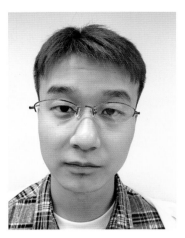

图 1-5-67　镜架向一侧偏离

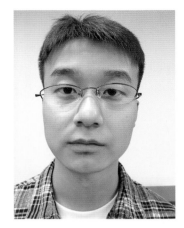

图 1-5-68　眼镜架偏斜

2）镜架倾斜角度过小：当戴上眼镜后，侧面发现镜架框面的倾斜角度偏小，呈直角状，可观察戴镜者的耳位是否偏低。如果是，可调整加大双侧镜腿的倾斜角，使镜框维持 10° 左右的倾斜角。

3）镜架倾斜角度过大：当戴上眼镜后，发现镜架框面的倾斜角度偏大，呈过度斜角状，可观察戴镜者的耳位是否偏高。如果是，可调整减少双侧镜腿的倾斜角，使其与镜框维持 10° 的倾斜角。

（2）眼镜架颞距

1）太阳穴出现压痕：戴镜者戴镜后，眼镜架夹紧太阳穴部位，出现颞侧压痕，观察到眼镜面角有反翘的现象，是由于眼镜架颞距过小，要加大镜腿的外展角度，使之松紧度适度。

2）戴镜过松易掉：戴镜者戴镜后，眼镜架与太阳穴部位和颞侧宽松，低头时镜架易掉下。其原因多是眼镜架颞侧过大或镜架张角过大，要收小镜腿的外展角度使之松紧适度。

4. 从戴镜者两侧观察

（1）镜腿弯长：当戴上眼镜后，镜架易掉或耳朵有压痛。观察戴镜者的镜腿弯点与耳朵弯曲不相适应，弯度不够或弯度过分，或者弯点位置过前或者过后，使镜架附着力过松或过紧，要调整两侧镜腿各自的弯点及弯点长度，如图 1-5-69 所示。

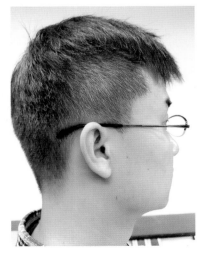

图 1-5-69　镜腿弯点过长

（2）垂内角：当戴上眼镜后，观察戴镜者的镜腿垂内角是否与耳侧头部的轮廓相适应。垂内角过大压迫产生不适感觉。垂内角过小镜架弯点长不贴头部轮廓。需要调整镜架垂内角。

（三）戴镜指导

戴镜者为 18 岁高中女学生，文静，喜欢看书。针对戴镜者特点建议多注意用眼卫生，经常望远，并给出如下戴镜指导意见：

1. 镜架使用

（1）如何正确取拿眼镜：不可用单手，一定要用双手。千万不可无意识地用单手将眼镜取下，如此容易导致镜框变形。放置时镜架上端朝下。

（2）保管镜架的方法：不可忽视保养镜架。在入浴、海水浴或是激烈运动后，受水分、盐分的侵蚀，更要迅速擦拭干净，以防止生锈或侵蚀。

2. 眼镜架的清洁保养

（1）用超声波清洗，靠震动把里面的污渍清除掉，一般眼镜店都有这个服务，基本是免费的。

（2）半框眼镜架镜片卡槽处比较脏时可以自己把拉丝松开，把镜片取下来用纸巾擦干净。

（3）化妆品或整容剂等具有化学成分之美容品，容易使镜架褪色，请用眼镜专用布或纸擦干净。

（4）大部分的眼镜是先从左边镜脚轻轻折放，如果硬从右边折放，会导致镜架本身不平衡、歪斜，致使您戴上后不舒适。

【实训项目及考核标准】

1. **实训项目**　半框眼镜的定配加工。

（1）实训目的

1）能看懂单光散光眼镜验光处方，并能确定和规范书写配镜订单。

2）能对单光散光眼镜片、半框眼镜架材质、型号、规格、品牌进行配前核对。

3）能使用自动焦度计测定单光散光镜片球镜、柱镜顶焦度，确认轴位并印点标记。

4）利用半自动磨边机加工制作半框眼镜。

5）能对半框眼镜进行整形与校配。

6）会对半框眼镜进行质量检测，能对顾客进行戴镜指导。

（2）实训工具：配镜订单、半框眼镜架、眼镜片、衬片打孔机、自动焦度计、中心仪、半自动磨边机、手工磨边机、开槽机、抛光机、螺丝刀、整形工具、瞳距尺、测量卡、记号笔等。

（3）实训内容

1）学生按各自的实训小组组织在一起，领取各组配发的实训材料。

2）根据配镜订单，小组讨论分析，确定正确的加工技术路线。教师巡回检查、指导。

3）按既定加工路线，学生分组利用自动焦度计、半自动磨边机等设备完成眼镜片顶焦度的检测、半框眼镜的加工制作、眼镜整形与质量检测、眼镜校配与戴镜指导等工作任务。教师巡回检查、指导。

4）任务完成后，各小组展示定配好的半框眼镜。教师有针对性的点评、总结。

2. **考核标准**

实训名称		半框眼镜的定配加工			
项目	分值	要求	得分	扣分	说明
素质要求	5	着装整洁，仪表大方，举止得体，态度和蔼，团队合作，说普通话，拿放镜架、镜片规范			
实训前	15	组织准备：实训小组的划分与组织 工具准备：实训工具齐全 实训者准备：遵守实训室规章制度			
实训中	6	正确使用衬片打孔机制作模板			
	6	根据处方正确使用焦度计对镜片印点标记			
	8	使用中心仪准确移心和安装吸盘			
	8	正确使用半自动磨边机磨平边			
	6	手工磨边倒安全角			
	4	抛光处理			
	6	正确开槽			
	4	安装			
	4	眼镜整形			

续表

实训名称		半框眼镜的定配加工			
项目	分值	要求	得分	扣分	说明
实训中	4	眼镜质量检测			
	4	眼镜校配与戴镜指导			
实训后	5	清理垃圾，整理物品，设备清理并归位			
熟练程度	15	程序正确，操作规范，动作熟练			
实训总分	100				

3. 思考题

（1）适合半框眼镜半自动加工制作模板的方法有哪些？

（2）开槽机装夹镜片的方向如何确定？

（3）如何确定镜片开槽的槽型？在开槽机上如何设置？

（4）半框眼镜主要校配项目有哪些？

4. 实训报告　总结实训过程，完成实训报告。

任务六　无框眼镜定配加工

学习目标

知识目标

1. 掌握：钻孔机和锯槽机的结构及对镜片钻孔和锯槽的方法。

2. 掌握：无框眼镜的安装、整形和校配的特点及方法。

3. 熟悉：无框单光眼镜配镜订单的内容及格式要求。

4. 熟悉：无框眼镜的结构与加工特点。

5. 熟悉：全自动磨边机结构及扫描框型、确定镜片加工中心和磨边加工的方法和要求。

6. 熟悉：数控钻孔机的结构及对镜片钻孔和铣槽的方法。

7. 熟悉：无框眼镜配装质量检测内容及相应的国家质量标准要求。

能力目标

1. 能根据验光处方单分析处方、填写配镜订单、核对和检验出库的无框眼镜架和单光镜片。

2. 会用全自动磨边机扫描框型、确定镜片加工中心和对镜片实施磨边。

3. 能熟练对左、右镜片表面作钻孔标记和使用钻孔机进行钻孔加工。

4. 能熟练对左、右镜片表面作锯槽标记和使用锯槽机进行锯槽加工。

5. 能使用数控钻孔机对左、右镜片进行钻孔和锯槽位置的坐标数据测量、钻孔和铣槽加工。

6. 能完成无框单光眼镜的安装、整形、质量检测与校配。

素质目标

1. 在加工前养成熟悉并掌握各种仪器设备及工具操作规程的习惯。

2. 工作中养成与他人沟通交流、团队协作的精神。

3. 及时将使用后的仪器设备、工具等回归原位。

4. 及时清理加工中产生的垃圾，保持加工场所卫生整洁。

5. 在工作中养成查找问题、分析问题、解决问题的工作作风。

任务描述

顾客王××，男35岁，公司文员，原戴无框眼镜使用时间已近3年，因镜片清晰度及眼镜外观不佳来眼镜店验光配镜，经检查，验光师开具的验光处方如下：

××眼镜公司(××店)验光单

NO. 00××××××

姓名　王××　　性别　男　　年龄　35　　职业　公司文员　　日期××年××月××日

		球镜 SPH	柱镜 CYL	轴位 AXIS	棱镜 PRISM	基底 BASE	矫正视力 VISION
远用 DV	右眼 OD	−2.00	−0.50	105			1.0
	左眼 OS	−2.00	−0.50	95			1.0
近用 NV	右眼 OD						
	左眼 OS						

瞳距(PD)：远用　64　mm（R32/L32）　　　近用＿＿＿mm；　ADD：＿＿D

验光师（签名）：×××

通过推介和交流，该顾客选择了一副四孔四槽无框眼镜架，镜架规格尺寸为52□18-140，所选镜片为超韧加膜树脂镜片，折射率1.56，直径为ϕ70mm。

作为一名眼镜定配人员，在接到验光处方以及顾客其他配镜信息后，如何完成以下各项工作任务？

1. 准确理解验光处方内容，并正确开具配镜订单。

2. 核对出库商品眼镜片、无框眼镜架。

3. 使用扫描仪扫描框型（代替制作模板）。

4. 确定镜片加工中心。

5. 使用全自动磨边机对镜片进行磨边加工。

6. 使用钻孔机和锯槽机对镜片进行钻孔和锯槽加工。

7. 完成镜架与镜片的安装，按配装眼镜整形要求对安装后的无框眼镜进行整形，使其成为合格眼镜。

8. 使用电脑焦度计等设备对配装眼镜进行光学参数检验和外观检验。

9. 针对具体配戴者的配戴效果进行个性化校配，使其配戴舒适美观。

眼镜定配人员要完成一副四孔四槽无框眼镜的定配加工，其工作流程如图1-6-1所示：

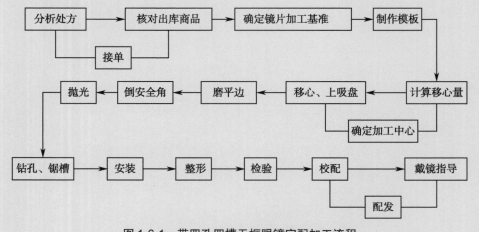

图1-6-1　带四孔四槽无框眼镜定配加工流程

由于目前市场上常见的无框眼镜有两种：四孔四槽无框眼镜和八孔无框眼镜。下面将详细介绍四孔四槽无框眼镜的定配加工，同时对八孔无框眼镜定配加工中重点要关注的不同之处作简要说明。

一、接单

（一）分析处方

1. 阅读验光处方　配镜师接到验光处方单后，首先要阅读并分析处方书写格式是否正确，处方内容及相关信息填写是否齐全，如有错误或疑问，应及时与验光师进行沟通解决。本验光处方单书写格式正确，填写的处方内容及相关信息齐全、无误。

其次，根据验光处方分析该顾客选配无框眼镜是否合适。本案例，顾客双眼均为低度复性近视散光，从配镜角度分析选择的无框镜架与镜片进行配镜没有问题。

2. 填写配镜订单　依据验光处方单内容及所选镜架、镜片信息，填写配镜订单。案例中定配眼镜对应的配镜订单如下：

××眼镜公司(××店)配镜订单

NO. 00××××××

客户	王××	性别		男	年龄	35		电话	×××××××		
住址	××××××××××××				订镜日期	××年××月××日					
配镜处方	SPH		CYL	AX	VA	PD		备注			
远用	R	−2.00	−0.50	105	1.0	64mm (R32/L32)					
	L	−2.00	−0.50	95	1.0						
近用	R					mm (R /L)		ADD:			
	L										
商品	品牌		型号、规格、材料			单价(元)	数量(付)	总价(元)		实收(元)	
镜架	××无框架		××, 52□18-140, 纯钛			×××	1	×××		×××	
镜片	××镜片		××, φ70mm, 1.56树脂			×××	1				
加工要求	××××××		□开槽　☑钻孔　☑锯槽　□改形　□染色 □切边　☑抛光								
客户签名			取镜日期		年　月　日；　即取☑						

开单 _____　加工 _____　检验 _____　发货 _____

（二）无框眼镜的结构及加工特点

1. 四孔四槽无框眼镜的结构　图 1-6-2 示，左、右镜片每侧都有一小圆孔和一边缘凹槽，鼻梁或桩头上的螺栓穿过镜片小圆孔，通过螺母实现镜架与镜片的连接，同时鼻梁或桩头上定位卡钉卡在镜片边缘凹槽中起固定镜片作用。

2. 八孔无框眼镜的结构　图 1-6-3 示，左、右镜片每侧都有直径相同、高度相同的 2 个通孔，"π"形胶塞的 2 根塑胶套管由镜片后表面 2 圆孔中插入，并紧紧压套在由前表面 2 圆孔中插入的鼻梁（或桩头）上面的 2 个直立销钉上，实现镜架与镜片的连接，同时起到镜片定位作用。

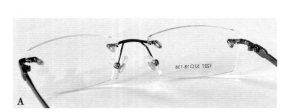
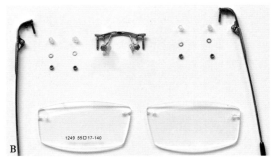

图1-6-2 四孔四槽型无框眼镜
A.四孔四槽无框眼镜;B.四孔四槽无框眼镜部件

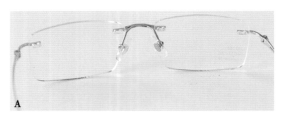
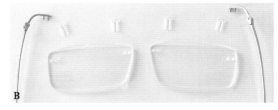

图1-6-3 八孔无框眼镜结构图
A.八孔无框眼镜;B.八孔无框眼镜部件

3.无框眼镜加工特点 与全框或半框眼镜相比,无框眼镜镜片小孔和边缘凹槽处在安装和使用过程中易受力破损,因此尽可能选用PC等强度大的镜片材质,同时要保证镜片钻孔和锯槽加工的质量,在进行镜架与镜片的安装、眼镜整形和校配等时,要尽量减少镜片受力。

(三)核对出库商品

1.镜片和镜架核对与外观质量检查

(1)检查出库左、右镜片的品牌、材质、折射率、膜层种类等是否与配镜订单相同,检查镜片是否有霍光、脱膜、色差等现象。

(2)检查出库无框眼镜架的品牌、规格型号、颜色、材质等是否与配镜订单相同,检查镜架是否有表面损伤、镀层脱落、焊接点瑕疵等情况。

2.镜片光学参数检测 用电脑焦度计检测确定左、右镜片每主子午面顶焦度和柱镜顶焦度,判别顶焦度误差是否在国家标准规定允差范围内,并根据配镜处方对左右镜片的光学中心和水平加工基准线进行印点标记,同时用记号笔在左、右片表面标记"L"或"R",如图1-6-4。

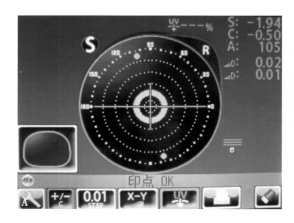
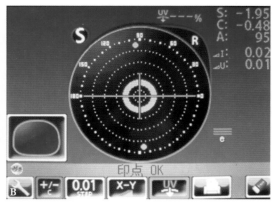

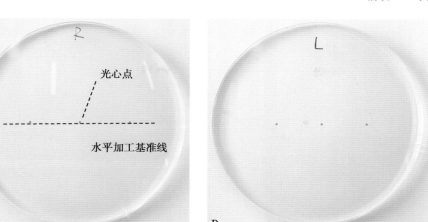

图 1-6-4　焦度测量与印点标志

A. 右片光心点和柱镜轴位对准；B. 左片光心点和柱镜轴位对准；C. 右镜片表面印点标记；D. 左镜片表面印点标记

3. 镜片几何尺寸检测　测量左、右镜片（处方中均为负镜片）的直径和中心厚度，判别尺寸误差是否在国家标准规定允差范围内。

二、无框眼镜的加工制作

（一）扫描仪扫描框型

全自动磨边机由扫描仪和磨边机组成，全自动磨边机的品牌型号不同，磨边机与扫描仪的组合形式也有所不同，有的扫描仪和磨边机连体，有的扫描仪与磨边机分体。

图 1-6-5 为全自动磨边机，扫描仪和磨边机分体，通过数据线连接，扫描仪与定中心仪合为一体，具有扫描框型、确定镜片加工中心、镜片磨边功能。

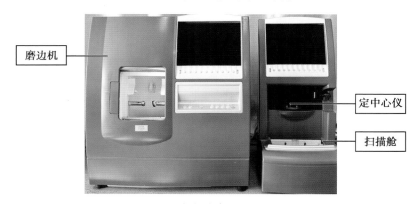

图 1-6-5　全自动磨边机组成结构

1. 扫描仪结构　目前全自动磨边机扫描仪的扫描方式分机械扫描和光学扫描两种类型。

图 1-6-6 为与定中心仪连为一体的扫描仪，用扫描探头进行机械式扫描，可以进行扫描框型、确定镜片加工中心操作。

2. 扫描前准备　对于无框或半框眼镜架，将衬片（或样板）固定于扫描支架上，然后将扫描支架放入扫描舱内进行扫描；对全框眼镜架，可以直接将镜架放入扫描舱内进行扫描。

在扫描前，首先准备好加工过程中所用物品，包括带印点标记的左右镜片、无框眼镜架、衬片（或样板）、扫描支架、吸盘、双面胶、吸盘钳、记号笔、直尺等，然后确认磨边机和扫描仪之间数据线连接完好、磨边机和扫描仪的电源线正确连接至电源进口端和电源插座上、磨边机上水系统已打开。

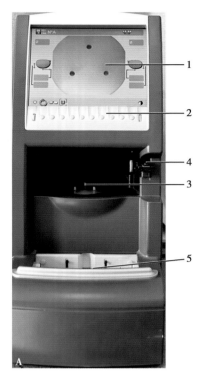
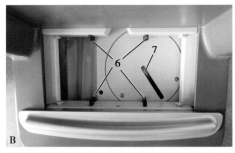
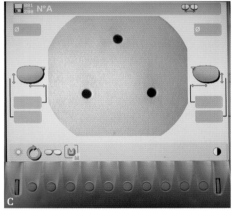

图 1-6-6 扫描仪结构

A. 扫描仪结构；B. 扫描舱结构；C. 开机后屏幕显示布局

1. 显示屏幕；2. 控制键盘；3. 镜片支架；4. 定中心臂；5. 扫描舱；6. 固定镜框夹头；
7. 扫描探头；8. 主开关（在机器背面）

扫描仪可以选择衬片、样板、全框眼镜架三种扫描对象，无框眼镜架只能选择衬片或样板扫描。

（1）准备扫描对象：选择衬片扫描时，先将带衬片的无框眼镜架放在焦度计上，让左、右衬片下边缘均与镜片台的水平挡板接触，用焦度计在衬片前表面约 1/2 高度的位置印三个点，过三印点连线作水平加工基准线，然后用无框眼镜专用拆装工具拆下衬片，如图 1-6-7。

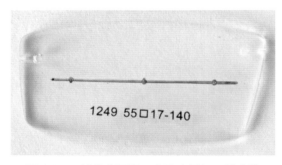

图 1-6-7 衬片表面印三点连水平加工基准线

选择样板扫描时，要检查样板形状与镜框（或衬片）形状是否一致、样板水平刻度线是否呈水平状态，否则扫描后显示屏上显示的镜片形状不呈水平状态。

（2）拆卸衬片

1）拆卸四孔四槽无框眼镜架衬片：四孔四槽无框眼镜一般都是通过螺栓和六角螺母实现镜架与镜片的连接，在拆卸衬片时用无框眼镜专用的内六角套筒拧下螺母（图 1-6-8），然后取出衬片即可。

2）拆卸八孔无框眼镜架衬片：八孔无框眼镜通过"π"形胶塞插入鼻梁（或桩头）上面 2 个直立销钉实现镜架与镜片的连接，在拆卸衬片时先用专用胶塞剪断

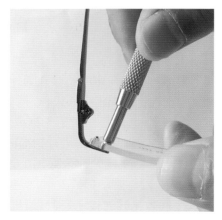

图 1-6-8 用内六角套筒拧螺母

钳剪断衬片后表面的胶塞尾部，如图1-6-9。

　　然后将专用胶塞拆卸钳带凹槽的一面夹在镜片前表面的鼻梁或桩头上，带两竖直金属杆的另一面对准镜片后表面胶塞尾部两个套管中心，慢慢用力夹钳，使两竖直金属杆压入胶塞两个套管内，并逐渐向前顶出鼻梁或桩头，完成衬片胶塞的拆卸，如图1-6-10。

　　如卸下的镜腿或鼻梁销钉表面有胶套残留，可用尖嘴钳等工具将残留胶套拨出。

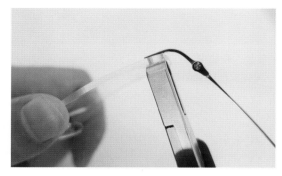

图1-6-9　用胶塞剪断钳剪断胶塞的尾部

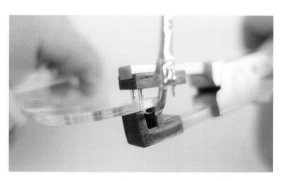

图1-6-10　胶塞拆卸钳拆衬片上胶塞

3．扫描仪进行扫描

　　（1）开机初始化：打开电源，机器自动进行初始化的自检和复位操作，如一切正常，初始化完成后，按扫描仪屏幕上显示的确认键"↻"，屏幕会显示原始布局界面。

　　（2）将扫描对象放入扫描舱：选择衬片进行扫描时，将粘有双面胶的吸盘粘贴在衬片凸面上，让衬片表面水平加工基准线与吸盘水平线重合或平行，将带吸盘的衬片固定在扫描支架上，保持衬片的眉向朝上，此时衬片水平加工基准线处于水平状态，如果是右衬片，则右衬片的鼻侧方向朝左，如图1-6-11A所示。

　　选择样板进行扫描时，将样板直接安装在扫描支架上并拧紧固定螺母，保持样板的眉向朝上，此时样板水平刻度线处于水平状态，样板的鼻侧方向朝左，如图1-6-11B所示。

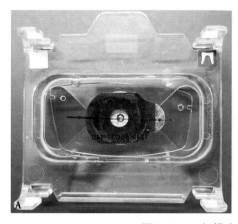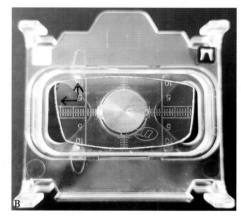

图1-6-11　扫描支架上固定衬片或样板

A. 固定衬片在扫描支架上；B. 固定样板在扫描支架上

　　选择右衬片进行扫描时，将扫描支架上装有衬片一面朝下放入扫描舱，此时衬片的凸面朝上，右衬片的鼻侧方向和眉向与扫描支架上右上角"π"标记保持一致，用手向内轻推扫描舱的夹具使其闭合，通过夹具夹紧来固定扫描支架，如图1-6-12A。

　　选择样板进行扫描时，将扫描支架上装有样板一面朝下放入扫描舱，此时样板的鼻侧方向和眉向与扫描支架上右上角"π"标记保持一致，用手向内轻推扫描舱的夹具使其闭合，通过夹具夹紧来固定扫描支架，如图1-6-12B。

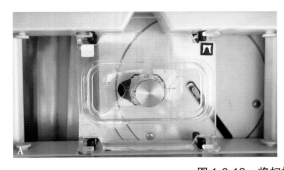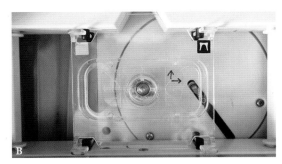

图 1-6-12　将扫描支架放入扫描舱

A. 带衬片扫描支架放入扫描舱；B. 带样板扫描支架放入扫描舱

（3）设定扫描参数并进行扫描

1）选择扫描类型：用全框眼镜架进行扫描时，根据屏幕显示对应图标选择扫描类型，有双眼对称扫描"∞"、右眼扫描"ℴ"、左眼扫描"ℴ"、双眼不对称扫描"ℴ≠ℴ"等，再选择扫描镜架的材质类型，按确认键"🔄"后扫描仪进行自动扫描，如图 1-6-13。

无框眼镜用衬片（或样板）进行扫描时，无论选择何种扫描类型和扫描镜架的材质类型，扫描仪都会自动检测样板支架位置。

2）选择扫描衬片的左右：按确认键"🔄"，屏幕显示要扫描右眼"ℴ"或左眼"ℴ"。

如果扫描支架装的是右衬片，则选择扫描右眼，按"ℴ"键，此时扫描仪进行自动扫描操作（随时可以按停止扫描键"🔄"停止扫描操作），如图 1-6-14。

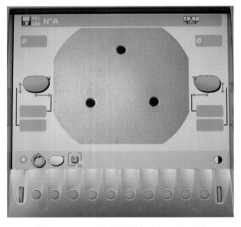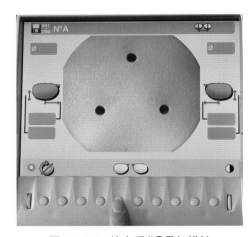

图 1-6-13　选择镜片和镜架类型　　　　**图 1-6-14　按右眼"ℴ"扫描键**

（4）输入片间距离数据：扫描完成后，屏幕上显示片间距离初始数据值，按"+"或"−"键，增加或缩小片间距离数值，如图 1-6-15A。

片间距离数据调整完成后，按确认键"🔄"，屏幕上会出现衬片（或镜框）形状图标、镜框几何中心十字图标（图中短线十字）、瞳孔中心十字图标（图中长线十字）及相应的参数值（图中显示：镜架几何中心距 69.9，镜片最小未割边直径 62，片间距离 15，左、右眼单眼瞳距和瞳高初始数据 32.5，14.5，单位均为 mm），如图 1-6-15B。

（5）对框型进行改形：如果配戴者需要对无框（或半框）眼镜进行改形，在扫描结束后即可对扫描的框型进行改形，方法如下：

1）选择进入改形界面：扫描完成后，按扫描类型键，选择框型改形图标"🖼"，按确认键，此时屏幕显示会切换至改形界面，如图 1-6-16A。

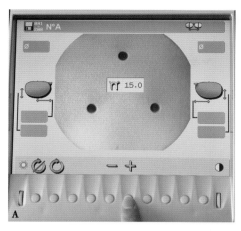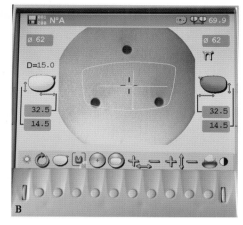

图 1-6-15　对片间距离数据进行调整
A. 调整片间距离数据；B. 片间距离数据调整后屏幕显示

2）选择框型改形的类型：按改形类型图标对应按键，选择改形类型（有等比例缩放"⬭"、垂直缩放"⬯"、水平缩放"⬭"、上部垂直缩放"⬭"、下部垂直缩放"⬭"五种类型）。

3）进行改形：按"+"键放大，或按"-"键缩小，根据屏幕显示的瞳高或瞳距数据确定改形的大小，例如对框型下部垂直放大，如图 1-6-16B。

然后按确认键保存框型修改的形状及相关参数，同时屏幕自动切换至改形后的界面。

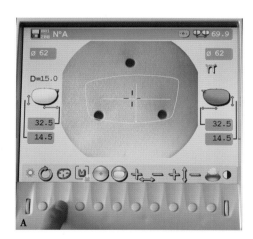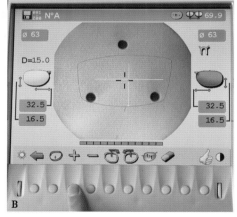

图 1-6-16　对镜片进行改形
A. 选择改形键；B. 选择下部放大进行改形

4. 注意事项　开机前扫描仪扫描舱内不能留有镜架等物品，否则开机后扫描仪不能正常初检和复位操作。

衬片（或样板）固定在专用扫描支架上时，水平加工基准线（或水平刻度线）要放水平。

扫描仪开机初始化时存在问题或故障，屏幕显示相关错误信息，待问题排除后才能进行下一步操作。

（二）确定镜片加工中心

下面介绍与扫描仪连为一体的定中心仪确定镜片加工中心的方法。

1. 选择定心镜片的类型　按键选择镜片类型，有单光、双光、渐进等类型，单光镜片选择"○"。

2. 选择定心镜片是右片或左片　按键选择定心镜片是右片"◉"还是左片"◉"，先选择右片"◉"。

3．设置瞳距　按水平方向尺寸调整键"＋～＿"的"＋"或"－"键,设定右眼瞳距,屏幕上瞳孔中心十字图标的垂直线移至相应水平坐标位置(图1-6-17,右眼瞳距32mm)。

4．设置瞳高　按垂直方向尺寸调整键"＋｜～"的"＋"或"－"键,设定右眼瞳高,屏幕上瞳孔中心十字图标的水平线移至相应高度坐标位置(图1-6-17,右眼瞳高16.5mm)。

5．将带印点标记的右镜片放在定中心仪的镜片支架上,则扫描仪显示屏上会显示镜片边缘轮廓和镜片表面的三个印点。

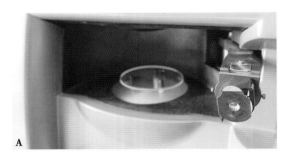

图1-6-17　设置定心参数并正确放置镜片

6．前后左右移动镜片,同时转动镜片,将镜片中心印点对准瞳孔中心十字(图中长线十字),使三个印点与瞳孔中心十字的水平线重合,如图1-6-17。

7．在定中心臂吸盘座上装上带双面胶的吸盘,如图1-6-18A。

8．按显示屏上图标"➤"对应的吸盘按键,定中心臂会自动沿水平方向向内转动至镜片上方,然后向下给镜片压上吸盘,完成右镜片的定心,如图1-6-18B、C。

9．同理,换左镜片重复上述2～8操作步骤,完成左镜片的定心,如图1-6-18D。具体操作参考视频1-6-1。

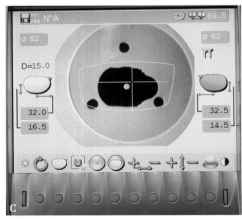

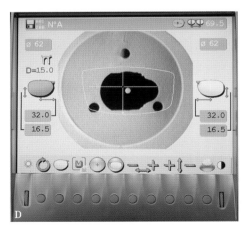

图1-6-18　给右镜片上吸盘
A. 安装吸盘；B. 镜片上好吸盘；C. 右镜片上好吸盘屏幕显示；D. 左镜片上好吸盘屏幕显示

10．定心注意事项

(1)用与扫描仪连为一体的定中心仪对镜片定心时,是以屏幕上显示框型形状和瞳孔中心十字图标位置作为移动镜片的依据,不需计算镜片的移心量,只需将镜片三个印点对准屏幕上瞳孔中心十字图标即可。

（2）在定心时，显示屏上镜片圆形边缘形状要全部覆盖扫描衬片（或镜框）的形状并最少留有1mm的覆盖余量，以满足磨边损耗要求，否则镜片直径不够。

（3）镜片钻孔误差或改形会引起配镜光心距误差：无框眼镜镜架几何中心距计算公式为：$c=a+d=a+(b-2\times x)$，如图1-6-19。

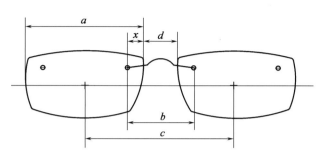

图1-6-19　无框眼镜水平尺寸示意图

图中：c为镜架几何中心距，a为镜框水平尺寸，d为两镜片的片间距离，b为鼻梁架两螺栓中心间距，x为镜片鼻侧小孔中心离镜片边缘的水平距离。

从图中可以看出：如果镜片鼻侧钻孔水平方向距离x有误差，或改形后镜片水平尺寸a有变化，都会导致镜架中心距c变化，则原来计算的移心量也要作相应调整，否则在对镜片定心时，如还按原计算的移心量对镜片进行移心，则会引起配装眼镜镜片水平光心距误差。

（三）磨边机磨边

1. 磨边机结构与功能　磨边机的结构如图1-6-20。

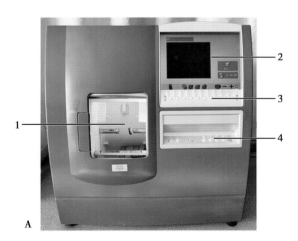

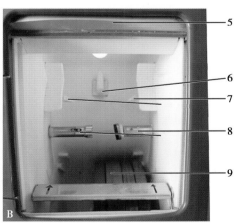

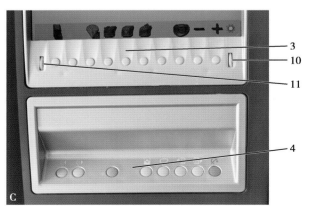

图1-6-20　磨边机结构
1. 磨边舱；2. 显示屏幕；3. 控制键盘A；4. 控制键盘B；5. 自动门；6. 水流喷嘴；7. 镜片探头；8. 镜片夹头；9. 磨边轮；10. 屏幕亮度调节；11. 屏幕对比度调节；12. 开关（在机器背面）

2．磨边机磨平边

（1）开机初始化：打开电源，磨边机进行初始化自检和复位操作，如一切正常，初始化完成后，磨边舱自动打开，屏幕显示原始界面，按确认键"🔄"，屏幕显示操作界面。

按形状检索键"🖳"，屏幕上显示最近一次扫描仪扫描的框型形状。

（2）装夹右镜片：将带吸盘的右镜片按正确方向装入带凹槽的镜片夹头中，按镜片夹紧键"╫◄"，镜片夹头自动夹紧镜片。

（3）设置右镜片磨边参数：按磨边机上排控制键盘中相关按键，正确选择镜片磨边的相关模式或参数，如图1-6-21。

左或右片磨边选择：按左／右镜片选择键，如磨右片则选择右镜片图标"♂"。

镜片材料选择：按镜片材质选择键，选择树脂镜片材料"⌁"。

抛光模式选择：按是否抛光选择键，选择启用镜片的抛光模式"▨"。

加工方式选择：按工作模式选择键，选择镜片的标准加工模式"▥"。

磨边类型选择：按磨边类型选择键，有自动尖边、手动尖边、自动平边三种，无框眼镜选择自动平边"⬜"。

磨边尺寸调整：按"＋"或"－"键，可对镜片磨边尺寸进行放大或缩小。

（4）对右镜片磨平边：磨边参数设定完成后，按下排控制键盘中的启动键"🔄"，磨边舱自动关闭，磨边机镜片探针先自动探测镜片磨边位置处前后表面的磨边数据，探测结束后屏幕显示磨平边位置处镜片前后表面两条环状曲线形状，两曲线间距离代表镜片的厚度，如图1-6-22。

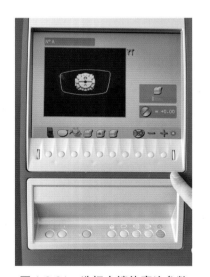
图1-6-21　选择右镜片磨边参数

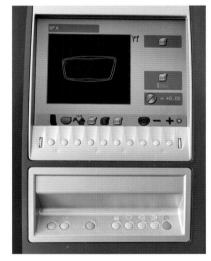
图1-6-22　磨边机磨边时的屏幕显示

同时磨边机继续自动进行右镜片的粗磨、细磨和抛光加工。

磨边完成后，磨边舱自动打开。

（5）右镜片再磨：右镜片磨边完成后，屏幕上右片"♂"图标呈现亮色并不断闪烁，表示右镜片可进行再磨操作。

按镜片放松键"╫►"，取出右镜片，先不要卸下吸盘，检查镜片形状、大小及磨边质量。如镜片尺寸偏大，可对镜片进行再磨。

将带吸盘右镜片再次装入磨边机夹头并夹紧，按尺寸缩小键"－"至所需尺寸，按再磨键"◯"，磨边机自动对镜片进行再磨，如图1-6-23。

（6）完成左镜片磨平边：右镜片磨边完成后，将带吸盘的左镜片正确装入磨边机镜片夹头并夹紧，按上述相同方法设定左镜片磨边参数和完成左镜片的磨平边。上述具体操作参考视频1-6-2。

左右镜片磨边完成后，用吸盘钳拆下吸盘。

（7）镜片倒安全角与抛光：对带倒角功能的全自动磨边机，磨边机会自动完成磨平边、倒安全角、抛光的加工。

对不带倒角功能的全自动磨边机，磨边机在完成左右镜片磨平边和抛光后，要用手动磨边机对镜片进行倒安全角，用抛光机对镜片倒角处再次进行抛光。

（8）磨边机使用注意事项

1）磨边机开机自动初始化时发现问题或有故障，屏幕会显示相关的错误信息图标，待问题排除后才能进行下一步操作。

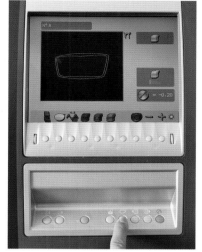

图1-6-23　右镜片再磨

2）磨边机磨边过程中，磨边参数选择相关按键对应屏幕图标显示为亮色，则该键对应参数可以再进行调整，如对应图标显示为暗色，则不能调整。

3）镜片磨边时可随时按急停键"🔄"，停止磨边操作。

4）镜片再磨时，镜片上吸盘位置不能有任何移动。

5）不同品牌全自动磨边机，各按键对应图标有所不同。

（四）镜片的钻孔与锯槽

如果全自动磨边机没有钻孔和锯槽功能，在完成镜片磨平边后，要用钻孔机在镜片上钻出一定直径的通孔，再用锯槽机在镜片边缘锯出水平凹槽。目前市场上常见的无框眼镜，其桩头和鼻梁架一般安装在镜片前表面，因此钻孔和锯槽从镜片前表面进行。

四孔四槽无框眼镜的加工特点：如图1-6-24所示，左、右镜片各小孔直径均相等；各凹槽的宽度和深度一般均相同，每个凹槽一般呈水平状态；左、右镜片颞侧小孔和凹槽的高度相等，确保桩头安装后呈水平状态；左、右镜片鼻侧凹槽的高度一般要比小孔的高度略高些，与鼻梁架结构相对应，确保鼻梁安装后呈水平状态。

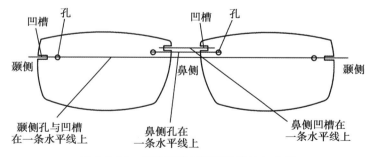

图1-6-24　四孔四槽无框眼镜结构示意图

八孔无框眼镜的加工特点：如图1-6-25所示，左、右镜片每一侧都有直径相等、高度相同、呈水平状态的两个小圆孔，左、右镜片鼻侧小孔完全相同并对称，左右镜片颞侧小孔完全相同并对称，鼻侧两小孔直径与颞侧两小孔直径一般相同，但鼻侧小孔高度与颞侧小孔高度不一定相等。

1. 钻孔机钻孔与锯槽机锯槽

（1）钻孔机对镜片钻孔

1）钻孔机结构及功能：钻孔机是通过一台电机带动上下两个钻孔针和一个扩孔铰刀同时旋转，上下两个钻孔针顶尖相对，上钻孔针可跟随压杆上下移动，当上钻孔针向下移动至

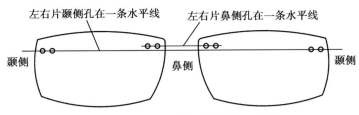

左右片颞侧孔在一条水平线　　左右片鼻侧孔在一条水平线

颞侧　　　　　　　鼻侧　　　　　　　颞侧

图1-6-25　八孔无框眼镜结构示意图

最低端时，与下钻孔针存在间隙，最小间隙以0.1mm为最佳。上下钻孔针用来对镜片进行预钻孔，因上下钻孔针间最小间隙的存在，因此镜片预钻的孔不是穿透孔。扩孔铰刀用来对镜片进行成型钻孔，其扩孔直径范围为0.8～2.8mm，调整扩孔调节器的上下位置可调节镜片扩孔直径大小。

镜片钻孔机结构如图1-6-26。

2）镜片表面作钻孔和锯槽的参考标记：为了确保钻孔和锯槽位置的准确性，在钻孔和锯槽操作前，要在左、右镜片表面作钻孔中心点和锯槽水平中心线标记，作为钻孔和锯槽操作的基准位置。

①镜片表面画水平加工基准线：将画好水平加工基准线的衬片与镜片形状一致进行叠合，用油性记号笔在左、右镜片表面画一条水平加工基准线。

②镜片表面作钻孔中心点标记：将左、右衬片与磨好平边的左、右镜片形状一致进行叠合，用油性记号笔分别通过衬片鼻侧和颞侧小孔中心在镜片表面作钻孔中心点标记，如图1-6-27。

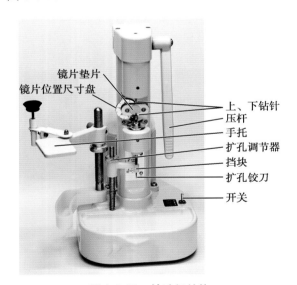

镜片垫片
镜片位置尺寸盘

上、下钻针
压杆
手托
扩孔调节器
挡块
扩孔铰刀
开关

图1-6-26　钻孔机结构

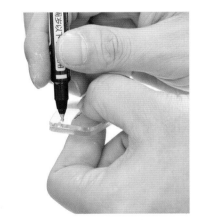

图1-6-27　镜片表面作钻孔中心点标记

③镜片表面作锯槽水平中心线标记：对应衬片鼻侧和颞侧凹槽口中心高度位置，用油性记号笔在镜片侧面作锯槽中心位置标记，然后通过该标记用直尺在镜片表面画一条水平锯槽短线，代表锯槽的水平中心线位置；根据衬片上凹槽深度在水平短线上画一垂直短线，代表锯槽的深度位置，如图1-6-28。

④左、右片表面标记对称度的比对检查：将表面作好参考标记的左、右镜片呈凹面相对、形状一致进行叠合，用单眼分别比对检查左右镜片鼻侧和颞侧的钻孔中心点标记和锯槽水平中心线标记是否重合，否则进行修正，如图1-6-29A、B。也可用水平线标尺对左右片标记高度的对称性进行比对检查，如图1-6-29C。

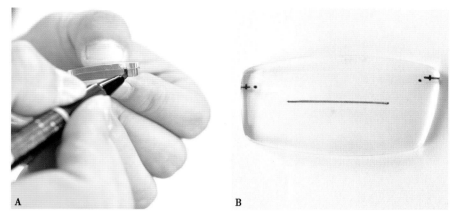

图 1-6-28　镜片表面作锯槽水平中心线标记
A. 作锯槽中心位置标记；B. 镜片表面的锯槽水平中心线标记

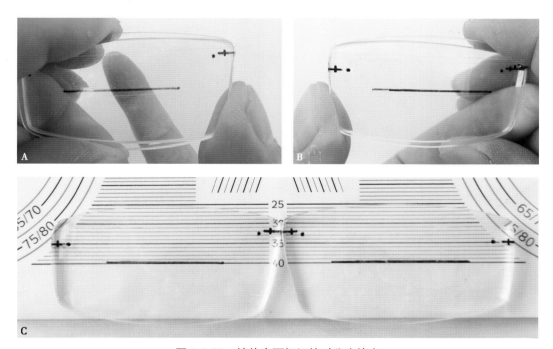

图 1-6-29　镜片表面标记的对称度检查
A. 左右片鼻侧标记对称度比对检查；B. 左右片颞侧标记对称度比对检查；C. 用水平标尺线对左右片标记的高度进行比对检查

　　左右镜片表面的钻孔中心点与锯槽水平中心线标记的质量要求：左右镜片同一侧（鼻侧或颞侧）的钻孔中心点标记或锯槽水平中心线标记要完全对称；左右镜片颞侧的钻孔中心点标记与锯槽水平中心线标记在同一水平高度上，鼻侧的锯槽水平中心线标记一般比钻孔中心点标记略高一些，如图 1-6-30。上述具体操作参考视频 1-6-3。

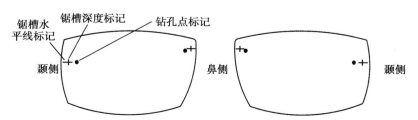

图 1-6-30　镜片钻孔中心点与锯槽水平中心线标记示意图

3）对镜片钻孔：用钻孔机对镜片钻孔时，一般用左手持镜片和固定镜片位置，右手操作压杆对镜片进行钻孔。

①钻孔机上正确放置右镜片：将衬片上小孔塞入钻孔机下钻针，调整钻孔机上镜片位置尺寸盘垫片的前后位置，如图1-6-31A。

用左手拇指与食指持右镜片，将左手架于钻孔机手托上，镜片凸面朝上，将镜片钻孔侧边缘抵住镜片位置尺盘垫片。

左手调整镜片上下倾斜的角度，确保上钻针与镜片钻孔处表面呈垂直状态。

先不打开电源，右手按下压杆使上钻针轻触镜片表面，检查上钻针针尖是否对准镜片表面的钻孔中心点标记，否则进行调整，如图1-6-31B。

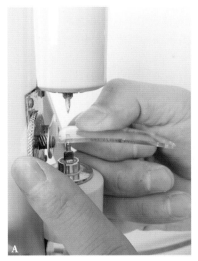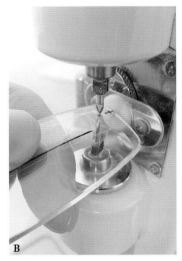

图 1-6-31 钻孔机上正确放镜片

A. 用衬片预调钻孔点位置；B. 上钻针对准镜片钻孔中心点

②对右镜片实施预钻孔：右手小拇指向下一直拨动机器开关，上、下钻针开始转动，持续匀速缓慢按下手柄到底，然后松开开关。

先鼻侧、后颞侧分别对镜片进行预钻孔（图1-6-32）。

③对右镜片进行扩孔：用衬片上小孔套入扩孔铰刀至最高位置为基准，转动扩孔调节器螺旋使调节器挡块位于该高度位置，确定扩孔直径大小（图1-6-33A）。

向上打开机器开关，两手捏住镜片，先前表面朝上，保持扩孔铰刀与镜片表面垂直，将镜片预钻小孔套入扩孔铰刀中，向上慢慢提升镜片对镜片进行扩孔，至镜片碰到扩孔调节器挡块为止；再将镜片翻转，从孔的另一端按相同方法进行扩孔（图1-6-33B）。

④左镜片表面钻孔点标记的检查与修正：将已钻好孔右镜片与未钻孔左镜片呈凹面相对、形状一致进行叠合，用单眼分别比对检查左镜片鼻侧和颞侧表面的钻孔中心点标记与右镜片已钻小孔中心是否重合，如不重合，则对左镜片原钻孔中心点标记的位置进行修正（图1-6-34）。

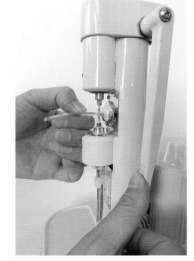

图 1-6-32 对镜片进行预钻孔

⑤对左镜片实施钻孔和扩孔：根据左镜片表面钻孔中心点标记，按上述右镜片钻孔与扩孔的相同方法，对左镜片实施先鼻侧、后颞侧的钻孔和扩孔操作。

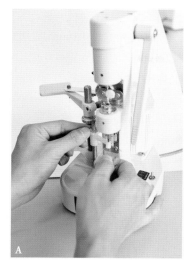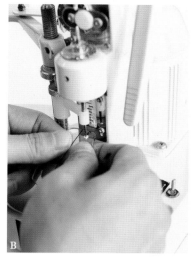

图 1-6-33　对镜片进行扩孔
A. 设置扩孔直径; B. 进行扩孔

⑥对孔两侧进行倒安全角：用锥形锉对孔两侧边缘棱角手工进行倒安全角，防止眼镜在装配或使用时因钻孔处内应力过大而导致镜片破损（图 1-6-35）。

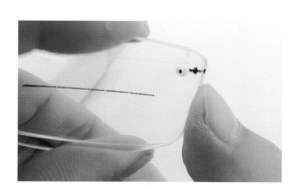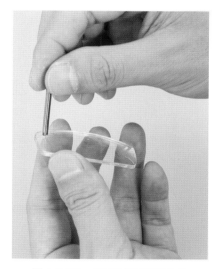

图 1-6-34　左片孔点标记与右片钻孔比对检查　　　**图 1-6-35　手工对孔倒安全角**

4）注意事项

①钻孔前先检查钻孔机上、下钻针间的最小间隙是否偏大，上下钻针转动时在垂直方向是否同心，否则调整或维修。

②钻孔操作时要进行比对检查，包括：左、右片镜片表面标记对称度的比对检查；右镜片已加工完成的孔和槽，与左镜片表面钻孔中心点与锯槽水平中心线标记对称度的比对检查；在实施钻孔和锯槽加工时，用桩头或鼻梁相应连接部位与镜片表面标记的比对检查。比对检查时用单眼观察，避免双眼视差。

③如果钻孔机钻针与镜片钻孔处表面不垂直，则眼镜装配后会导致外张角或镜面角变化，要调整外张角或镜面角。

（2）锯槽机对镜片锯槽：四孔四槽无框眼镜，镜片两侧通过鼻梁或桩头上的定位卡钉卡在镜片边缘凹槽内起固定镜片的作用，因此镜片完成钻孔后，要用锯槽机对镜片进行锯槽。

　　1）锯槽机结构：图 1-6-36 为镜片锯槽机，安装了 0.8mm 和 1.0mm 厚度的两片锯轮，锯槽机放置镜片的平台上有一条与锯轮厚度中心位置对齐的直线标记。

　　2）锯槽机对镜片锯槽：在锯槽前，左、右镜片的钻孔已完成，镜片表面有锯槽水平中心线参考标记。

　　①选择锯槽轮厚度：用衬片边缘凹槽去卡锯槽机 1.0mm 厚度锯片轮，如能卡进则选择 1.0mm 厚度锯片轮进行锯槽，如卡不进则选择 0.8mm 厚度锯片轮。

　　②左、右镜片表面锯槽水平中心线标记检查与修正：用左、右衬片对比检查左、右镜片每侧已钻小孔中心的高度位置是否有变化，如有变化，要对镜片同一侧锯槽水平短线标记的高度位置作相应的修正。

　　用鼻梁或桩头相应连接部件比对检查左、右镜片每侧表面锯槽深度标记线的位置是否正确，否则对锯槽深度标记线的位置进行修正。

　　③对镜片实施锯槽：打开锯槽机开关，右镜片凸面朝上，先让镜片鼻侧朝锯片轮，双手捏住镜片将镜片水平放置于锯槽机的镜片平台上，保持右镜片鼻侧表面标记的锯槽水平线与镜片平台上直线完全重合。

　　沿直线方向将右镜片鼻侧向锯片轮慢慢推进实施锯槽，当锯槽至镜片锯槽深度位置标记线时，结束锯槽（图 1-6-37）。

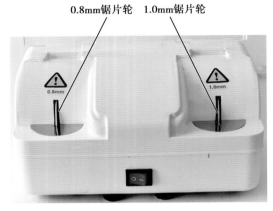

图 1-6-36　镜片锯槽机

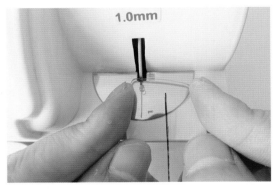

图 1-6-37　对镜片锯槽

　　按上述相同方法分别完成右镜片颞侧、左镜片鼻侧和颞侧的锯槽。上述具体操作参考视频 1-6-4。

　　3）锯槽机锯槽注意事项

　　①镜片表面画的锯槽水平中心线标记要呈水平状态，镜片锯好的凹槽也要呈水平状态，否则会导致安装后鼻梁或桩头不水平。

　　②如镜片同一侧所钻小孔与所锯凹槽的高度存在相对误差，会导致眼镜装配后鼻梁或桩头不呈水平状态。

　　③镜片一个凹槽的锯槽操作要一次性完成，如分几次完成锯槽，易引起锯槽宽度增加，导致眼镜装配后凹槽处存在间隙。

　　2. 数控钻孔机钻孔和铣槽

　　（1）数控钻孔机的结构及功能

　　1）数控钻孔机结构：目前市场上镜片数控钻孔机分为自动数控钻孔机和半自动数控钻孔机，可以完成镜片的钻孔和铣削凹槽。半自动数控钻孔机结构（图 1-6-38）。

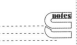

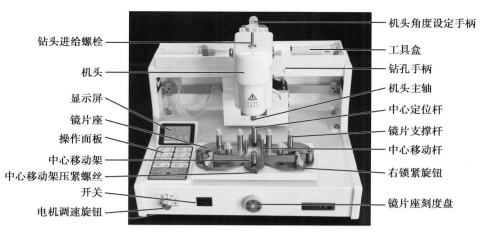

图 1-6-38　数控钻孔机结构

2）数控钻孔机的钻孔与铣槽方法：因数控钻孔机的铣刀无钻孔功能，只能以镜片上已钻好的小孔为起点沿直线方向由镜片内部向边缘处进行铣槽，因此铣槽前要先在镜片凹槽内缘处钻个小孔，然后将铣刀插入该小孔，再由内向外对镜片进行铣槽。

钻孔与铣槽加工的次序及方法：先校正机器原点坐标；进入"钻孔测量"模式，用手移动机头位置，测量左、右衬片上 4 个小孔和 4 个凹槽内缘处位置的坐标数据；进入"钻孔加工"模式，换钻孔用钻头，机头依次自动走位，在左右镜片 4 个小孔位置处进行钻孔，再换直径小的钻头，机头依次自动走位，在镜片 4 个凹槽内缘位置处钻 4 个小孔，作为铣刀铣槽的起点；进入"铣削加工"模式，换铣槽用铣刀，机头依次自动走位，将铣刀插入凹槽内缘位置处小孔，铣削出镜片的 4 个凹槽。

3）镜片钻孔和铣槽位置坐标数据的测量方法：数控钻孔机镜片钻孔和铣槽位置坐标数据的测量方法有两种：

一种是镜像功能测量法：①通过测量一片（左或右）衬片上的小孔和凹槽内缘处位置的坐标数据，完成一片（或一付）镜片的钻孔和铣槽加工。②特点：要测量位置数据少，但测量相对复杂，且机器上左、右镜片装夹定位杆上的胶套在使用一段时间后因出现磨损程度不对称，导致左、右镜片钻孔和铣槽位置存在对称度误差。对四孔四槽无框眼镜，必须完成镜片每一侧的一个大孔和一个小孔的钻孔后机头才能自动进行下一步走位，两个不同直径钻头要频繁更换，操作太麻烦，因此镜像功能测量法不适合四孔四槽无框眼镜的加工。

另一种是左、右片全部测量的方法：①通过测量左、右衬片上所有小孔和凹槽内缘位置的坐标数据，完成左、右镜片的钻孔和铣槽加工。②特点：需测量位置数据相对多，但测量操作相对简单，且不会因机器左右镜片装夹定位杆上胶套磨损程度不对称引起钻孔和铣槽位置的对称度误差。对四孔四槽无框眼镜，可通过重新设定镜片测量位置的序号来控制钻孔和铣槽加工时机头的走位，避免镜片每侧钻大孔和钻小孔时要频繁更换不同直径钻头。

因此用数控钻孔机对四孔四槽无框眼镜镜片加工时选择左、右片全部测量的方法。

（2）加工前准备

1）准备相关物品：左右衬片或标准样板、磨好平边的左右镜片等。

2）选择钻头和铣刀的直径：数控钻孔机配套了一盒装在机器主轴上的测量顶尖、不同直径的钻头、铣刀（图 1-6-39）。

选择钻孔用钻头的直径。如镜片小孔直径 1.4mm，则选 1.4mm 直径的钻头。

根据衬片凹槽宽度，选择相同尺寸直径的钻头和铣刀。如凹槽宽度为 1.0mm，则选用直径 1.0mm 的钻头（钻小孔用）和直径 1.0mm 的铣刀。

3）重新编排左、右片钻孔和铣槽位置测量序号：采用左、右片全测量的方法，要重新编排左、右片钻孔和铣槽位置测量序号，考虑因素为：

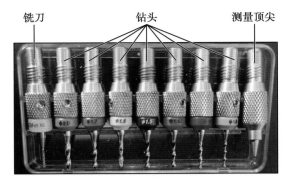

铣刀　　　钻头　　　测量顶尖

图 1-6-39　配套的测量顶尖、钻头和铣刀

①图 1-6-41 示，数控钻孔机屏幕显示了每个镜片的 8 个小孔位置及测量序号，是按镜像功能测量法设定的，不能改变，它决定了机头自动走位的前后次序。当采用左、右片全测量的方法进行位置测量时，重新编排左、右镜片的测量序号数字（图 1-6-40）必须与屏幕上显示左、右镜片的序号数字（图 1-6-41）对应，但在实际测量时，各数字序号对应镜片的具体测量位置与屏幕上显示数字序号所对应镜片位置无关。

②在钻孔和铣槽时机头自动走位是以屏幕上显示的左、右镜片的序号数字为依据，机头自动走位的规律为："从左边镜片左侧的小数字编号到大数字编号 → 右边镜片左侧的小数字编号到大数字编号 → 左边镜片右侧的小数字编号到大数字编号 → 右边镜片右侧的小数字编号到大数字编号"。

③镜片钻孔时，先用大直径钻头钻 4 个大孔，再换小直径钻头钻 4 个小孔（作为铣刀铣槽的起点），中间只换一次钻头。

重新编排的左、右镜片 8 个测量序号及对应的实际测量位置，如图 1-6-40。1 号和 2 号分别对应机器上安装的左边镜片（指右片）的左侧孔和右侧孔，7 号和 8 号分别对应机器上安装的右边镜片（指左片）的左侧孔和右侧孔，5 号和 6 号分别对应机器上左边镜片的左侧凹槽和右侧凹槽的内缘位置，3 号和 4 号分别对应机器右边镜片上的左侧凹槽和右侧凹槽的内缘位置。8 个测量位置序号与机器操作键盘上的数字按键 1～8 号相对应。

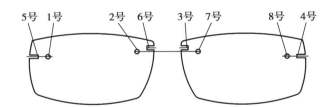

5号 1号　　　2号 6号　　3号 7号　　　8号 4号

图 1-6-40　重新编排左右片小孔和凹槽内缘位置测量序号示意图

完成左、右片的位置数据测量后，屏幕上显示的左、右片 1～8 序号（图 1-6-41 中亮色数字）只决定在钻孔和铣槽操作时机头自动走位的前后次序（次序为：1 号 → 2 号 → 7 号 → 8 号 → 5 号 → 6 号 → 3 号 → 4 号）；在钻孔和铣槽操作时机头自动走位的具体位置，与图 1-6-40 中重新编排的左右片 1～8 编号所对应镜片位置完全一致，与显示屏上数字序号所对应镜片位置无关。

（3）测量镜片钻孔和铣槽位置的坐标数据

1）先校正机头原点零位：打开电源，屏

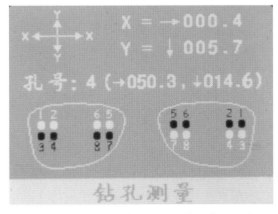

图 1-6-41　测量后屏幕显示重编的 8 个位置序号

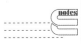

幕显示"请校正机头原点",在机头主轴上装上测量顶尖,按下手柄,将测量顶尖插入机器原点定位的中心定位杆中,同时按操作面板上"确定"键,显示屏显示原点坐标数据为($x=000.0$、$y=000.0$),完成原点坐标的校正(图1-6-42)所示;同时屏幕会显示"钻孔加工",可以按上一次加工时所储存的测量数据进行加工。

如要重新测量镜片加工位置数据,则按键盘上"测量"键,屏幕显示"钻孔测量",进入测量模式。

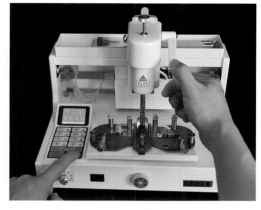

图1-6-42　校对机器原点坐标

2)在机器上正确装夹左、右衬片:将左、右衬片凸面朝上,呈水平状态装入镜片座上左、右片的三个装夹镜片定位杆中,确保左、右衬片鼻侧边缘靠紧中心移动杆,且左、右衬片水平加工基准线与镜片座水平刻线平行,拧紧左、右锁紧旋钮(图1-6-43)。

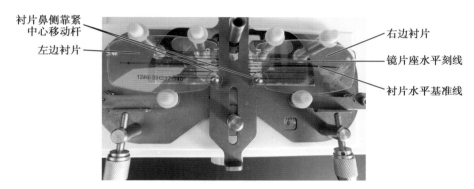

图1-6-43　安装左右衬片

3)测量4孔和4槽内缘位置的坐标数据:在测量位置数据时,是用手移动机头至衬片的具体测量位置,因此测量时可自由选择左、右衬片上的测量位置和按操作键盘上的对应数字按键记录测量数据。

因测量衬片左侧位置数据时要扳动机头向左偏一定角度,测衬片右侧位置数据时要扳动机头向右偏一定角度,为了减少测量时机头左偏和右偏的变换次数,因此根据图1-6-40重新编排的1~8号的测量位置及对应序号,先测两个衬片左侧、再测两个衬片右侧的孔和凹槽内缘的位置数据。

①测量两个衬片左侧小孔和凹槽内缘的位置数据:用手扳动机头向左偏5°角(有5°角和10°角两种选择,常规基弧镜片一般选5°角,基弧较弯镜片选10°角)。

用手将机头移至左边衬片左侧的1号孔上方,右手按下手柄将测量顶尖插入1号孔,屏幕显示1号孔位置坐标数据(x、y),同时用左手按键盘上"1"键记录测量数据,此时键盘上1号灯亮,屏幕上1号孔呈亮白色(图1-6-44)。

将机头移至左边衬片左侧5号凹槽上方,按下手柄将测量顶尖对准凹槽内缘位置处,屏幕显示5号位置坐标数据(x、y),按操作键盘上"5"键记录测量数据,此时键盘上5号灯亮,屏幕上5号孔呈亮白色(图1-6-45)。

按上述相同方法分别测量右边衬片左侧7号孔和3号凹槽内缘位置的坐标数据,分别按操作键盘上"7"和"3"数字键记录测量数据。

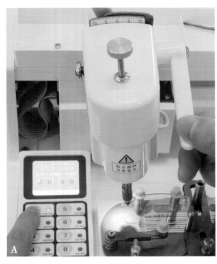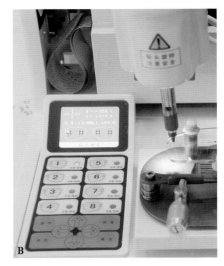

图 1-6-44　测量 1 号孔的位置数据
A. 测量顶尖左偏对准 1 号孔；B. 测量 1 号孔数据

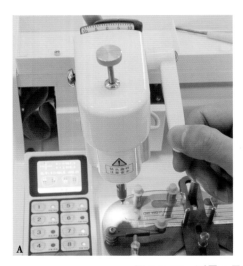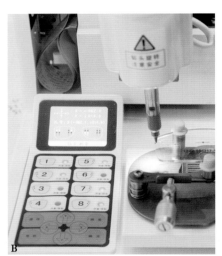

图 1-6-45　测量 5 号凹槽内缘位置数据
A. 测量顶尖左偏对准 5 号凹槽内缘位置；B. 测量 5 号凹槽内缘位置数据

②测量两个衬片右侧小孔和凹槽内缘的位置数据：同理，扳动机头向右偏 5° 角，按上述相同方法分别测量左边衬片右侧的 2 号孔和 6 号凹槽内缘位置、右边衬片右侧的 8 号孔和 4 号凹槽内缘位置的坐标数据，同时分别按操作键盘上相同的数字键保存测量数据。上述具体操作参考视频 1-6-5。

（4）钻孔：在进行钻孔和铣槽操作时机头自动走位的前后次序为：1 号孔→ 2 号孔→ 7 号孔→ 8 号孔→ 5 号凹槽内缘位置→ 6 号凹槽内缘位置→ 3 号凹槽内缘位置→ 4 号凹槽内缘位置。

两衬片上所有小孔和凹槽内缘位置数据测量完成后，按"确认"键，屏幕显示"钻孔加工"模式，同时操作键盘上 1~8 号灯熄灭，显示屏只显示 1~8 号孔且呈暗色。

1）换装镜片和钻头：拆下左、右衬片，按装夹左、右衬片相同方法装上磨好平边的左、右镜片。

拆下测量顶尖，装上钻 4 个孔所需直径的钻头。

2）完成左、右镜片 4 个孔的钻孔：扳动机头向左偏 5° 角。按"确定"键，机头自动移至

1-6-5

左边镜片左侧 1 号孔位置上方,屏幕上"1"数字闪烁。

按"电机"键,电机开始转动,旋转电机调速旋钮至所需的钻头转速。

缓慢按压手柄使钻头向下对镜片 1 号孔进行钻孔(图 1-6-46),钻孔完毕,松开手柄钻头自动缩回到镜片上方。

按"确认"键,显示屏显示已钻 1 号孔为白色,机头自动移位至左边镜片右侧 2 号孔位置上方,扳动机头向右偏 5°角,按上述相同方法完成 2 号孔的钻孔。

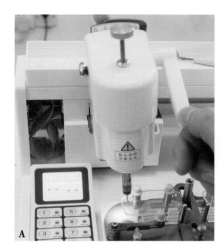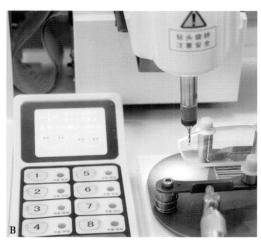

图 1-6-46 对左边镜片左侧 1 号孔进行钻孔
A. 钻头左偏对准 1 号孔;B. 钻 1 号孔

按"确认"键,机头自动移动至右边镜片左侧 7 号孔位置上方,扳动机头向左偏 5°角,按上述相同方法完成 7 号孔的钻孔。

按"确认"键,机头自动移动至右边镜片右侧 8 号孔位置上方,扳动机头向右偏 5°角,按相同方法完成 8 号孔的钻孔。

3)完成左、右镜片凹槽内缘处 4 个小孔的钻孔:按"电机"键停止钻头转动,换上钻凹槽内缘位置小孔用钻头(如凹槽宽度为 1.0mm 则用 1.0mm 直径钻头)。

按"电机"键,钻头电机转动,调至所需电机转速。

扳动机头向左偏 5°角。按"确认"键,机关自动移至左边镜片左侧 5 号凹槽内缘处上方,按上述相同方法对 5 号凹槽内缘位置进行钻孔。

按"确认"键,机关自动移至左边镜片右侧 6 号凹槽内缘位置上方,扳动机头向右偏 5°角,按上述相同方法对 6 号凹槽内缘位置进行钻孔。

按"确认"键,机关自动移至右边镜片左侧 3 号凹槽内缘位置上方,扳动机头向左偏 5°角,按上述相同方法对 3 号凹槽内缘位置进行钻孔。

按"确认"键,机关自动移至右边镜片右侧 4 号凹槽内缘位置上方,扳动机头向右偏 5°角,按上述相同方法对 4 号凹槽内缘位置进行钻孔。

左右镜片 4 个孔和 4 个凹槽内缘位置处 4 个小孔完成钻孔后,按"确认"键,机头回到原点上方。

(5)铣槽:在铣槽时机头也会完全按前面钻孔时 8 个数字序号对应走位次序及位置进行自动走位,由于左右镜片 4 个孔(序号为 1、2、7、8)不要铣槽,因此在铣槽时要控制机头对前面 4 个孔只走位但不进行铣槽操作。

1)完成机头对左、右镜片 4 个孔位置处的自动走位:拆下钻孔用钻头,换上铣刀,在机头主轴上方安装好钻头进给螺栓。

同时按操作键盘上的"↑"和"↓"两个方向键,屏幕显示"铣削加工"模式。

按"确认"键,机头自动走位至镜片1号孔上方,按"电机"键使铣刀旋转,这时不对镜片进行铣槽操作。

再依次按"确认"键,让机头在镜片上方依次自动走位至2号、7号、8号孔位置,不进行铣孔操作。

2)完成左、右镜片4个凹槽的铣槽:扳动机头向左偏5°角。按"确认"键,机头自动走位至左边镜片左侧凹槽内缘处已钻5号小孔上方,用手调整钻头进给螺栓,使铣刀的中刃向下进入镜片小孔中。

根据该凹槽的铣削方向按操作键盘上相应方向键,5号按"←"键,铣刀以5号小孔位置处为起点向左铣削,铣削完成后,再按相同方向键"←",铣刀停止走动(图1-6-47)。

调整钻头进给螺栓,向上提起铣刀超出镜片表面高度。

按"确认"键,铣刀自动走位至左边镜片右侧凹槽内缘处已钻6号小孔上方,扳动机头向右偏5°角,按上述相同方法完成6号位置凹槽的铣槽。

按"确认"键,铣刀自动移至右边镜片左侧凹槽内缘处已钻3号小孔上方,扳动机头向左偏5°角,按上述相同方法完成3号位置凹槽的铣槽。

按"确认"键,铣刀自动移至右边镜片右侧凹槽内缘处已钻4号小孔上方,扳动机头向右偏5°角,按上述相同方法完成4号位置凹槽的铣槽。

左右镜片4个凹槽完成铣槽后,按"确认"键,铣刀停止转动,自动回到原点上方。上述具体操作参考视频1-6-6。

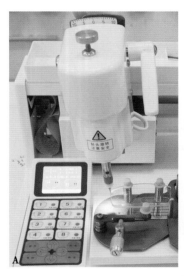

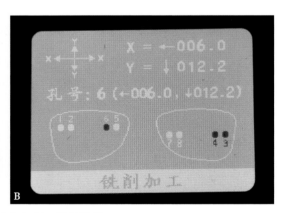

图1-6-47　镜片铣槽
A. 对5号凹槽进行铣槽; B. 5号凹槽完成铣槽后屏幕显示

(6)数控钻孔机使用注意事项

1)测量位置数据时用手移动机头进行走位,因此可自由选择测量位置及对应数字编号记录数据,测量结束在进行钻孔或铣槽时,机头只能按屏幕上显示孔位序号自动走位。

2)在测量时机头向左或向右偏一定角度,是为了保证钻针与钻孔处镜片表面垂直,但同一位置测量、钻孔、铣槽时机头偏向角必须完全一致。

3)在完成钻孔或铣槽后,必须将钻头或铣刀抬至超出镜片表面才能移至下一个孔位,否则会擦伤镜片表面或因碰撞引起钻头或铣刀断裂。

4)八孔无框眼镜镜片在钻孔时,要保证钻头与镜片钻孔处表面在左右方向和前后方向都呈垂直状态,钻孔直径与胶塞两套管直径相等,镜片每侧前后表面两个小孔中心距与胶塞两套管中心距均应相等,镜片每侧两小孔的高度应相等并呈水平状态。

(五)安装

无框眼镜在使用中易在镜片钻孔处损坏,因此镜片完成钻孔后最好用锥形锉对孔两侧倒安全角,装配眼镜时在孔的前后表面安放塑胶垫圈,来减小眼镜装配和使用中所受的应力,确保无框眼镜的装配质量与使用寿命。

1. 四孔四槽无框眼镜的安装　在安装前准备好整形钳、专用内六角套筒等工具,并检查左、右镜片的钻孔和锯槽质量。安装时先装鼻梁,再装左、右镜腿。

(1)安装前钻孔和锯槽质量检查

1)检查左右眼镜片的磨边质量与尺寸。

2)检查左右镜片上各钻孔的直径是否正确,左右片孔的上下和左右位置是否符合要求并对称,孔边缘处是否有破损。

3)检查左右镜片各凹槽的宽度和深度是否正确,凹槽是否呈水平状态,左右片凹槽高度是否对称,镜片凹槽处是否有破损。

(2)安装鼻梁

1)鼻梁架与右镜片的连接安装:将鼻梁架右侧的螺栓穿过右镜片鼻侧小孔、定位卡钉卡在右镜片鼻侧凹槽内,用内六角套筒旋紧螺母。注意在孔的两侧要垫上塑料垫圈。

2)鼻梁架与左镜片的连接安装:按上述相同方法,将鼻梁架左侧与左镜片鼻侧进行连接安装。

3)鼻梁安装过程中的检查与调整:在鼻梁每一侧安装完成后,要及时检查鼻梁架是否呈水平状态,镜面角是否在170°~180°范围内,两镜面是否在同一平面上(或左、右镜片前倾角是否对称无扭曲),否则对鼻梁架的上下弯度(与鼻梁水平度相关)、前后弯度(与镜面角相关)、扭曲度(与左、右镜片前倾角相关)进行初步调整,后面进行整形时再作最后的调整(图1-6-48)。

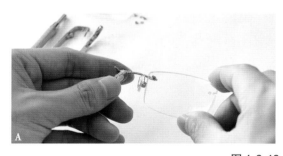
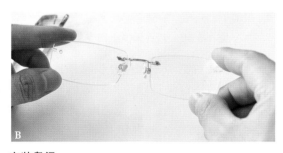

图1-6-48　安装鼻梁
A. 鼻梁右侧连接安装;B. 鼻梁左侧连接安装

(3)安装镜腿

1)右镜腿与右镜片的连接安装:将右镜腿桩头的螺栓穿过右镜片颞侧小孔、定位卡钉卡在右镜片颞侧凹槽内,用内六角套筒旋紧螺母。注意在孔的两侧要垫上塑料垫圈,(图1-6-49)。

2)左镜腿与左镜片的连接安装:按上述相同方法,将左镜腿与左镜片颞侧进行连接安装。

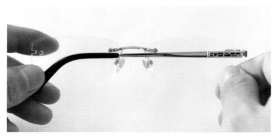

图1-6-49　安装镜腿

3）镜腿安装过程中的检查与初步调整：在左、右镜腿安装后，要及时检查左、右桩头是否呈水平状态，左、右镜腿外张角是否为 80°～95°，左、右镜腿的身腿倾斜角偏差是否小于 2.5°，否则对桩头的水平度、外张角、身腿倾斜角进行初步调整。

（4）四孔四槽无框眼镜连接松动的处理：无框眼镜在装配和使用过程中在镜片与镜架连接处易出现松动。如用内六角套筒将连接螺母拧紧后仍有松动，主要原因及处理如下：

1）镜片钻孔直径过大：可拧下螺母，取下镜片，将塑料垫片更换为 T 形塑料垫圈，或将薄的 T 形塑料垫圈更换成厚的 T 形塑料垫圈，重新安装。若这样处理后仍存在松动，则换片重新加工。

2）镜片边缘凹槽宽度过大：可拧下螺母，取下镜片，在鼻梁或桩头的定位卡钉上套上塑料套管来增加定位卡钉的直径，重新安装。若这样处理后仍存在松动，则换片重新加工。

3）钻孔位置离镜片边缘过近：安装后鼻梁和桩头上的定位卡钉大部分或全部暴露在镜片凹槽外面，不能卡进镜片凹槽内，起不到定位作用，则换片重新加工。

2. 八孔无框眼镜的安装　八孔无框眼镜拆卸和安装的专用工具：图 1-6-50 中从左到右分别为胶塞剪断钳、拆胶塞钳、胶塞压紧钳。

（1）先安装鼻梁

1）鼻梁架右侧与右镜片的安装：将"π"形胶塞上的两个塑胶套管从右镜片鼻侧凹面的两圆孔中插入，从镜片凸面两圆孔中穿出，用专用胶塞剪断钳贴着镜片的凸面剪断长度多余的胶塞套管（图 1-6-51）。

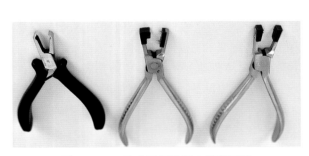

图 1-6-50　八孔无框眼镜专用装配钳

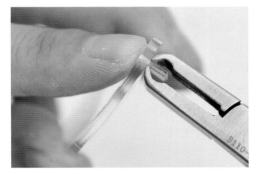

图 1-6-51　用胶塞剪断钳剪短胶塞套管

将鼻梁右侧两直立销钉尖端对准镜片凸面两圆孔内"π"形胶塞两套管的管口，同时先用手指将两销钉尖端预压入胶塞两套管中，然后用专用胶塞夹紧钳将两直立销钉全部压入胶塞两套管中并夹紧，实现鼻梁右侧与右镜片的安装连接，如图 1-6-52A。

2）鼻梁架左侧与左镜片的安装：按上述相同方法，用"π"形胶塞完成鼻梁架左侧与左镜片的连接安装（图 1-6-52B）。

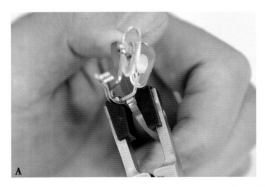

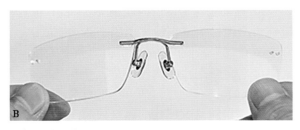

图 1-6-52　鼻梁的安装

A. 专用钳夹紧夹紧胶塞；B. 完成鼻梁安装

（2）再安装左、右镜腿：按上述相同方法，用"π"形胶塞分别进行右镜腿桩头与右镜片的连接安装、左镜腿桩头与左镜片的连接安装（图1-6-53）。

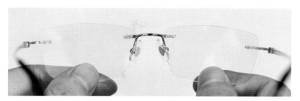

图1-6-53　完成镜腿安装

（3）注意事项

1）安装时"π"形胶塞两套管长度一般与孔的深度相等，但不能大于孔的深度，否则安装后不牢固。

2）胶塞时间放久了易发生老化，导致安装后不牢固。

三、眼镜整形与质量检测

（一）整形

无框眼镜的整形内容、整形质量要求，与全框眼镜的整形相同。为了防止无框眼镜整形时镜片受力破损，重点介绍无框眼镜鼻梁和桩头的调整。

1. 四孔四槽无框眼镜的整形

（1）左右片扭曲度调整：当左、右镜片的前倾角不相等，说明两镜面不在同一平面上，存在扭曲现象。

左、右手各握一把平圆钳（或尖嘴钳）分别夹在鼻梁架的两侧，一手向上、另一手向下转动，对鼻梁的扭曲度进行调整（图1-6-54）。

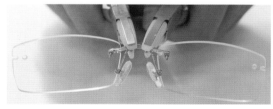

图1-6-54　左右镜片扭曲度调整

（2）身腿倾斜角调整：一手握无框调整辅助钳，钳的两面分别夹在镜腿桩头和连接螺母上，作为固定钳；另一手握镜腿钳钳住镜腿的上下表面，作为调整钳，通过向上或向下调整镜腿来调整身腿倾斜角的大小（图1-6-55）。

（3）外张角调整：一手握无框调整辅助钳，钳的两边分别夹在镜腿桩头和连接螺母上，作为固定钳；另一手握平圆钳钳住镜腿的内外表面，通过向内或向外调整镜腿来调整外张角的大小（图1-6-56）。

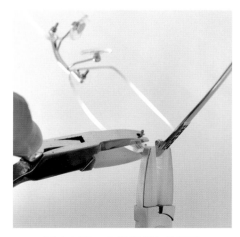

图1-6-55　身腿倾斜角的调整

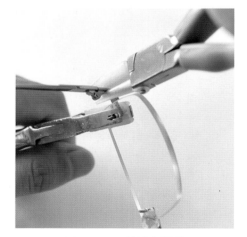

图1-6-56　外张角调整

（4）整形注意事项

1）四孔四槽无框眼镜，如镜片同一侧孔的高度与凹槽高度偏差较大，导致安装后鼻梁或桩头偏斜度较大，则无法通过整形使鼻梁或桩头达到水平状态，要换片重新加工。

2）如桩头或鼻梁为较宽、较厚金属材质，整形时可调整的量较小或无法调整。

3）无框眼镜整形时镜片尽量不要受力，否则镜片易破损，必要时可卸下镜片单独对鼻梁或桩头进行调整。

4）整形时镜腿铰链不能受力，镜架焊接点尽量少受力，否则会损坏镜架。

5）如整形量较小能用手代替整形钳的，尽量用手进行整形。

2．八孔无框眼镜的整形　八孔无框眼镜整形有自己的特点，如整形量较小则考虑用手代替整形钳进行整形，如整形量较大则用整形钳进行整形。下面重点介绍八孔无框眼镜鼻梁和桩头的调整。

（1）左右镜片扭曲度调整：左手和右手分握专用胶塞夹紧钳，分别夹住左、右镜片鼻侧两孔连接件的前后表面，两手朝相反方向用力对鼻梁扭曲度进行整形（图1-6-57）。

如整形量较小可用手代替整形钳进行整形。左手和右手的拇指和食指分别用力捏紧左右镜片鼻侧两孔连接件的前后表面，两手朝相反方向用力对鼻梁扭曲度进行整形。

（2）身腿倾斜角调整：一手用专用夹紧钳夹紧镜片颞侧两孔连接件前后表面作为固定钳，另一手握镜腿钳夹住镜腿，

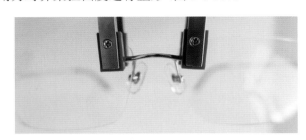

图1-6-57　左右镜片扭曲度调整

对身腿倾斜角进行调整（图1-6-58）。如整形量较小，可用手代替整形钳进行整形。

（3）外张角调整：一手用专用夹紧钳夹紧镜片两孔连接件前后表面作为固定钳，另一手握平圆钳钳住镜腿的内外表面，对外张角进行调整（图1-6-59）。如整形量较小，可用手代替整形钳进行整形。

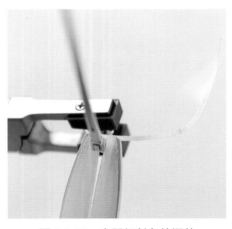

图1-6-58　身腿倾斜角的调整

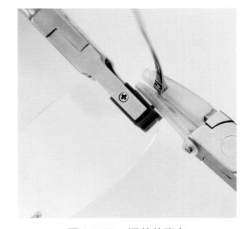

图1-6-59　调整外张角

（二）配装眼镜的质量检测

无框眼镜完成加工装配和整形后，要对配装眼镜的光学要求和装配质量进行检测，并对照国家配装眼镜质量标准进行质量判别。

1．眼镜光学要求检测与质量判别　用电脑焦度计检测眼镜左、右镜片柱镜轴位，根据左、右镜片上光心点的印点标记，测量左、右镜片的光心距和光心高度，根据配镜处方计算柱镜轴位方向偏差、光学中心水平距离偏差和光学中心垂直互差，对照《配装眼镜》国家标准GB 13511.1—2011中相关指标的允差范围，判别配装眼镜光学要求的质量是否合格，见表1-6-1。

表 1-6-1　配装眼镜光学要求的检测评价表

检测项目	右片光心高度/mm	左片光心高度/mm	右片光心距离/mm	左片光心距离/mm	右片柱镜轴位	左片柱镜轴位
处方数据	上移2	上移2	32	32	105°	95°
实际检测结果	上移2	上移1	34.5	31	100°	98°
实际误差	0	−1	+2.5	−1	−5°	+3°
GB 13511.1—2011 允差范围	光学中心垂直互差：≤2.0		1. 光学中心水平距离允差：±3.0 2. R片单侧偏差：≤1.50 3. L片单侧偏差：≤1.50		轴位允差：±9.0°	轴位允差：±9.0°
对照国标判别是否合格	合格		1. 合格 2. 不合格 3. 合格		合格	合格

（说明：表格中有一项指标不合格，则眼镜装配质量不合格）

从表 1-6-1 可以看出，因配装眼镜右镜片光学中心水平距与右眼瞳距的单侧偏差为 2.5mm，超出了国标 GB 13511.1—2011 规定的光心水平距离允差的 1/2（±1.50mm），该项指标不合格，因此该副眼镜的配装质量不合格。

2. 装配质量的检测　无框眼镜的装配质量的检测，除列入国标 GB 13511.1—2011 中相关检测内容外，另外增加与装配质量密切相关的眼镜加工方面的其他重要指标，见表 1-6-2。

表 1-6-2　四孔四槽无框架眼镜装配质量评价表

检测项目	鼻梁水平度	左右桩头水平度和高度	左右片鼻侧孔大小及位置	左右片颞侧孔大小及位置	左右片鼻侧凹槽的宽度、深度及位置	左右片颞侧凹槽的宽度、深度和位置	镜片破损情况	其他外观情况
质量要求	呈水平状态	呈水平状态，高度对称或相等	孔大小刚好，位置对称	孔大小刚好，位置对称	凹槽的宽度和深度与定位卡钉相配，位置对称	凹槽的宽度、深度与定位卡钉相配，位置对称	无裂纹或破损，无崩边	镜片形状、镜架和镜片表面擦伤、钳痕、倒安全角等符合要求
检测记录								

四、眼镜配发

1. 订单确认　眼镜配发的首要环节就是订单确认，主要内容包括：患者的姓名、职业、年龄，患者的处方，配镜时间、取镜时间，镜架和镜片的货名、规格型号、价格，特殊的加工需求等。交付配戴者时要根据处方的各项要求逐一核对确认，确认无误后，回收配镜单进行库存，并交给配戴者试戴，若配戴有不适感需进行校配。

2. 眼镜校配　无框眼镜校配时的手法与整形的手法相同，尽量不要使镜片受力，必要时可拆下镜片单独对鼻梁或桩头进行调整。

无框眼镜校配的具体指标及要求，与其他框架眼镜相同。

3. 戴镜指导　无框眼镜使用不当易出现松动、变形、镜片崩裂等现象，因此戴镜和摘镜时一定要双手分别握着左、右镜腿，从脸颊的正面戴上或取下。如出现螺丝等配件松动现象，镜片容易掉落，自己可用专用套筒将螺丝拧紧，否则到眼镜店由专业人员进行调整。

【实训项目及考核标准】

1. 实训项目　无框眼镜的定配加工。

（1）实训目的

1）会阅读配镜订单，并根据配镜订单核对和检查镜架和镜片的质量。

2）能用全自动磨边机、钻孔机、锯槽机等仪器设备加工制作无框眼镜。

3）能进行无框眼镜的整形与校配。

4）会检测无框眼镜的光学要求质量和装配质量，并对照相关国家质量标准进行质量判别。

（2）实训用具：配镜订单、带四孔四槽的无框眼镜架、眼镜片、电脑焦度计、全自动磨边机、手动磨边机、抛光机、钻孔机、锯槽机、吸盘、吸盘钳、镜片双面胶、螺丝刀（套）、整形工具（套）、油性记号笔、瞳距尺、配装眼镜国家质量标准等。

（3）实训内容：根据提供的球柱镜配镜处方、无框眼镜架和镜片，以小组讨论、个人制作、教师检查指导的形式，讨论制订无框眼镜定配加工方案，用电脑焦度计、全自动磨边机、钻孔机、锯槽机等仪器设备和工具，完成带四孔四槽无框眼镜的定配加工。

2. 考核标准

实训名称		无框眼镜的加工制作			
项目	分值	要求	得分	扣分	说明
素质要求	5	说普通话，团队合作，遵守实训室规章制度，养成查找问题、分析问题、解决问题的习惯			
实训前	15	组织准备：实训小组的划分与组织 用具准备：实训用具齐全 实训者准备：预习教师布置的实训内容			
实训中	4	根据处方正确使用电脑焦度计对镜片印点标记			
	6	正确使用扫描仪扫描衬片（代替制作模板）			
	4	正确使用与扫描仪一体的定中心仪进行镜片移心、上吸盘			
	8	正确使用全自动磨边机磨镜片平边			
	2	正确使用手动磨边机对镜片倒安全角			
	2	正确使用抛光机对镜片边缘抛光			
	6	在镜片表面正确作钻孔与锯槽的参考标记			
	8	正确使用钻孔机对镜片进行钻孔			
实训中	8	正确使用锯槽机对镜片进行锯槽			
	2	正确进行镜片与镜架的安装			
	6	正确进行无框眼镜的整形			
	4	正确检测眼镜的光学要求质量和装配质量，根据配装眼镜国标进行质量判别			
实训后	5	清理垃圾，整理物品，设备清理并归位			
熟练程度	15	程序正确，操作规范，动作熟练			
实训总分	100				

3. 思考题

（1）简述与扫描仪连为一体的定中心仪确定右镜片加工中心的方法。

（2）简述钻孔机对无框眼镜镜片进行钻孔的操作。

（3）简述锯槽机对四孔四槽无框眼镜镜片进行锯槽的操作。

（4）简述数控钻孔机对四孔四槽无框眼镜的加工方法。

（5）简述数控钻孔机铣槽前为何要在镜片凹槽内缘位置先用钻头钻个小孔？

4. 实训报告　总结实训过程，完成实训报告。

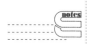

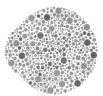

情境二　双焦眼镜的定配加工

任务一　双焦眼镜的推介

学习目标

知识目标

1. 掌握：双焦镜片的结构特点和推介原则。

2. 掌握：双焦镜片移心量的计算、子镜片定位方法。

能力目标

1. 能用术语正确表述双焦眼镜各个部位。

2. 会指导配戴者正确使用双焦眼镜。

3. 能给顾客选择合适的镜架并会确定子镜片顶点高度。

素质目标

爱岗敬业，着装整洁，仪表大方，举止得体，态度和蔼，符合职业标准；具有团队合作精神。

任务描述

顾客李某，男性，45岁，行政职员，12岁开始配戴近视眼镜，视力一直较好，现发现阅读书、报纸很困难，反而摘掉眼镜看书、报纸很清楚，顾客听说了双焦眼镜能解决此类问题，并从相关网站上下载了双焦眼镜的资料来到某眼镜公司咨询，希望专业人士为其解答。

顾客提出了以下问题：

1. 双焦眼镜比普通眼镜有什么好处？

2. 什么是子镜片顶点高度？为什么要测量子镜片顶点高度，以前配眼镜从未听说过？

3. 为什么我摘掉眼镜看报纸反而清楚？

接到以上任务后，我们如能对下面将要进行阐述的知识做到全面掌握，便可正确回答上述配戴者提出的问题。

一、双焦镜片的结构与特性

（一）双焦镜片含义及应用

前面我们所谈到的眼镜是在有效折射表面内具有同一的镜度，焦点是唯一的单光镜片，所以也称为单焦点镜片。人到了中年，随着年龄的增加，调节能力的下降，近点逐渐远离眼睛,从而使近距离工作出现困难。因此在近距离时需要配戴近用眼镜,让近点逐渐靠近眼睛,使近处的物体能够清晰成像在视网膜上。但是日常生活中,很多配戴者往往还伴有视远的屈光问题,因此这些配戴者在视远处物体和近处物体的时候必须更换眼镜。为了避免反复摘戴换用远用、近用镜的麻烦,人们设计了一种将两种镜度加工在同一镜片上的镜片,在视光学领域,我们称为双焦镜片。

双焦镜片在同一个镜片上具有双视距功能,既能看远又能看近。用于远用部分的镜片区域称为远用区,其光学中心称为远用光学中心。用于近用部分的镜片区域称为近用区。这种眼镜特别适用于既有屈光不正又老视者,还可以用来矫正儿童的调节性内斜视,无晶状体眼和先天性白内障术后患儿也应早日配戴双焦眼镜以避免弱视。

（二）双焦镜片的结构与特性

1.双焦镜片在光学上分为远用区和近用区两个具有不同屈光度的区域。镜片上用于矫正远视力的区域为远用区。用于矫正近视力的区域为近用区,也称为阅读区,其顶焦度为远用区顶焦度和阅读附加顶焦度的代数和,如图 2-1-1 所示。

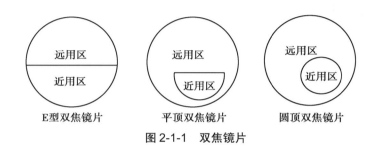

图 2-1-1　双焦镜片

2.双焦镜片在结构方面相当于在一个主要镜片上贴附另外一个较小的镜片,主要镜片称为主镜片,一般用于矫正远视力。贴附加上的小镜片称为子镜片,顶焦度等于阅读附加,一般位于主镜片的下半部,如图 2-1-2 所示。

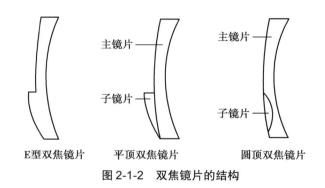

图 2-1-2　双焦镜片的结构

3.双焦眼镜通过镜片的视远区可以看清楚远距离的物体,也可以通过同一只镜片的视近区看清楚近距离的物体。不需要随身携带两副眼镜,不需要频繁地切换远用、近用眼镜,使用方便。

双焦眼镜视野范围比单光镜片小,视近如看书、看报需要配合较多的头部运动,远用区和近用区有分界线,容易被人看出配戴了双焦眼镜而显露老视,并存在像跳和像位移的光学缺陷,在下楼梯时尤其明显,容易踩空,在给配戴者配戴时要特别向配戴者讲明,需要有一定的适应过程才可安全舒适配戴。

（三）双焦镜片常用术语

如图 2-1-3 所示的双焦镜片,主镜片为远用区,子镜片所在的区域为近用区,远用区的圆心以 DVP 表示，称为远用视点（视远时，视轴与镜片的交点），远光心以字母 OD 表示，当透镜未移位时，视点 DVP 与光心 OD 重合，若透镜需要移心产生棱镜效果时，DVP 与 OD 不重合。

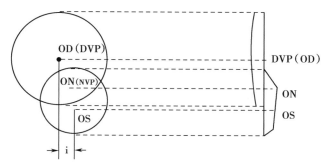

图 2-1-3　双焦镜片的光学功能区

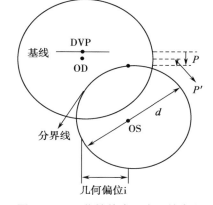

图 2-1-4　双焦镜片常用术语的含义

近用区的中心以 OS 表示，而近用区的光心（近光心）是主镜片和子镜片组合而成，以 ON 表示，其位置与主镜片和子镜片的镜度及相对位置有关，近用区的视点（NVP）一般在 DVP 下方 8～10mm，偏内 2～2.5mm 处。不同类型的双焦镜片，其结构及子镜片的形状、位置虽然各不相同，但均可用下列各术语描述，如图 2-1-4 所示。

1. 基线　通过远用视点 DVP 的水平线。

2. 分界线　远用区与近用区的分界线。

3. 子镜片顶　分界线的最高点。

4. 子镜片顶高 h　由子镜片顶到主镜片（切割后）最低点的水平切线距离。

5. 子镜片顶位置 P　子镜片顶到基线的垂直距离。

6. 子镜片顶点落差 P'（cut）　子镜片顶到远光心 OD 的垂直距离，当 DVP 与 OD 重合时，$P=P'$。

7. 子镜片直径 d　子镜片分界线圆弧的直径。

8. 几何偏位 i　远光心 OD 与子镜片光心 OS 的水平距离。

制作符合处方要求的双焦眼镜时，首先要确定主镜片和子镜片在几何上及光学上的相互关系，通常用子镜片的规格来表示相互间的关系。例如双焦镜子镜片位置表示为：$22d×17h×2.5i$　cut5 表示子镜片直径为 22mm，子镜片顶点高为 17mm，几何偏位 2.5mm，子镜片顶点落差为 5mm，若给出主镜片直径 40mm，子镜片也可以表示 $22d×3belowdat×2.5i$ cut5，3belowdat 表示子镜片顶点位置在基线下 3mm，上面表示方法常写成 $22×17×2.5$ cut5 或 $22×3bd×2.5$　cut5。

（四）双焦镜片的技术要求与光学要求

1. 技术要求　双焦镜片的制作是将视远与视近两部分组合在一起，因此要求镜片不能太重，厚度应尽量薄，且分界线不要太明显，胶合或熔合部分必须牢固。

2. 光学要求

（1）远用区与近用区要有同样的清晰度。这就取决于主镜片与子镜片的形式、相对位置、镜片的材料、像差及加工工艺。

（2）当不需要透镜有棱镜效果时，远用区的 OD 应与 DVP 重合，近用区的 ON 与 NVP 重合。实际上，上述要求对于远光区较容易，对于阅读区则较难，因为 ON 的位置取决于主镜片和子镜片的镜度及相对位置。

（3）当 ON 与 NVP 未重合，阅读区将产生棱镜效果，这时应除了控制单眼棱镜效果的大小之外，还应控制两眼的差异棱镜效果。正常眼肌的人，一般在垂直方向可承受 $0.5^\triangle \sim 0.75^\triangle$ 棱镜度的差异，当差异大于 $1^\triangle$，人眼将感到不适，水平方向承受力比垂直方向要大一些。

（五）双焦镜视近点的棱镜效应

在双焦镜的验配过程中，一个必须注意的要点是视近区的棱镜效应。当确定视近区的棱镜效应时，通常把双焦镜想象成是由两个独立的镜片组成：即主镜片，其屈光度常为远用矫正顶焦度；子镜片，其屈光力为近用附加的顶焦度。

以 OD 表示主镜片的光学中心，OS 表示子镜片的光学中心。视近区顶焦度是近用附加度与视远区顶焦度之和，而视近区某点的棱镜效应则是主镜片和子镜片分别在视近点产生的棱镜效应总和。

【例 2-1-1】 如图 2-1-5 所示，以胶合双焦镜片为例，视近点 NVP 在位于远用光心下方 10mm，子镜片顶下方 6mm，该处的棱镜效应确定如下：

主镜片的屈光力为 +3.00DS，主镜片在 NVP 点产生的棱镜效应，根据公式 P=FC，P=1.0×3.00=3.00$^\triangle$BU。

子镜片近附加为 +2.50DS，子镜片的直径为 28mm，从分界线到子镜片几何中心（即光学中心）的距离为 14mm，由于 NVP 在子镜片顶下方 6mm，则 NVP 位于子镜片中心上方 8mm，所以子镜片产生的棱镜效应 P=0.8×2.50=2.00$^\triangle$BD。

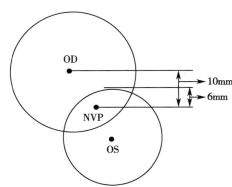

图 2-1-5 视近点的棱镜效应

所以 NVP 总的棱镜效果为 1.00$^\triangle$BU。

通过该例子可以看出，配戴者原来是远视配戴者，以前配戴单光眼镜，看近时已经产生了基底朝上的棱镜效应，如果老视时，配戴双焦眼镜矫正，NVP 的棱镜效果发生改变，棱镜效应减轻，配戴者更容易适用。

一般来说，无形双焦镜的近用区光学中心取决于主镜片的镜度、子镜片的镜度及相对位置的影响。如果远用区是负顶焦度，则 ON 甚至不在近用区上。为了更好地控制近用区的光学中心位置，通常是改变一眼子镜片的直径或者使用棱镜控制视近点的棱镜差异。

通过上述讨论我们发现，如果考虑上述影响因素来控制视近点的棱镜效应，可以为配戴者选择最舒适的双焦镜。

（六）近用区的光学中心

下面介绍确定近用区光学中心的方法。

近用区无棱镜效应的一点称为光学中心（图 2-1-6）：

如果在阅读区内有这样的一点，对主镜片而言，有底朝上的棱镜效应，对于子镜片而言，有底朝下的棱镜效应，并且棱镜顶焦度一样，这点将无棱镜效应，也就是阅读区的光心 ON。

设 OD 与 OS 垂直方向的距离为 S_1；

OD 与 OS 水平方向的距离为 S_2；

OD 与 ON 垂直方向的距离为 Y；

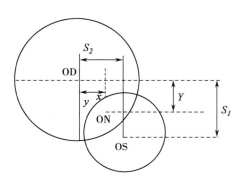

图 2-1-6 近用区的光心

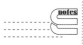

OD 与 ON 水平方向的距离为 X;

如主镜片镜度为 F_1,子镜片镜度为 F_2 若在 ON 产生大小相等方向相反的棱镜效应,

有垂直方向: $YF_1=(S_1-Y)F_2$,

$$Y = \frac{S_1F_2}{(F_1+F_2)} \tag{2-1-1}$$

有水平方向: $XF_1=(S_2-X)F_2$

$$X = \frac{S_2F_2}{(F_1+F_2)}。 \tag{2-1-2}$$

通过上式 S_1、S_2、X、Y 都是以毫米为单位,S_1、S_2、F_2 恒为正值,Y 为正的在说明 ON 在 OD 下方,Y 为负的说明 ON 在 OD 的上方。

【例2-1-2】 求右眼镜片 R+4.00DS,ADD+2.00D,子镜片 22×4bd×2.5,求阅读区光心的位置?

解:由题意可知:F_1=+4.00DS　　F_2=+2.00D

$$S_1 = 4 + \frac{22}{2} = 15mm$$

$$S_2=2.5mm$$

$$Y = \frac{S_1F_2}{(F_1+F_2)} = \frac{15\times2}{6} = 5mm$$

$$X = \frac{S_2F_2}{(F_1+F_2)} = \frac{2.5\times2}{6} = 0.83mm$$

说明 ON 在 OD 下方5mm,偏内0.83mm,在子镜片顶下边1mm外1.67mm处。

通过上述讨论我们发现,如果考虑上述影响因素来控制视近点的棱镜效应,可以为配戴者选择最舒适的双焦镜。

（七）像跳现象

当眼睛从视远处的光学中心逐渐往下看时,根据棱镜效应的公式,离开远用区光心越远,遇到的棱镜效应就越强。当视线从视远区进入到视近区时,在跨越分界线时会突然受到子镜片产生的基底朝下的棱镜效应,产生的这种视觉跳跃,在视野中出现光学盲区,这种视场损失称为像跳。

上述棱镜效应对配戴者来说是双重的。首先,实际位置 AM 方向的物体,看起来"跳"到 BM 方向了。其次,在角 BMA 内的光线,不能进入到配戴者的眼内。导致了视线当中出现一盲区,盲区里面的物体配戴者不能看到,当变化位置时,又突然地"跳"出来（图2-1-7）。

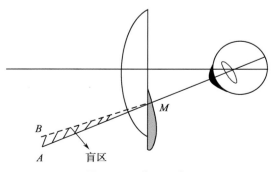

图 2-1-7 像跳现象

【例2-1-3】　有人配戴一副双焦眼镜,远用区顶焦度为 −0.50D,阅读附加为 +2.00D,面对一定距离外的一堵墙,头位不动,眼视线自上往下数墙砖的层数。当到一、二、三层后,由于视觉的跳动,看不到第四层,会把第五层数成第四层。

像跳效应的大小与视线通过点到子镜片光心的距离及子镜片的镜度有关,如果双焦镜子镜片是圆形的,那么子镜片顶部到子镜片光学中心的距离就是子镜片半径,所以,像跳量 = 子镜片半径 × 近用附加(子镜片半径单位采用厘米)。通过上述公式,我们可以看出若子镜片的直径越大,近用附加顶焦度越高,则像跳效应就越大,其视场损失越大。

消除像跳的方法常把子镜片的光心 OS 置于分界线上,还可以通过在子镜片上加磨适当的棱镜来达到,其加磨的棱镜与欲消除的像跳棱镜顶焦度值相等,方向相反。我们把消除像跳现象的双焦镜片称为无像跳双焦镜片,如 E 线双焦镜,就是其中常见的一种。

二、双焦眼镜的配适

随着渐变焦眼镜的快速发展及验配水平的大幅度提高,双焦眼镜的验配数量呈现下降趋势,但是在一些视光学发展比较落后地区及受到经济等因素影响的配戴者还是青睐双焦眼镜。

(一)配戴者的选择

1. 老视　人到 45 岁左右,由于晶状体老化,调节力下降,看近处物体需要一副眼镜,而如果配戴者看远方也需配戴眼镜的话,这样配戴者看远看近需要戴两副不同的眼镜,非常不方便,而现在一副双焦眼镜就可解决这一问题。

2. 儿童调节性内斜视　这种患儿,屈光足矫正后,能形成良好的双眼视觉,但看书或视近时又发生内斜视。如采用双焦眼镜,通过子镜片看近时,可减少因调节引起的集合,可使内斜视消除。戴这种眼镜的儿童,随着年龄增长,融像力增强,可望去掉附加的子镜片且不出现内斜视。

3. 无晶状体眼、先天性白内障患儿　摘除白内障晶状体后,早日配戴双焦眼镜,有助于视力发育,获得一定的双眼视觉,避免弱视。

4. 注意有些特殊的老视不能选择双焦眼镜

(1)屈光参差大于 2.00D 以上者。

(2)两眼近用附加度相差 0.50D 以上者。

(3)散光大于 1.50D 以上者。

(二)双焦眼镜片的选择

当前我国常用的双焦眼镜片从子镜片形状上可分为圆顶双焦、平顶双焦和 E 型(一线)双焦三种(图 2-1-8)。

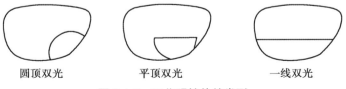

圆顶双光　　　　　平顶双光　　　　　一线双光

图 2-1-8　双焦眼镜片的类型

一般说来,由于 E 型(一线)双焦近用光区较大,适合于近距离用眼时间较长的人配戴;而圆顶双焦和平顶双焦适合于远距离用眼时间较长的人配戴;也可根据个人喜好而选择配戴。

(三)眼镜架的选择

双焦眼镜的验配比单光眼镜较为复杂,从镜架选择方面也提出了明显的要求。

1．塑料、板材镜架不适合　因为板材架多是固定鼻托，调整非常困难，很难保证配戴者近用时的视野和精确的有效光度。

2．镜架几何中心水平距离必须接近配戴者的瞳距，如果移心量过大，很可能导致近方的视野过小。

3．镜圈高度不能太小，一般最好大于 35mm，上平下花者可以适当小些。

（四）双焦眼镜的定位

双焦镜片是在同一镜片上具有远用区和近用区两个部分。远用区的水平定位同单光眼镜；垂直方向上及近用区的定位主要是子镜片的定位，即子镜片顶点水平移心量和子镜片顶点垂直移心量的计算。

1．子镜片顶点水平移心量的计算　子镜片顶点水平移心量是指为使左右子镜片顶点间距离与近用瞳距相一致，将子镜片顶点以镜架几何中心为基准，并沿其水平中心线进行平行移动的量，称为子镜片顶点水平移心量，其计算方法可通过近用瞳距相对镜架几何中心水平距的位置而求得。

写成公式即为：$Xn=(m-\mathrm{NPD})/2$

公式中 Xn 为子镜片顶点水平移心量；m 为镜架几何中心水平距；NPD 为近用瞳距。

实际配装加工中，也可根据子镜片顶点相对远用光学中心位置的不同而采取不同的方法。

（1）子镜片顶点相对远用光学中心内移量为 2～2.5mm 的镜片，从设计上已将近用瞳距相对远用瞳距向内移 4～5mm，用公式：$X=(m-\mathrm{PD})/2$。

已知：镜架几何中心距 m 及远用瞳距 PD，求出主镜片远用光心水平移心量，直接减去子镜片顶点内移量为 2～2.5mm 即可。

（2）用公式：$Xn=(m-\mathrm{NPD})/2$。已知镜架几何中心距 m、远用瞳距 PD、近用瞳距 NPD，分别求出主镜片、子镜片顶点的水平移心量，用来达到水平移心的要求。

【例 2-1-4】　某顾客选配一副规格为 56□16 的镜架，其远用瞳距 PD=66mm，近用瞳距 NPD=62mm。

问：配制双焦眼镜时，主镜片光学中心水平移心量是多少？子镜片顶点水平移心量是多少？

解：代入公式求出主镜片光学中心水平移心量。即：$X=(m-\mathrm{PD})/2=(56+16-66)/2=3\mathrm{mm}$ 代入公式，求出子镜片顶点水平移心量。即：$Xn=(m-\mathrm{NPD})/2=(56+16-62)/2=5\mathrm{mm}$。

答：主镜片光学中心水平移心量为 3mm，子镜片顶点水平移心量为 5mm。

2．子镜片顶点垂直移心量的计算

（1）子镜片顶点高度：子镜片顶点高度是指从子镜片顶点至镜圈内缘最低点处的距离。

子镜片顶点高度的确定可根据配戴的使用目的，即以远用为主、近用为主和普通型三种情况来确定。

一般来说，以远用为主时，子镜片顶点高度应位于配戴者瞳孔正下方下睑缘处下方 2mm 的位置；以近用为主时，子镜片顶点高度应位于配戴者瞳孔正下方下睑缘处上方 2mm 的位置；普通型，子镜片顶点的切线与下睑缘重合（图 2-1-9）。

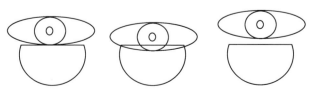

图 2-1-9　子镜片顶点高度

下睑缘位置必须通过实际测量而得到。

（2）下睑缘位置（子镜片顶点高）的确定方法（视频2-1-1 测量下睑缘高度）

1）帮助配戴者选择合适的眼镜架，通过调整确保眼镜舒适地戴在配戴者的脸上，前倾角为 8°～15°，镜眼距为 12mm，镜架符合配戴者的面弯。

2）验配人员与配戴者正面对坐，且眼睛的视线保持在同一高度上。

3）通常镜架上都有衬片，如果没有，可以在镜圈上粘一透明胶纸。

4）嘱配戴者注视正前方与视线高度相同的注视物。

5）验配人员使用细油笔在配戴者左右眼瞳孔中心向正下方画一竖线，竖线与下睑缘交叉处画一横线。

6）验配人员再反复观察确认横、竖线的交叉点位置是否在下眼睑缘处（图2-1-10）。

7）验配人员取下镜架，测量交叉点到镜圈内缘最低处的垂直距离，即为下睑缘位置，即子镜片顶点高 H（图2-1-11）。

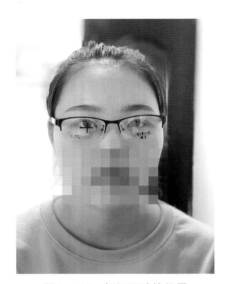

图2-1-10　标记下睑缘位置

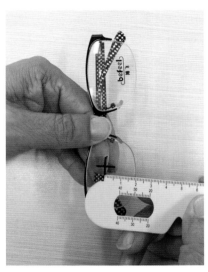

图2-1-11　测量下睑缘高度

8）询问配戴者的使用目的：如果配戴者普通型为主，则子镜片顶点高即为 H；若以近用为主，则子镜片顶点高为 H+2mm；若远用为主，则子镜片顶点高为 H−2mm。

9）如果出现左右眼的高度测量值不相同时，首先检查所配戴的镜架是否在同一水平线上，若确定在同一水平线上时，当左右眼相差 2mm 以内时，以主导眼下睑缘高度为基准确定子镜片顶点高度，当左右眼相差 2mm 以上时，以左右眼的平均值为基准来确定子镜片顶点高度。

（3）子镜片顶点垂直移心量的计算：子镜片顶点垂直移心量是指子镜片顶点高度在镜架垂直方向相对镜架水平中心线的移动量，称为子镜片顶点垂直移心量。其计算方法可通过镜架水平中心线高度与子镜片顶点高度之差值来求得。写成公式的形式，即：$Yn=H−h/2$。式中，Yn 为子镜片顶点垂直移心量，H 为子镜片顶点高度，h 为镜圈垂直高度。

【**例2-1-5**】　某顾客选配一副金属架，其镜圈的垂直高度 h=40mm；测得子镜片顶点高度 H=17mm。问：子镜片顶点垂直移心量是多少？

解：代入公式 $Yn=H−h/2=17−40/2=−3mm$

结果：子镜片顶点垂直移心量为 3mm，因为结果小于零，故子镜片顶点在镜架水平中心线下方 3mm 处（向下移）。

【实训项目及考核标准】

1. **实训项目** 双焦眼镜配镜参数的确定。

（1）实训目的

1）会使用自动式焦度计检测双焦镜片的顶焦度。

2）能计算出近用附加。

3）能根据配戴者的脸型对眼镜架进行针对性调整。

4）会确定子镜片顶点高度。

（2）实训工具：自动式焦度计、调整工具、若干双焦镜片、油性笔、直尺。

（3）实训内容

1）认识双焦镜片的各种类型及结构，能用自动式焦度计测出远用顶焦度、近用顶焦度，并打印光学中心。

①学生按各自的实训小组组织在一起，领取已经准备好的双焦镜片。

②实训小组成员逐一检测，并进行检查结果比较和时间考核。

2）通过公式计算近用附加。

3）根据配戴者的脸型对眼镜架进行针对性调整。

①学生按各自的实训小组组织在一起，领取已经准备好的眼镜架、调整工具。

②实验小组成员互相模拟配戴者和验配人员，进行眼镜架针对性调整。

4）确定子镜片顶点高度。

①如配戴者远用为主，确定子镜片顶点高度。

②如配戴者近用为主，确定子镜片顶点高度。

③如配戴者特殊用途，偶尔看近，确定子镜片顶点高度。

2. **考核标准**

实训名称		配镜参数的确定			
项目	分值	要求	得分	扣分	说明
素质要求	5	着装整洁，仪表大方，举止得体，态度和蔼，团队合作，会说普通话，拿放镜架、镜片规范			
实训前	15	组织准备：实训小组的划分与组织 工具准备：实训工具齐全 实训者准备：遵守实训室规章制度			
实训中	10	使用自动式焦度计测量双焦镜片远用、近用顶焦度			
	10	计算近用附加			
	15	根据不同配戴者的脸型进行针对性调整			
	25	根据使用目的，标记配戴者的配镜高度			
实训后	5	整理及清洁用物			
熟练程度	15	程序正确，操作规范，动作熟练			
实训总分	100				

3. **思考题**

（1）双焦眼镜子镜片检测方法与单光镜片检测方法是否相同？

（2）一镜片远用顶焦度为 −5.00DS，近用顶焦度为 −3.00DS，问该镜片附加的顶焦度是多少？

（3）如配戴者偶尔用近用区域，那么子镜片顶位置比通常情况下要低多少？

（4）叙述子镜片顶点高度的确定方法。

（5）如左右眼的子镜片顶点高度不一致时，确认镜架在同一水平线上，验配人员应如何处理？

（6）如镜圈内缘最低点不在瞳孔中心下方处时，应该如何来确定子镜片顶点高度？

4. 实训报告　总结实训过程，写出实训报告。

任务二　双焦眼镜的定配加工

学习目标

知识目标

1. 掌握：双焦眼镜加工基准线和加工基准点的确定。

2. 掌握：双焦眼镜整形的步骤。

3. 掌握：各种模板加工基准线的确定方法。

能力目标

1. 能正确地分析处方。

2. 会计算双焦眼镜水平移心量和垂直移心量。

3. 能准确检测双焦眼镜各个参数。

4. 能对双焦眼镜配戴者进行戴镜后指导。

素质目标

爱岗敬业，着装整洁，仪表大方，举止得体，态度和蔼，符合职业标准；具有团队合作精神。

任务描述

顾客×××，男性，52岁，职业教师，主诉看近不清楚，5年前配了一副双光眼镜，近几年未更换过，现来某眼镜公司要求重新验配一副新的双光眼镜，顾客希望镜片尽可能美观一些，顾客最终选择圆顶双光镜片。

顾客的验光处方如表2-2-1：

表 2-2-1　双焦眼镜验光处方

		球镜	柱镜	轴位	棱镜	基底	视力
远用	右眼	−2.50DS					1.0
	左眼	−2.50DS					1.0
近用	右眼	−0.50DS					1.0
	左眼	−0.50DS					1.0

双光：下加（ADD）＿＿+2.00D＿＿　　　瞳距（PD）＿＿64/60mm＿＿　　　验配人员＿＿×××＿＿

顾客的下睑缘高度是16mm，左右眼的下睑缘高度相等。顾客选择全框金属眼镜，镜架材质为纯钛、规格为54 □ 16-135，镜片品牌为×××，折射率为1.56、直径为70mm、膜层为绿膜的图2-2-1所示圆顶双光镜片。请加工师按时精确地制作该眼镜。

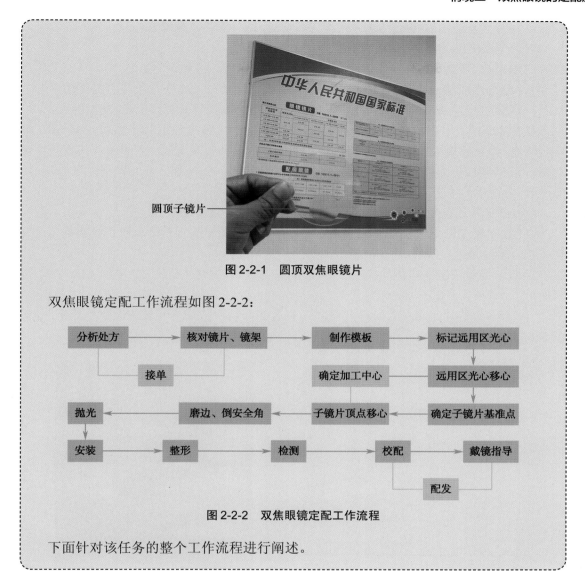

圆顶子镜片

图 2-2-1　圆顶双焦眼镜片

双焦眼镜定配工作流程如图 2-2-2：

分析处方 → 核对镜片、镜架 → 制作模板 → 标记远用区光心

接单

确定加工中心 → 远用区光心移心

抛光 ← 磨边、倒安全角 ← 子镜片顶点移心 ← 确定子镜片基准点

安装 → 整形 → 检测 → 校配 → 戴镜指导

配发

图 2-2-2　双焦眼镜定配工作流程

下面针对该任务的整个工作流程进行阐述。

一、接单

加工师在制作每一副眼镜时，必须要能够读懂处方，并对处方进行正确翻录，以便能制作一副合格舒适的眼镜。

（一）分析处方

1．该配戴者以前配戴过双光眼镜，对于双光眼镜的特性比较熟悉，现在重新选择了配戴圆顶双光镜片，配戴目的非常明确。

2．配戴者远方屈光状态为近视状态，近距离工作需要增加 +2.00DS 镜度，近用度仍然为近视性质，但不再是远用镜度。

3．询问配戴者职业及生活习惯，戴镜方式为常戴，配镜时子镜片顶应与下睑缘平齐。

（二）镜架镜片的结构和特点

1．镜架规则尺寸的表示方法是方框法，水平镜片尺寸是 54mm，片间距离是 16mm，镜腿展开的长度是 135mm。

2．材质是纯钛，重量轻，光泽度好，不易生锈，镜架的硬度较高，调整过程中要使用专业的调整钳进行调整。

3．镜片具有防辐射、防紫外线、抗疲劳等功能，镜片的膜色是绿色。

（三）核对出库商品

1．眼镜片、眼镜架的配前核对及外观质量检测

（1）检查出库镜片的品牌、镜片的折射率、阿贝数、镜片的中央厚度是否与配戴者要求相同，子镜片的形状是否为圆顶，镜片的膜色是否为紫膜，镜片是否有霍光、脱膜等现象。

在以基准点为中心，直径为30mm的区域内，及对于子镜片尺寸小于30mm的全部子镜片区域内，镜片的表面或内部都不应出现可能有害视觉的各类疵病。若子镜片的直径大于30mm，鉴别区域仍为以近用基准点为中心，直径为30mm的区域。在此鉴别区域之外，可允许孤立、微小的内在或表面缺陷。

检查两镜片的色泽、膜色是否一致。不一致退回库房重新发料。

（2）核对镜架的型号、规格，镜片的品种、光度与定镜单是否相符。检查镜架是否有划伤等表面质量问题，发现问题退回柜台换架。

2．镜片光学参数的检测验证　主要使用自动焦度计的两个键：记忆键和ADD键。步骤如下：

（1）将右眼镜片凸面向上，近用区朝前，视远部分（镜片远用区）放置在镜片支座上，如图2-2-3所示。

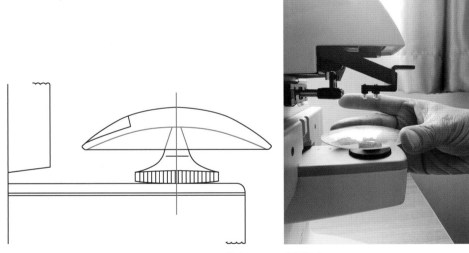

图 2-2-3　测量远用区后顶焦度

（2）当靶标的形状由圆圈变成（十）字或（十）字时，如图2-2-4，测量出远用部分镜片的参数，按下镜片支座前下部的记忆键，则测量的远用区的参数被确定和记忆，随后打下远用区光心印记。

注：若远用区顶焦度为零度，圆圈就不会变成（十）字或（十），只需把圆圈移到中间即可。

平顶双焦镜片子镜片上方是水平线，水平线中间点为子镜片顶点，该点为平顶双焦镜片的加工基准点，通过直尺测量远用光心与子镜片顶点之间的几何偏位（水平距离）应该是2mm。

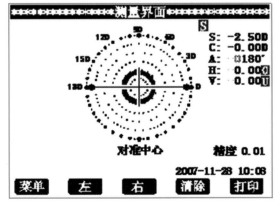

图 2-2-4　圆顶双焦眼镜的远用区后顶焦度

（3）将右眼镜片凹面向上，近用区朝前，视远部分（镜片远用区）放置在镜片支座上，如图 2-2-5 所示，测量出远用区的前顶焦度。

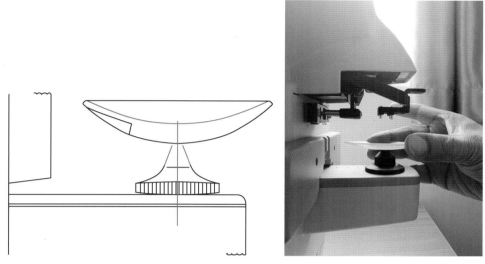

图 2-2-5　测量远用区前顶焦度

（4）按下 ADD 功能键，屏幕显示如图 2-2-6 所示。

（5）将镜片向外拉动和适当移动，使近用区放在镜片支座的中心位置上如图 2-2-7，不必准确对焦，但子镜片必须全部位于镜片支座透光孔范围内。

当靶标的形状由圆圈变成（十）字或（十）字时，ADD 的测量结果即显示在屏幕上（图 2-2-8）。再次按下记忆键，测量数据被贮存，不必打印记。

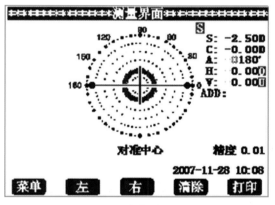

图 2-2-6　准备测量 ADD

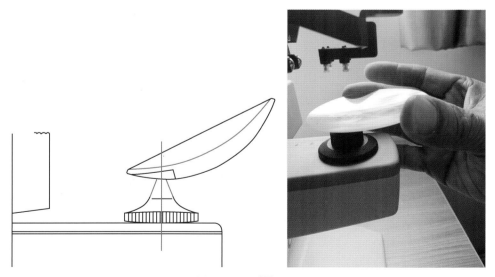

图 2-2-7　测量 ADD

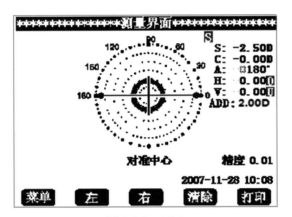

图 2-2-8　ADD

注：若视近顶焦度为零度，圆圈就不会变成（十）字或（十），只需把圆圈移到中间就行了。

（6）打印出测量结果，核对配镜处方，后顶焦度误差和子镜片顶焦度误差在 GB 10810.1—2005 允差范围内方可使用。

（7）同法测量和标记左眼镜片。

二、圆顶双焦眼镜的加工制作

（一）镜架前期的调整和测量

1. 在测定配戴者的子镜片顶点高度的同时对镜架进行必要的调整。

2. 测量镜架高度为 40mm（图 2-2-9）。

（二）制作中心型模板

要求制作的模板大小、形状与镜圈一致，模板上下、左右对称，标出左右眼，指明鼻侧及上方，标明水平基准线（图 2-2-10）。

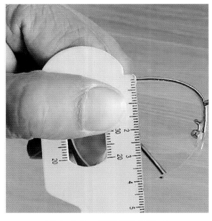

图 2-2-9　测量镜架高度

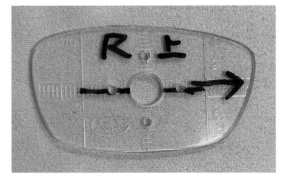

图 2-2-10　加工圆顶双焦眼镜的中心性模板

（三）定加工中心

1. 几何移心法　注意：使用几何移心法要求模板必须为中心型模板。

（1）由镜腿的标志或测量可知该镜架的几何中心距 FPD 为 70mm，根据公式 $Xn=（FPD-NPD）/2=（54+16-60）/2=5mm$，即子镜片顶向鼻侧移 5mm；$X=（FPD-PD）/2=（56+14-64）/2=3mm$，即镜片远用光心向鼻侧移 3mm。

（2）根据配戴者下睑缘高度确定子镜片顶点高度 H 为 16mm，镜圈的垂直高度 h 为 40mm，即子镜片垂直移心量公式 $Yn=H-h/2=16-40/2=-4mm$，即子镜片顶点向下方移 4mm，说明子镜片顶点在镜架几何中心线下方 4mm 处。

（3）将打印好远用光学中心的右眼镜片置于定中心仪上（图 2-2-11）。

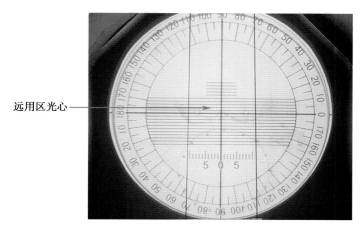

远用区光心

图 2-2-11　放置圆顶双焦镜片于定中心仪上（右眼）

（4）转动中线调节螺丝，将定中心仪刻度板上红色中线向内（鼻侧）移 3mm，沿刻度板上水平基准线内移镜片至远用光学中心压在红色中线上（图 2-2-12）。

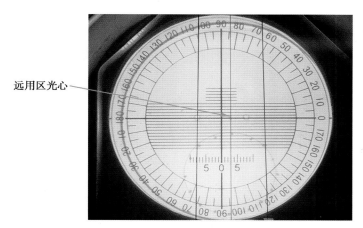

远用区光心

图 2-2-12　圆顶双焦镜片的远用光学中心移心（右眼）

（5）继续转动中线调节螺丝，使红色中线再内移 2mm 至近用瞳距要求移心量内移 5mm 的位置上（图 2-2-13）。

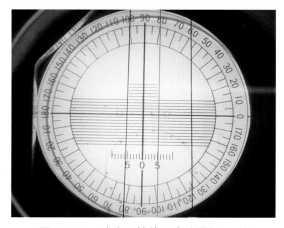

图 2-2-13　确定子镜片顶内移量（2mm）

（6）转动包角线调节螺丝，打开包角线，然后以远用光心为圆心向内旋转镜片，使左右两条黑色包线分别与子镜片左右两顶角相切，此时子镜片上方与定中心仪上水平刻度线的切点即为子镜片顶点（图2-2-14）。

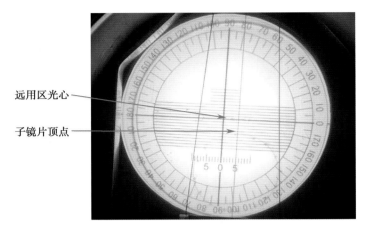

图2-2-14 确定圆顶双焦眼镜子镜片顶点（右眼）

（7）再沿着红色中线垂直方向移动子镜片顶点至于面板横线刻度下方4mm的位置（图2-2-15）。

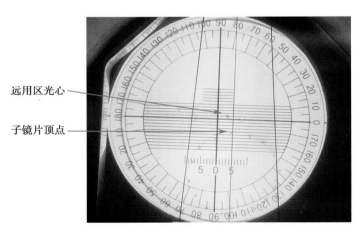

图2-2-15 圆顶双焦眼镜片的竖直移心（右眼）

（8）将吸盘红点朝里装入吸盘架上，左手固定镜片，右手操作压杆，顺时针转动，将吸盘架转至正位并均匀压下，使吸盘吸附在镜片上后，右手轻轻抬起，左手捏住镜片并随着将镜片上送，将吸盘从吸盘架上取出（为了保护镀膜镜片、树脂镜片表面不受损伤，应在镜片两面贴上专用塑料保护膜，并使用粘盘）。

（9）同样方法固定左眼镜片。

注意：如双焦镜片主镜片含有散光时，首先使用焦度计打印远用光学中心和远用加工基准线，然后将远用加工基准线向下平移，当移动到和子镜片相切时停下来，该切点就是子镜片顶点，切线为子镜片加工基准线。

2. 测量法 注：测量法对模板要求较低，模板可以是非中心型模板。

（1）将制作好的模板镶嵌于镜圈内。在模板上作出水平线 *ab*，以鼻梁中心为始点用直尺量出近用单眼瞳距30mm，在30mm处的该点作出标记O。

（2）过O点作出与水平线 *ab* 的垂线 *cd*，此线为垂直加工基准线。

（3）根据配戴者的子镜片顶点高度 H 为 16mm，以 cd 与镜框的交点 O' 点为起点，沿着垂直线测量 16mm 到 O_1 点，以 O_1 点为起点做平行于 ab 的平行线 ef，ef 即为水平加工基准线，O_1 点即为子镜片顶点的位置（图 2-2-16）。

（4）制作圆顶双焦眼镜的非中心模板（图 2-2-17）。

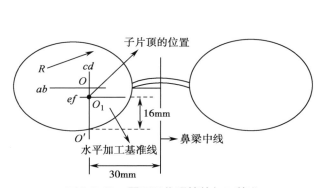

图 2-2-16　圆顶双焦眼镜的加工基准　　　　图 2-2-17　圆顶双焦眼镜的非中心模板

（5）定加工基准点位置

1）分清左右，将画好线的模板定于中心仪上。

2）上下左右移动刻度盘，将其水平和垂直中心线的交点移至模板水平加工基准线和垂直加工基准线的交点，分别将左右眼镜片的子镜片顶点定于刻度盘的交叉点，且镜片的加工基准线与刻度盘的水平中心线平行。

3）将吸盘红点朝里装入吸盘架上，左手固定镜片，右手操作压杆，顺时针转动将吸盘架转至正位并均匀压下，使吸盘吸附在镜片上后，右手轻轻抬起，左手捏住镜片并随着将镜片上送，将吸盘从吸盘架上取出（为了保护镀膜镜片、树脂镜片表面不受损伤，应在镜片两面贴上专用塑料保护膜，并使用粘盘）。

（四）其他步骤

参照前述自动磨边、倒安全角、抛光、安装镜片的工序完成该眼镜的装配任务。

三、平顶双焦眼镜的加工制作

若上述客户选择了平顶双焦眼镜（图 2-2-18），双焦镜片子镜片上方是水平线，水平线中点为子镜片顶点，即加工基准点，其与镜片远用区光学中心的几何偏位已定，故与圆顶双焦眼镜的定中心方法略有不同，加工时只需确定好子镜片的加工中心即可，参照圆顶双焦眼镜的加工制作步骤介绍如下：

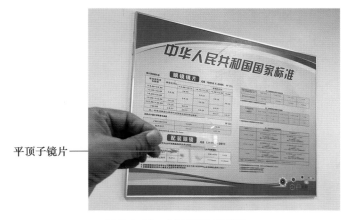

平顶子镜片 ——

图 2-2-18　平顶双焦眼镜片

（一）镜架前期的调整和测量

方法同前。

（二）确定镜片的加工基准

1. 标记加工基准 标出平顶双焦镜片子镜片上方的水平线，该水平线为加工基准线；在水平线中间点做"+"字标记，该标记为加工基准点，如图 2-2-19 所示（平顶双焦眼镜有无散光的加工方法完全一样，这是与圆顶双焦镜制作最大的区别）。

2. 通过直尺测量验证远用光心与子镜片顶点高之间的几何偏位应该是 2mm。

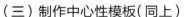

图 2-2-19　平顶双焦镜片的加工基准

（三）制作中心性模板（同上）

（四）确定平顶双焦镜片加工中心

1. 几何移心法 注意：使用几何移心法要求模板必须为中心型模板。

（1）由镜腿的标志或测量可知该镜架的几何中心距 FPD 为 70mm，根据公式 $Xn=(FPD-NPD)/2=(54+16-60)/2=5mm$，即子镜片顶向鼻侧移 5mm。

（2）根据配戴者下睑缘高度确定子镜片顶点高度 H 为 16mm，镜圈的垂直高度 h 为 40mm，即子镜片垂直移心量公式 $Yn=H-h/2=16-40/2=-4mm$，即子镜片顶点向下方移 4mm，说明子镜片顶点在镜架几何中心线下方 4mm 处。

（3）将右眼镜片置于定中心仪上。

（4）转动中线调节螺丝，使红色中线移至近用瞳距要求移心量 5mm 的位置上，如图 2-2-20 所示。

（5）转动包角线调节螺丝，同时打开包角线，然后根据右眼移心量的要求移动镜片，把镜片"+"字标记移动到该位置上，使左右两条黑色包线分别与子镜片左右两顶角相切（图 2-2-21）。

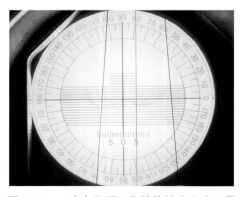

图 2-2-20　确定平顶双焦镜片的水平移心量

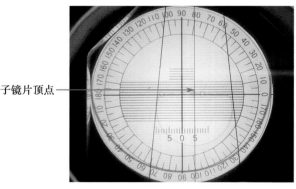

子镜片顶点

图 2-2-21　平顶双焦眼镜片的水平移心

（6）再沿着红色中线垂直方向向下移动"+"字标记（子镜片顶点）至于面板横线刻度下方 4mm 的位置上（图 2-2-22）。

（7）将吸盘红点朝里装入吸盘架上，左手固定镜片，右手操作压杆，顺时针转动将吸盘架转至正位并均匀压下，使吸盘吸附在镜片上后，右手轻轻抬起，左手捏住镜片并随着将镜片上送，将吸盘从吸盘架上取出（为了保护镀膜镜片、树脂镜片表面不受损伤，应在镜片两面贴上专用塑料保护膜，并使用粘盘）。

（8）同样方法固定左眼镜片。

2．测量法

（1）将制作好的模板镶嵌于镜圈内。在模板上作出水平线 ab，以鼻梁中心为始点用直尺量出近用单眼瞳距 30mm，在 30mm 处的该点作出标记 O。

（2）过 O 点作出与水平线 ab 的垂线 cd，此线为垂直加工基准线。

（3）根据配戴者的子镜片定点高度 H 为 16mm，以 cd 与镜框的交点 O' 点为起点，沿着垂直线测量 16mm 到 O_1 点，以 O_1 点为起点做平行于 ab 的平行线 ef，

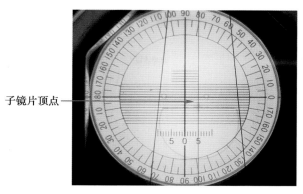

子镜片顶点

图 2-2-22　平顶双焦眼镜片的竖直移心

ef 即为水平加工基准线，O_1 点即为子镜片顶点的位置（图 2-2-23）。

（4）定加工基准点位置

1）分清左右，将画好线的模板定于中心仪上。

2）将设定好的加工基准线的镜片放在模板上，上下左右移动刻度盘，将其水平和垂直中心线的交点移至模板水平加工基准线和垂直加工基准线的交点，分别将左右双眼镜片的子镜片顶定于刻度盘的交叉点，且镜片的加工基准线与刻度盘的水平中心线平行（图 2-2-24）。

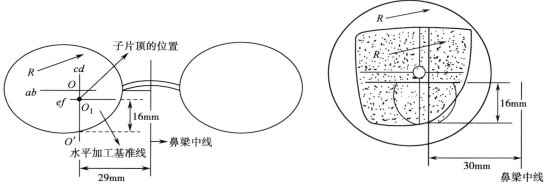

图 2-2-23　平顶双焦眼镜的加工基准　　　　　图 2-2-24　平顶双焦眼镜非中心模板

3）将吸盘红点朝里装入吸盘架上，左手固定镜片，右手操作压杆，顺时针转动将吸盘架转至正位并均匀压下，使吸盘吸附在镜片上后，右手轻轻抬起，左手捏住镜片并随着将镜片上送，将吸盘从吸盘架上取出（为了保护镀膜镜片、树脂镜片表面不受损伤，应在镜片两面贴上专用塑料保护膜，并使用粘盘）。

（五）其他步骤

参照圆顶双焦眼镜的加工制作进行。

四、眼镜整形与质量检测

眼镜的整形在情镜一当中的任务六阐述过，在此仅对双焦镜整形的要领进行阐述。

（一）双焦眼镜的整形

1．观测左右眼子镜片是否在同一水平线上，如有偏差，若是镜架偏斜，可以进行调整至同一水平线上。

2．观测镜圈前倾角是否合适，如不合适，调整为 12°左右（一般，前倾角的正常范围是 8°～15°，但是对于近用眼镜、双焦眼镜、渐变镜取偏大值，主要是保证近方的视野足够大一些）。

（二）双焦眼镜的装配质量检测

1. 装配质量要求　由于双焦眼镜光学结构比单光眼镜复杂，同时当双焦眼镜的左右子镜片顶点高度不一致时，可能会影响配镜者获得良好的视觉效果，并会影响配镜者的美观，因此双焦眼镜除满足单光眼镜同样的装配质量标准外，还需达到下列要求：

（1）主镜片的光学中心水平偏差必须符合国标 GB 13511.1—2011 的规定。

（2）平顶双焦眼镜子镜片水平方向的倾斜度应不大于 2°。

（3）两镜片子镜片的几何中心水平距离与近瞳距的差值应小于 2.0mm。

（4）双光眼镜子镜片顶点在垂直方向上应位于主镜片几何中心下方 2.5～5mm 处。

（5）两镜片子镜片顶点垂直方向的互差不得大于 1mm。

注：若对子镜片顶点高度有特殊要求，不受上述要求限制。

2. 检测方法

（1）用焦度计复查双焦眼镜远、近用区顶焦度并标出主镜片的光学中心，如图 2-2-25 所示，测量两主镜片光学中心之间的距离，对比配戴者的远用瞳距得出主镜片的光学中心水平偏差，对照国标 GB 13511.1—2011 的规定。

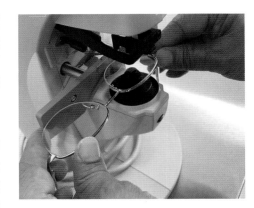

图 2-2-25　测量双焦眼镜

（2）画出两镜片主镜片的光学中心连线。

（3）做子镜片最高点（子镜片顶）与主镜片的光学中心连线平行的连线，如图 2-2-26 所示，测量连线与两子镜片两个交叉点之间的长度，即为两镜片子镜片的几何中心水平距离，对比配戴者的近瞳距，差值应小于 2.0mm。

（4）分别测量两主镜片的光学中心到子镜片最高点连线之间垂直距离，如图 2-2-27 所示（右眼），即为子镜片顶点在垂直方向上与主镜片几何中心的距离。

（5）用方框法，找到两镜圈几何中心，画出两镜圈几何中心的连线（也可以借助焦度计在子镜片上方画出平行于基准线的镜架水平线代替），即基准线。

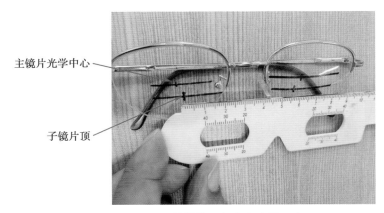

主镜片光学中心

子镜片顶

图 2-2-26　两子镜片的几何中心水平距离

（6）分别过左右两子镜片顶点作出基准线（镜架水平线）的垂直线。

（7）用直尺分别测量两子镜片顶点到基准线（镜架水平线）的距离，如图 2-2-28 所示（左眼），两距离之差即为子镜片顶点高度互差。

（8）用量角器测量平顶双焦眼镜子镜片水平线与基准线（镜架水平线）的夹角，即为平顶双焦眼镜子镜片水平方向的倾斜度。

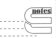

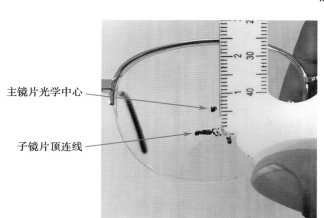

主镜片光学中心

子镜片顶连线

图 2-2-27　子镜片顶点在垂直方向上与主镜片几何中心的距离

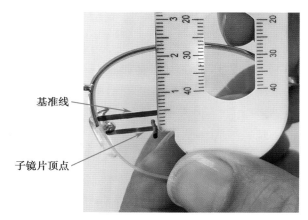

基准线

子镜片顶点

图 2-2-28　子镜片顶点到基准线的距离

五、眼镜配发

(一)订单确认

核对取镜资料与订单是否一致,避免分发错误。

(二)校配

根据上述配戴者的脸型进行针对性校配,使配镜者达到舒适感觉和理想的视觉效果。

【案例】

配戴者戴上眼镜后,镜架向左侧偏,出现右高左低的情况,鼻梁贴附也不理想,配戴者还主诉左右眼远方视物稍差,根据上述进行针对性校配。

1.镜架前镜面的校配　从镜架前面看,出现右高左低的情况,通过分析,镜架鼻梁未变形,镜架倒伏在桌面上,左右身腿倾斜角不一致,通过调整右侧的身腿倾斜角调小,试戴检查,左右高度一致。

2.镜架前表面水平的校配　通过观察、分析发现配戴者左右的外张角不一致,通过将左侧外张角调小一些,配戴者试戴,左右对称,镜架无偏斜。

3.配戴者戴上双焦眼镜后,发现左侧鼻托角度与鼻梁骨角度不符,鼻托斜角过小,用鼻托钳进行角度调整后,压痛感明显减轻。

4.配戴者再次试戴双焦眼镜,对镜眼距进行调整后,左、右眼近方的视力明显提高,上述症状全部消失。观测左右眼子镜片位置对称,子镜片顶点高度左右眼一致。镜腿的弯曲处,不对耳部产生痛感。镜腿弯曲部分的内侧可以贴近配戴者头部,不产生压痛感。配戴者戴镜后的远、近视力达到处方要求。

（三）配镜指导

由于双焦镜片光学作用的改变，要求戴镜者需改变视物的习惯方式。阅读时，必须保持头位上下不动，转动眼球使视线向下，看地面或楼梯时，要保持眼球不动而向下低头，这与一般人原来的用眼习惯是不同的，需要一个适应的过程。

另外，由于子镜片的宽度有限，近用视野也是有限的，不能扫视整张报纸。子镜片顶焦度高时可产生放大作用，不仅使被视物原来的位置有所变动，而且子镜片周围存在一圈盲区。如果调节已明显减弱，通过双焦眼镜从镜片的远用区域到近用区域看一个连续的范围，中间会存在一段空缺区域。

对于首次配戴双焦眼镜的配戴者，由于对双焦镜片的结构不是很了解，因此应该向该配戴者说明以下几点：

1．该眼镜是为视远和视近两个区域而设计的，对于中间区域可能会看不清楚。

2．配戴该眼镜阅读时，为最大限度利用近用区，视线应向下，水平扫视阅读时要左右转动头位。

3．配戴该眼镜者走路、上下楼梯、骑车等情况下，为避免视远时近用区的干扰，要注意向下低头，避免由于"像跳"和"盲区"产生不良后果。

4．配戴该眼镜从视远处物体过渡视近时，可能出现像跳动的感觉，这是该种镜片设计不可避免的，随着配戴时间的增加，会逐渐适应。

【实训项目及考核标准】

项目一：圆顶双焦眼镜的定配加工

1．**实训项目**　圆顶双焦眼镜的定配加工。

（1）实训目的

1）会使用焦度计检测双焦镜片的顶焦度并打印光学中心。

2）会制作圆顶双焦眼镜。

3）能对加工好的圆顶双焦眼镜进行整形。

4）会根据配戴者的脸型进行针对性校配，并进行配镜指导。

（2）实训工具：焦度计、圆顶双焦镜片、眼镜架、调整工具、油性笔、直尺、定中心仪、半自动磨边机、手动磨边机、抛光机、模板、裁纸刀等。

（3）实训内容

1）使用焦度计测量镜片的顶焦度并打印光学中心：

①学生按各自的实训小组组织在一起，领取已经准备好的符合处方的圆顶双焦镜片。

②实训成员用油性笔标记鼻侧，确定左右眼。

2）制作圆顶双焦眼镜

①确定圆顶双焦镜片的子镜片顶点高、加工基准线和加工基准点。

②根据镜圈的大小手工制作双焦眼镜模板，并在模板上设定加工基准线和加工基准点。

③使用定中心仪定中心。

④使用半自动磨边机进行磨边。

⑤使用手动磨边机进行倒棱。

⑥使用抛光机进行抛光。

⑦进行装配。

3）加工好的圆顶双焦眼镜进行标准整形。

4）测量子镜片顶点高度互差：将所测得的结果与国家标准相应中的规定进行比较，判断是否合格。

5）根据配戴者的脸型进行针对性校配。

6）对配镜者进行配后指导。

2. 考核标准

实训名称		圆顶双焦眼镜的定配加工			
项目	分值	要求	得分	扣分	说明
素质要求	5	着装整洁,仪表大方,举止得体,态度和蔼,团队合作,会说普通话			
实训前	5	组织准备:实训小组的划分与组织 工具准备:实训工具齐全 实训者准备:遵守实训室管理制度			
实训过程	10	使用焦度计检测双焦镜片的顶焦度并打印光学中心			
	10	确定圆顶双焦镜片的子镜片顶点高、加工基准线和加工基准点			
	5	手工制作双焦眼镜模板,并在模板上设定加工基准线和加工基准点			
	5	使用定中心仪定中心			
	5	使用半自动磨边机进行磨边			
	5	使用手动磨边机进行倒棱			
	5	使用抛光机进行抛光			
	5	进行装配			
	5	加工好的圆顶双焦镜进行标准整形			
	10	测量子镜片顶点高度互差			
	10	根据配戴者的脸型进行针对性校配			
	5	对配镜者进行配后指导			
实训后	5	整理及清洁用物			
熟练程度	5	程序正确,操作规范,动作熟练			
实训总分	100				

3. 思考题

（1）在制作圆顶双焦眼镜过程中,如手工制作模板非标准模板,该如何处理?

（2）圆顶双焦如是球镜片,怎样确定子镜片顶点高及加工基准线?

（3）对于初次圆顶双焦眼镜配戴者,配后指导主要有哪些要领?

4. 实训报告　总结实训过程,写出实训报告。

项目二: 平顶双焦眼镜的定配加工

1. 实训项目　平顶双焦眼镜的定配加工。

（1）实训目的

1）会使用焦度计检测双焦镜片的顶焦度(重点检测散光的轴向是否正确,远用光学的水平线应该与子镜片顶的水平切线平行)并打印光学中心。

2）会制作平顶双焦眼镜。

3）能对加工好的平顶双焦镜进行整形,并测定子镜片顶点高度互差。

4）会根据配戴者的脸型进行针对性校配,并对配镜者进行配后指导。

（2）实训工具:焦度计、平顶双焦镜片、眼镜架、调整工具、油性笔、直尺、定中心仪、半自动磨边机、手动磨边机、抛光机、模板、裁纸刀等。

（3）实训内容

1）使用焦度计测量镜片的顶焦度并打印光学中心。

①学生按各自的实训小组组织在一起，领取已经准备好的符合处方的平顶双焦镜片。

②实训成员用油性笔标记鼻侧，确定左右眼。

2）制作平顶双焦眼镜

①确定平顶双焦镜片的子镜片顶点高、加工基准线和加工基准点。

②根据镜圈的大小手工制作双焦眼镜模板，并在模板上设定加工基准线和加工中心。

③使用定中心仪定中心。

④使用半自动磨边机进行磨边。

⑤使用手动磨边机进行倒棱。

⑥使用抛光机进行抛光。

⑦进行装配。

3）加工好的平顶双焦眼镜进行标准整形。

4）测量子镜片顶点高度互差：将所测得的结果与国家标准相应中的规定进行比较，判断是否合格。

5）根据配戴者的脸型进行针对性校配。

6）对配镜者进行配后指导。

2. 考核标准

实训名称		平顶双焦眼镜的定配加工			
项目	分值	要求	得分	扣分	说明
素质要求	5	着装整洁，仪表大方，举止得体，态度和蔼，团队合作，会说普通话			
实训前	5	组织准备：实训小组的划分与组织 工具准备：实训工具齐全 实训者准备：遵守实训室管理制度			
实训过程	10	使用焦度计检测双焦镜片的顶焦度并打印光学中心			
	10	确定平顶双焦镜片的子镜片顶点高、加工基准线和加工中心			
	5	手工制作双焦眼镜模板，并在模板上设定加工基准线和加工基准点			
	5	使用中心仪定中心			
	5	使用半自动磨边机进行磨边			
	5	使用手动磨边机进行倒棱			
	5	使用抛光机进行抛光			
	5	进行装配			
	5	加工好的平顶双焦眼镜进行标准整形			
	10	测量子镜片顶点高度互差			
	10	根据配戴者的脸型进行针对性校配			
	5	对配镜者进行配后指导			
实训后	5	整理及清洁用物			
熟练程度	5	程序正确，操作规范，动作熟练			
实训总分	100				

3. 思考题

（1）在制作平顶双焦眼镜过程中，如何确定子镜片顶？

（2）平顶双焦眼镜如主镜片是球镜和球柱镜，制作方法是否相同？为什么？

（3）对于初次平顶双焦眼镜配戴者，配后指导主要有哪些要领？

4. 实训报告　总结实训过程，写出实训报告。

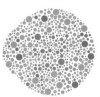

情境三　渐变焦眼镜定配加工

任务一　渐变焦镜片的推介

任务描述

　　顾客张××，男，今年50岁，配戴近视眼镜，到××店配镜，经检查原眼镜度数 OD −2.00，OS −3.00，矫正视力双眼均为1.0，自述现在看报纸时需要摘下眼镜或者拿远一些才能看清上面的字体，想配一副看近的眼镜。经验光确认看近度数 OD −1.00，OS −2.00，近矫正视力0.6，0.6。通过了解该顾客是一名机械工程师，经常看设计图纸和到工厂的作业现场查看产品制作情况。

　　作为一名眼镜定配人员，应该如何接待该顾客，向其推荐什么镜片来解决他目前的用眼问题呢？如果给该顾客推荐渐变焦镜片，又应该帮顾客选择哪种渐变焦才能满足顾客需求、解决目前用眼问题的同时给顾客带来方便呢？

推荐流程

步骤一：验光完成后，通过老视眼镜的试戴和顾客日常工作和生活情况，让顾客感受到单独配戴老视眼镜的不方便，引出渐变焦眼镜（确定适配的品类）。

步骤二：向顾客介绍什么是渐变焦镜片。

步骤三：向顾客介绍渐变焦镜片的结构、特点以及给配戴者带来的好处。

步骤四：向顾客清晰介绍市场中销售的各种渐变焦镜片的设计特点与性能。

步骤五：更加清楚、深入地了解配戴者的具体用眼需求和屈光状态。

步骤六：根据配戴者的具体用眼需求和屈光状态在各种不同性能的渐变焦镜片中找到最适合顾客的品种，并给予顾客一个清晰的解释和说明。

一、渐变焦镜片的结构与特性

老视患者在佩戴老视眼镜抬头看远时需要摘掉老视镜，而近视眼患者在看近时又要摘掉近视眼镜或者换戴低度数的近视眼镜看近，这会给配戴者带来非常大的不方便，需要一副眼镜能给老视的人同时提供远、中、近等不同距离的清晰视力，这就要将不同的屈光矫正度数集合到同一镜片上，渐变焦眼镜就应运而生了。因为与双焦点镜片相比存在远中近视野连续、没有像跳等明显的优势，渐变焦眼镜逐渐成为老视患者首选的配镜方式。

渐变焦镜片是最近十几年开始在国内销售的一种新型镜片，这种镜片的设计构思来自于双焦点镜片，是 20 世纪 70 年代发明的，镜片自上向下屈光度不断变化，可以满足配戴者看不同距离的物体，弥补双焦点镜片只能看清远、近两种距离的需要。同时因为屈光度持续不断的变化，镜片表面平滑，从外观上看就像单焦点镜片一样，可以满足爱美的中老年眼镜配戴者的需要。但是最初的渐变焦镜片设计粗劣，性能较差，随着科技的发展，尤其是随着计算机数控技术的发展，到现在为止市场中渐变焦镜片的性能已经非常优异了。目前市场中的渐变焦点镜片品种繁多、性能各异，能够满足不同目的和需求的配戴者。下面了解一下渐变焦镜片的结构和设计原理。

（一）渐变焦镜片的结构

渐变焦镜片为配戴者提供自远点到近点全程、连续的清晰视觉。镜片表面大体分为四个区域：远用区、渐变区、近用区和像差区（图 3-1-1）。有些特殊功能设计的渐变焦镜片则只有渐变区和近用区。在渐变区，附加度数不断增加，从远用区开始到近用区结束。

渐变焦镜片是通过不断改变镜片表面曲率半径而使镜片屈光力发生变化的。与双焦点镜片不同的是，渐变焦镜片表面曲率从远用区的远用眼位配适点开始，至近用区的近用眼位对应点按一定规律变化，加光度逐渐、连续地增加至一固定值（配戴者的下加光度），配戴者只需要通过看近时眼睛自然的向下和向内转动即可看清任意距离，不像双焦点镜片或三焦点镜片只能提供 2～3 个固定距离的清晰视力。

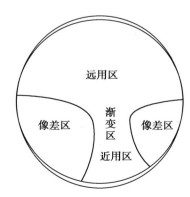

图 3-1-1 渐变焦镜片的结构

1. 远用区 通常渐变焦镜片上半部分都是远用区，含有矫正看远屈光不正的处方。

2. 近用区 从远用眼位配适点起，镜片正度数开始逐渐、连续地增加，直至近用区达到所需的近附加度数，此后在近用区内镜片度数便不再有明显变化。在大多数渐变焦镜片中，近用眼位对应点位于远用眼位配适点下方大致 10～18mm，而近用眼位对应点相对于远用眼位配适点的内移量则视厂家产品的设计样式而各异。

3. 渐变区　连接远用区和近用区的度数渐变区域也叫渐进带或渐变走廊，长度大致在 10～18mm 之间。渐变区的长度、宽度对于配戴者的适应十分重要，主要取决于度数变化的速率（渐变度）和厂家不同的设计手法。但一般来说对于相同渐进带长度的镜片下加光度越高、度数变化的速率越大，镜片周边的像差越大、视野越窄、晃动感也就越大；而对于相同下加光度的镜片，渐进带越短、度数变化的速率越大、周边的像差越大、视野越窄、晃动感也就越大。这是渐变焦镜片性能的一个最基本的规律，在成功验配渐变焦眼镜中起着非常重要的作用。

4. 像差区　虽然从理论上讲，渐变焦镜片存在自远而近的全程连续清晰视野，但是镜片表面度数的变化，也就是镜片表面曲率的变化导致了镜片周边出现了度数不稳定的区域，称为像差区或变形区。对于初次配戴渐变焦眼镜的配戴者通过该区域视物时会出现物体变形、模糊，这是渐变焦镜片与生俱来的一个缺陷。

（二）渐变焦镜片的基本特性

1. 渐变焦镜片的优点

（1）视物清晰连续：双焦点镜的两个屈光度设计限制了戴镜者的目的距离。对于配戴双焦点镜的老视者，中距离会视物模糊，而三光镜虽然可以填补中距离视力的矫正，但其无法像渐变焦镜片一样，提供全程、连续的清晰视物范围。

（2）无像跳：渐变焦镜片不像其他多焦点镜一样会产生像跳现象。渐变焦镜片的度数是渐变而不是突变的，所以不引起棱镜效应的突变，因而感觉不到像跳。例如，+2.00D 下加光，40mm 的圆顶双焦点镜，主镜片为平光，眼睛通过子片顶部时会产生 $4^{\triangle}$ 底向下的棱镜效应，因此产生像跳现象。

（3）改善外观：无论双焦或三焦点眼镜在镜片表面都有明显的分界线，并且外观上有可察觉的不同屈光力区域。例如比较年轻的老视患者往往会对双焦点镜的外观产生反感，因为双焦点镜是反映老年化的一种标志，而渐变焦镜片外观如同单光镜，镜片上不存在分界线，让配戴者显得年轻、有活力，没有年龄的负担。

2. 渐变焦镜片的局限性

（1）下加光度较大时，中、近距离视野相对狭小，所以对于年龄偏大、下加光度较高的渐变焦镜片配戴者，刚开始配戴时其眼睛横向扫视幅度受限，需相应增加水平头位运动。

（2）适应问题：镜片周边区的变形等问题会使一些戴镜者的适应存在困难。与以往不同的戴镜习惯也会增加戴镜者的适应期，例如头位运动相对增加，但这些可以通过正确的验配，以及给予适应期间的顾客在合理的使用指导和建议，帮助其更快地适应。

二、渐变焦镜片的发展与种类

1907 年 Owen Aves 提出镜片渐进变化的构想。渐变焦镜片的设计灵感来源于象鼻的形状。

1920 年波莱恩和考涅特提出新曲面的概念，两个曲面弯曲度自上而下逐渐增大，从而实现自上而下镜度增加的目的。但是像差太大，超过人眼的接受程度，不宜配戴。

之后，德国人路斯提出"斜射像散"新概念，他指出"斜射像散"无须 100% 消除，只要人眼能接受就可以，也就是说消除到人眼能接受的程度即可。这一理论使渐变焦眼镜的研究进入可实用阶段。

1958 年法国某公司工程师视光学家 Bernad Maitenaz 研制成功了世界上第一副渐变焦眼镜并试戴成功，同年在巴黎国际眼科会议上正式推出。

1959年该公司正式命名这种镜片为VariluxI，将其正式投入市场。其后，美国、日本、德国等公司也相继推出不同类型的渐变焦镜片。

此后，渐变焦眼镜在世界很多国家受到重视和欢迎，近几年在我国部分大中城市也有不少渐变焦眼镜的青睐者。

（一）渐变焦镜片的设计发展

渐变焦镜片最初的设计雏形很像树脂的双焦点镜片，通过改变镜片表面的弯度进而改变镜片表面的度数，达到度数自上向下变化的目的。这种渐变度数成型的设计称之为渐变焦的基础设计。与双焦点镜片相同，渐变焦镜片最初的渐进面都设计在镜片的外表面（凸面），从图3-1-2渐变焦成型的设计概念图中可以看出：在假想的八光镜片中，随着镜片度数自上而下的变化，镜片前表面的弯度也在变化，这时镜片上出现了很多"台阶"，"台阶"的幅度越向周边越大，当然这样的镜片是不能真正配戴的，所以一定要把镜片的表面"抹平"，要"抹平"镜片上的"台阶"，势必会造成镜片周边度数的不稳定，即用其周边视物会出现变形，影响配戴者对镜片的适应。为了让渐变焦镜片配戴起来更加舒适，像差区更小，厂家的研发人员通过研究人眼的运动让渐变焦镜片的性能进一步优化，达到配戴舒适的目的。目前市场中的渐变焦镜片种类繁多，它们在设计和性能上根据用途各有侧重，所以要想给顾客配一副合适、舒适的渐变焦眼镜，就得对每种渐变焦眼镜都有清楚的了解，以便能"对症下药"。

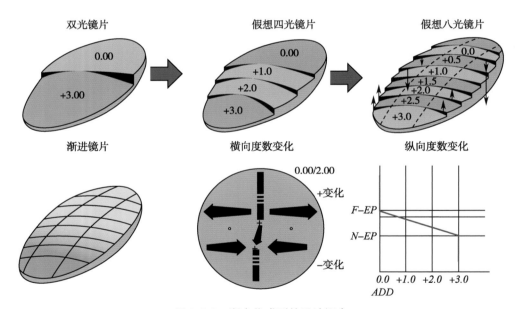

图3-1-2　渐变焦成型的设计概念

另外，根据渐变面度数变化的快慢，渐变焦的设计又分为软性设计和硬性设计。如图3-1-3，左边的软性设计是指镜片从上半部分的远用度数缓慢过渡到下面的近用度数，这样导致了两个结果：①渐变区域大，像差区域也会随之增加，但因为变化慢，导致像差的量总体较小，晃动感弱；②过大的渐变区域和像差区域挤压了近用区域，致使近用区变小，看近时视野受限。而右边硬性

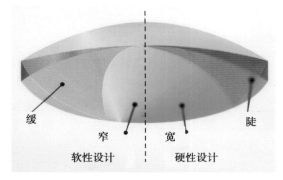

图3-1-3　渐变焦成型的设计概念

设计是指镜片从上半部分的远用度数快速过渡到下面的近用度数，这样也导致了两个结果：①渐变区域小，像差区域也不大，但因为变化快，导致像差的量总体较大，晃动感强；②渐变区域和像差区域整体所占面积较少，致使近用区很大，看近时视野宽广。

不过总体来看，现代渐变焦镜片的设计分为渐变度数成型的基础设计和改善渐变焦镜片性能的性能优化设计。渐变度数成型的基础设计又有很多种，按渐变焦面分布的位置来分：单面渐变焦设计镜片［又分为外（前）表面渐变焦设计和内（后）表面渐变焦设计镜片］、双面渐变焦设计镜片和双面复合渐变焦设计镜片。

1. 渐变度数成型的基础设计　　外（前）表面渐变焦是最开始的渐变焦镜片设计方式，主要是因为生产起来方便，可以先把前面的渐变焦面注塑成型，变成半成品，然后再根据顾客具体的屈光度数研磨镜片的内（后）表面。不过，随着数控技术的发展、研磨设备的升级，更精准的点对点研磨变成现实，为了生产成本的降低，内（后）表面渐变焦镜片逐渐代替了外（前）表面渐变焦，这样工厂就不用再备大量的渐变焦半成品库存了，大大降低了生产成本，另外，因为内（后）表面渐变焦的渐进面距离眼睛比外（前）表面渐变焦近，所以就相同设计的外（前）表面渐变焦和内（后）表面渐变焦来说，内（后）表面渐变焦看出去的视野比外（前）表面渐变焦更宽广（图 3-1-4）。不过也并不是内（后）表面渐变焦镜片各方面都优越于外（前）表面渐变焦镜片，就看远到看近眼睛下转的幅度来讲，外表面渐变焦镜片所需要的下转角度更小，配戴起来更加舒适自然（图 3-1-5）。

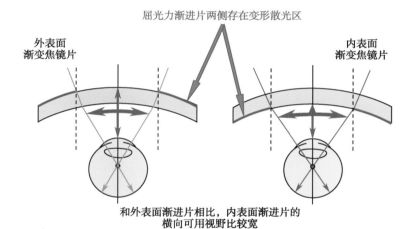

图 3-1-4　内、外表面渐变焦镜片视野的对比

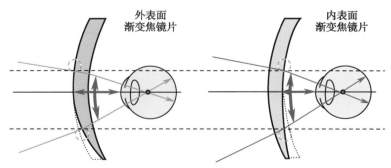

图 3-1-5　内、外表面渐变焦镜片眼球自旋角的对比

为了综合内表面渐变焦和外表面渐变焦各自的优点，2004 年豪雅公司开发了最新的渐变焦设计镜片——双面复合渐变焦镜片，其所采用的设计却是另辟蹊径，把渐变焦的设计

分置于镜片的两个面，但并不是简单下加光的拆分，而是把下加光分解成两个轴位互相垂直的单散，在镜片的前表面放置轴位为 180° 的单纯散光、在镜片的后表面相同的位置放置轴位 90° 的相同度数的单散。如图 3-1-6 的双面复合设计原理示意图，当镜片的两个面复合在一起时，一个完整的度数自上向下渐次变化的渐变焦镜片就成型了。

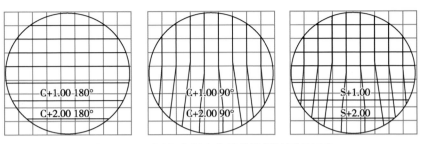

图 3-1-6　双面复合渐变焦镜片的设计原理示意

该设计把决定横向视野宽度的度数元素放在镜片后表面，较贴近眼睛，与传统单面渐变焦相比，镜片不变形的视近区域一样的情况下，可以得到较广阔的视野。而纵向的度数元素设置于镜片前表面，即离眼睛较远，眼球自上向下转动看近时，与传统单面渐变焦相比，渐进通道相同的情况下，眼睛回旋角度减少，解决了渐变焦镜片视近头位不自然、不舒适的问题（图 3-1-7）。所以说，双面复合渐变焦设计综合了外表面渐变焦和内表面渐变焦的优点，打破了传统渐进设计中不可避免的缺陷。另外，双面复合渐变焦设计的镜片把人眼较敏感的斜变形放在了镜片的内表面，符合了镜片距眼越近图像变化的感觉越不明显的特点，这样渐变焦镜片的变形感和晃动更小。这个设计思路在渐变焦的基础成型方面具有划时代的意义。

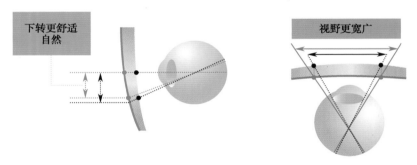

图 3-1-7　双面复合渐变焦镜片的优势示意

2. 改善渐变焦镜片性能的性能优化设计　对于性能优化设计，目前市面上产品宣传中出现的令人眼花缭乱的各种复杂的光学设计，其实很大一部分属于渐变焦镜片的性能优化设计。纵观国内市场中的各种渐变焦镜片，其性能优化设计包含五大层次：第一，镜片表面周边的像差修正，这部分属于纯光学成像设计，不考虑镜架也不考虑镜片与眼睛的相对位置，比如渐变焦镜片的非球面设计、下加光区别设计等；第二，因为镜片是配戴在眼前才能实现其功能，要保证镜片使用起来性能更加优异，在设计时就不得不考虑到眼球的运动，所以像差修正设计必须要结合人机工程学的元素，比如考虑到视网膜成像清晰的入眼光波面设计，以及考虑到眼睛横向转动的横向不对称设计、内移量区别设计。第三，随着 FreeForm 电脑数控研磨技术的应用（图 3-1-8），很多厂家把人机工程学做到了个性化的程度，很多考虑到配戴者配戴眼镜时的倾斜角、镜眼距、看近习惯距离、瞳距、瞳高等个性化的眼镜与眼睛相对位置的设计应运而生，大大提高了渐变焦眼镜配戴起来的舒适性（图 3-1-9）。第四，因为配戴眼镜，目的是眼镜与眼睛一起实现配戴者在日常生活中的各种视觉活动，而不同的生活方式用眼情况也不同，所以对于眼镜性能的要求也不一样，比如：喜爱运动的渐变焦眼镜配戴者，他的渐变焦眼镜一定不能是晃动大的。而喜欢做手工或者桌面工作较多的人，他的渐变焦眼镜一定是近用视野宽广的。所以就有了生活方式的个性化设计（图3-1-10）。第五，目前最高水平的渐变焦设计是融合了配戴姿势的个性化、眼镜配戴史以及生活方式个性化的超级个性化的设计（表3-1-1）。

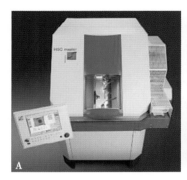
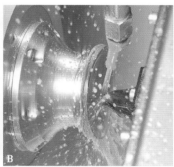
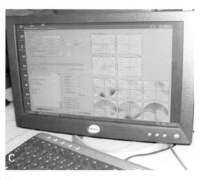

图 3-1-8　FreeForm 自由曲面研磨机

A. FreeForm 自由曲面研磨机；B. 研磨机的钻石刀头；C. 研磨机的镜片设计软件

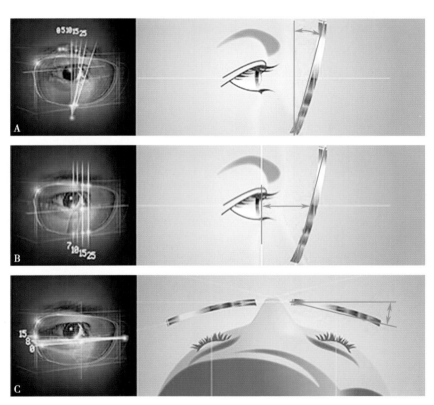

图 3-1-9　个性化数据采集

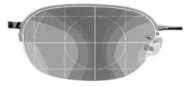
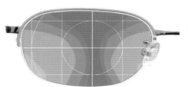
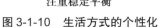
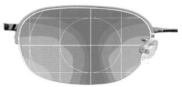

注重看近视野　　　　　　注重稳定平衡　　　　　　注重看远清晰

图 3-1-10　生活方式的个性化

表 3-1-1　各种渐变焦设计性能一览表

设计类别	设计名称	生产制作方式	设计性能	对配戴者的好处
渐变度数成型设计	外表面渐变焦设计	最传统的渐变焦设计，一般先通过注塑制成半成品，然后再通过传统研磨得到顾客定制的度数	因为渐变焦面在镜片的外(前)表面，距离眼睛远，所以对看近眼睛下转的要求不高。但和内(后)表面渐变焦以及双面复合渐变焦相比视野相对窄	1. 看近时头位舒适自然 2. 价格便宜
	内表面渐变焦设计	可以用单焦点的胚料进行直接加工，但要用 Freefrom 自由曲面研磨加工	因为渐变焦面在镜片的内(后)表面，距离眼睛近，所以远中近视野相对于前表面渐变焦要大。但要求更大的眼球下转能力	1. 远中近视野宽广，晃动变形小，容易适应 2. 性价比高
	双面复合渐变焦设计	双面 Freefrom 自由曲面研磨加工	结合了外(前)表面渐变焦和内(后)表面渐变焦的优点，综合性能更加优越	1. 看近时头位舒适自然 2. 远中近视野宽广，晃动变形小，容易适应
渐变焦的性能优化设计	镜片表面周边的像差修正设计	融合在渐变焦设计中，作为研磨软件中研磨数据的一部分	类似单焦点镜片的非球面设计，考虑入射光线在镜片中的折射路径，最大限度地减少各类高阶像差	最初阶的像差修正，在一定程度上提高了镜片的舒适性和视野宽度
	人机工程学像差修正设计		考虑到了配戴者眼睛的运动规律，结合大部分人的眼球运动数据对镜片表面像差进行修正	对于眼睛没有特殊情况的配戴者，镜片的舒适性和视野宽度大大提高。对于这类顾客，该镜片的性价比非常高
	配戴姿势的个性化设计		考虑到了不同配戴者的眼镜倾斜角、镜眼距、瞳距、瞳高和看近惯距离的不同，根据眼镜镜面与眼睛视线的相对位置	就算是配戴眼镜不规范的顾客，配戴这种个性化设计的镜片也会获得很好的视觉效果和舒适度，几乎不需要进行适应
	生活方式的个性化设计		考虑到不同生活方式的人对视觉注重的方面不同，工作生活中经常看远的人需要远方清晰度要高，而经常运动的人则要求眼镜的稳定性高、晃动感小	配戴生活方式个性化眼镜的顾客，在日常的工作、生活或兴趣爱好的视觉活动中，眼睛更能游刃有余。几乎可以还原年轻时的视觉感受
	超级个性化设计		该设计综合考虑了配戴姿势的个性化、眼镜配戴史以及生活方式个性化	配戴该顶级设计的渐变焦眼镜，会完全忘记自己老视的状态，视觉感受与年轻时配戴单焦点眼镜没有区别。但价格昂贵

（二）渐变焦镜片的种类

正如在渐变焦镜片的设计发展中所讲，渐变焦镜片的设计初衷是综合看远和看近度数，目的是为了有老视的配戴者使用起来方便，还原年轻时的视觉。但是，现代社会人们的生活方式多种多样，大家都希望自己配戴了眼镜后尽可能地还原没有老视前的视觉状态和感受，不能接受在面对繁重的工作和生活压力的同时，还要忍受所配戴的眼镜视野窄小、而且晃动的问题。所以，渐变焦设计工程师们想方设法通过更先进的设计手法消除渐变焦镜片因度数变化带来的视野窄和晃动变形的问题，正如上面讲到的各种各样的性能优化设计，这些设计虽然能最大限度地做到还原年轻时的视觉，但是价格昂贵，一般消费者无法接受。为了设计出不太贵但性能优异的渐变焦镜片，工程师们另辟蹊径根据配戴者使用场合的不同，设计出了不同使用目的的渐变焦眼镜，到目前为止，根据使用目的的不同，渐变焦镜片可分为三大类：远中近渐变焦镜片、室内型(中近)渐变焦镜片、办公型(近近)渐变焦镜片。

1. 远中近渐变焦镜片　远中近渐变焦镜片顾名思义就是老视的人配戴上该镜片后，看远处、中距离、近处的事物都很清楚(图 3-1-11)。目前市场中不同设计、不同渐进通道的远中近渐变焦镜片种类最多，通常所讲的渐变焦镜片都是指这一类。这类渐变焦镜片最大的特点是：远中近各距离均可看清，但是使用近用区看出去的视野相对窄。尤其是下加光较高的情况下，配戴远中近渐变焦眼镜给配戴者所带来的好处与产生的困扰相比，显得有点微不足道。所以才会有各种各样的性能优化设计，力图改善这一状况。

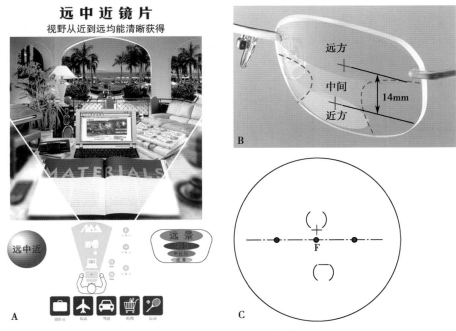

图 3-1-11　远中近渐变焦镜片

(1) 远中近渐变焦镜片的适配人群

1) 平时配戴近视眼镜(或者远视眼镜)的老视顾客是最适合远中近渐变焦镜片的，因为如果不配戴这类镜片的话，就得看远的近视眼镜和看近的老视眼镜经常切换配戴，非常不方便，所以渐变焦眼镜对这类顾客来讲，好处非常明显。如果给看远正视不戴看远眼镜的顾客来讲，戴渐变焦眼镜就像戴老视镜一样，只有看近才戴(看远因为不习惯，所以一般不戴着走路)，渐变焦的方便性对这类顾客没有体现出来，反而渐变焦眼镜的看近视野没有老视镜宽，所以在这类顾客眼中，渐变焦眼镜缺点很明显，性价比不高，很难有满意感。

2) 刚开始老视、下加光比较低的人也适合配戴远中近渐变焦镜片，因为下加光低时，普通设计的远中近渐变焦周边变形区的变形量小，稍微适应一下周边的变形和晃动感就会消失，配戴起来舒适性还是很高的。

(2) 远中近渐变焦镜片的验配注意事项：中老年群体作为一类特殊的戴镜人群，其眼睛的各种功能或多或少都有些退化，同时已经形成了固有的生活习惯和看远、看近习惯，这些都在一定程度上让中老年人的眼睛适应新眼镜的能力下降，所以下渐变焦镜片处方时一定要参考顾客旧眼镜度数、旧眼镜视力、戴镜习惯、戴镜史等，最好能够迁就他们已有的习惯，而不是要强迫他们改变，这样的眼镜戴起来才会舒适，一副不舒服的眼镜，戴着视力非常好,看得非常清楚,他们也不会长时间配戴的。总之,中老年渐变焦眼镜远用度数处方原则为舒适第一,清晰第二。

为了让渐变焦眼镜配戴起来感觉更舒适,根据渐变焦镜片的设计结构和性能特点,不同的屈光不正眼对远用处方的处理方式也是不一样的,根据多年的临床经验总结如下:

1)近视眼——尽量不改变以前用眼习惯,不一定要达到标准视力,有时达到生活视力(0.6~0.9)就足够了,当然新眼镜的矫正视力不能比旧眼镜的矫正视力低,目的是减少下加光的度数,让顾客配戴舒适。

2)远视眼——尽量进行足矫,让眼睛尽可能地放松,以减少下加光的度数,让顾客更快地适应渐变焦眼镜。

3)正视眼或隐性远视眼——用雾视法确定是否为隐性远视眼,在顾客可以接受的情况下,尽量把隐性的远视部分矫正出来,以免加在下加光上,增加下加光的度数。当然,这样的顾客其实更适合配戴室内型(中近)或办公型(近近)渐变焦镜片。

4)平时不戴眼镜的轻度近视眼——如果给予看远平光,顾客戴镜后会出现看远视力降低(还不如裸眼清楚),所以为了避免这一点,对于轻度近视眼可以进行低度矫正(欠矫正)。

为了能够让顾客更为轻松地适应渐变焦眼镜,在验光时注意与顾客的交流,尽量了解顾客的心理,减少顾客对老视眼的种种不安心理;针对顾客眼睛的屈光不正情况与顾客进行深入的沟通很重要,比如给顾客解释下此处方的原因,以便减少顾客对度数是否合适的顾虑;同时,对顾客关于眼睛状况、视力情况等问题的提问要耐心回答,让顾客感受到人文关怀!

2.室内型(中近)渐变焦镜片　室内型(中近)渐变焦镜片(图 3-1-12),就是可以为配戴者提供中距离和近距离清晰的视野,这种产品是为在室内工作较多的人群量身定制的,所以配戴这种镜片远视力达不到标准 1.0 视力。在渐变焦的设计方面,它的渐进带要比一般的远中近渐变焦长得多。但是远用眼位点并不像远中近渐变焦一样在远用度数的位置,而是在渐进带上,大部分厂家把它设计在了镜片几何中心的位置,这样就解决了眼睛下旋幅度大,看近头位不自然的问题。如果下加光相同,中近渐变焦与远中近渐变焦相比其周边的像散区要小得多,如图 3-1-13 所示。这样就可以在不增加设计成本的前提下解决远中近渐变焦视野窄、晃动变形大的问题,同时让配戴者获得更加舒适、自由的视觉。

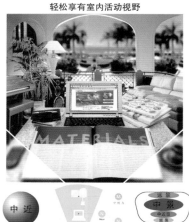
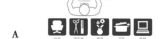
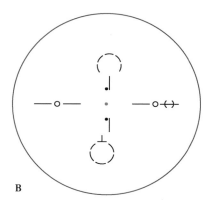

图 3-1-12　室内型(中近)渐变焦镜片

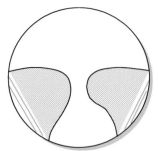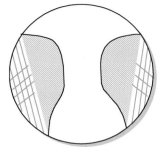

普通远中近渐变焦镜片　　　　　　中近渐变焦镜片

图 3-1-13　中近与远中近渐变焦镜片清晰区域对比

（1）室内型（中近）渐变焦镜片的适配人群：室内型（中近）渐变焦镜片所针对的目标人群是哪些呢？首先按年龄段：40～50 岁的人群一般会推荐远中近渐变焦、不考虑中近镜片，因为该年龄段顾客的调节力还较高、ADD 相对低，配戴传统的远中近渐变焦不会有什么不适。对于 50 岁以上的人群再根据顾客的日常工作或生活情况为其在远中近或中近渐变焦镜片之间进行选择。中近渐变焦尤其适合看远没有屈光不正，外出走路时不愿意戴眼镜的人士，他们只是想在办公室内工作的时候配戴。当然不排除针对一些特殊的顾客，根据自己的情况既需要一副远视力较好的远中近渐变焦，又需要在办公室内舒适的中近渐变焦，所以对于这种顾客我们当然要推荐两副眼镜了。根据顾客需求推荐，是销售成功的关键。另外在销售远中近渐变焦时，经常会遇到一些年龄较大（超过 55 岁）顾客，以前从没有戴过渐变焦眼镜，但是通过我们的介绍又觉得这个产品不错，有配戴意愿，通过验光知道顾客的 ADD 又比较高，对于这样的顾客推荐中近渐变焦眼镜最适合。

（2）室内型（中近）渐变焦镜片的验配注意事项：中近渐变焦的验配与普通的远中近渐变焦相同，验出远用光度和下加光是必须的，也是需要点瞳高的，与远中近渐变焦不同的是，所点的瞳高配适点在配装切边时对准镜片的几何中心，如图 3-1-14 所示，而不是远用光区的配镜十字。瞳距应该采用中瞳距（约为远用单眼瞳距减 1mm），这样才能让顾客注视中距离时视轴与所设定的镜片"光轴"重合，确保配戴效果，如图 3-1-15 所示。另外中近渐变焦注重的是中近视力和视野，远用会不太清楚，但是并不是看远时必须摘下来看，配戴中近渐变焦镜片看远，就像一个近视眼的顾客配戴一个度数欠矫的近视眼镜一样，至于配戴中近渐变焦镜片看远的清晰度如何？矫正视力可以达到多少？在验光时可以用插片让顾客试戴感受一下，根据每个厂家的设计，中近渐变焦镜片几何中心的度数是可以计算出来的，只要让顾客试戴这一度数看一下远视力表就知道了。比如豪雅的中近渐变焦镜片：一顾客验光出来看远 −5.00D 下加光为 +2.00D，那么该顾客配戴上中近渐变焦镜片后眼睛注视前方的度数大约是 −4.25，也就是用 −4.25 的插片进行试戴看一下远视力表。配戴中近渐变焦镜片实际看近的视力与所验的下加光视力相同。中近渐变焦镜片的其他方面与传统远中近渐变焦镜片相同，比如镜架的选择，豪雅的中近渐进需要的最小框高为 32mm，瞳高不能低于 20mm，这样才能确保镜片视近的功能。

3. 办公型（近近）渐变焦镜片　办公型（近近）渐变焦镜片是面向办公室桌面工作较多的顾客量身定制的渐变焦产品，它其实更像一种智能型老视眼镜。近近渐变焦镜片是采用渐进基础设计，但是好像把远中近的渐变焦镜片倒过来了一样，如图 3-1-16 所示，镜片的近用度数测定圈距离镜片的几何中心非常近，该镜片上下光度差一般是固定的，1.00D 或 1.50D。整个渐进带长也比较长，一般大于 20mm。所以近近渐变焦镜片基本没有晃动和变形，水平视野几乎和单光老镜一样，但是因为镜片整体并不是一个固定光度，所以纵向的可视范围要比单光老视镜大很多,给需要不停频繁交替注视电脑键盘、电脑屏幕的配戴者带来了很大的方便。与远中近渐变焦相比,近近渐变焦镜片更适合年龄较大的人群,它是一种可以看得更宽、更远的"老视镜"。既然它是一种"老视镜",那么必须注意的是:近近渐变焦镜片是专门为看近处设计的,走路时不能配戴。

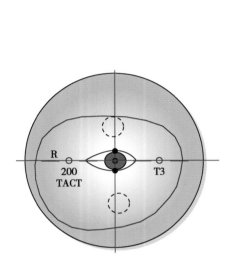

图 3-1-14　中近镜片的瞳高配适点是镜片几何中心

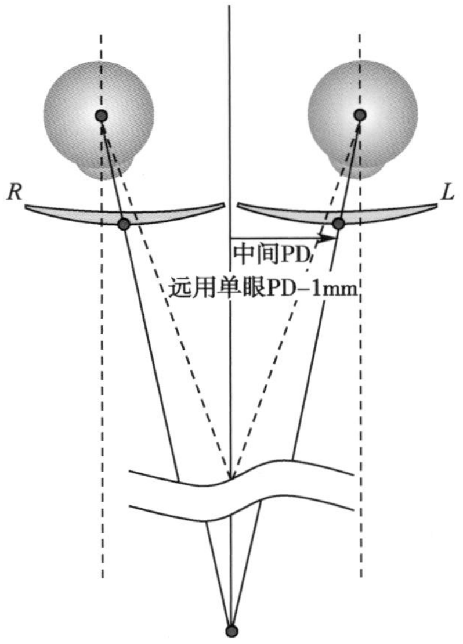

图 3-1-15　中近渐变焦装配时的瞳距是中距离瞳距

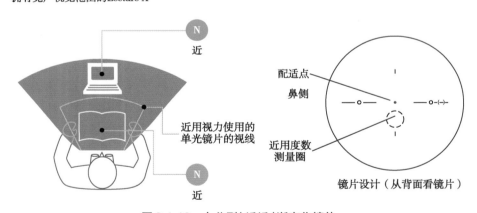

图 3-1-16　办公型(近近)渐变焦镜片

　　办公型(近近)渐变焦镜片的验光与配适:近近渐变焦的验光与普通单焦点老视镜的验光相同,对框架的高度也没有任何要求,装配前也不用测量瞳高,只要把近近渐变焦镜片的几何中心当作普通单焦点老视镜的光学中心就可以了,如图 3-1-17 所示。瞳距要用近用瞳距,一般是远用单眼瞳距减 2mm,如图 3-1-18 所示。所以近近渐变焦镜片的验配是不需要什么特殊技能或技术的。

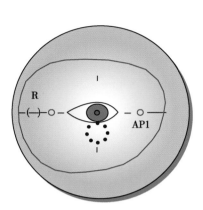

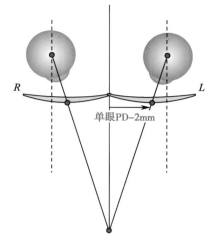

单眼PD−2mm

图 3-1-17　近近渐变焦的瞳高配适点是镜片的几何中心　　图 3-1-18　近近渐变焦装配时的瞳距是近距离瞳距

三、渐变焦镜片的标记

本章节一开始就提到了渐变焦镜片在产品设计上分为四个区域，这四个区域的边界如果没有任何帮助的情况下，裸眼是无法分辨的。但是镜片装配到镜框上时与眼睛是否能准确对位关系到镜片功能的正常发挥，所以厂家在生产渐变焦镜片时会在镜片不同位置打上各种标记，这些标记可以作为定配人员在装配渐变焦镜片时的参考，如图 3-1-19 示远中近渐变焦镜片、图 3-1-20 示中近渐变焦镜片、图 3-1-21 示近近渐变焦镜片，镜片基本都印有远用度数测定圈、远用眼位配适点、近用度数测定区、近用眼位点和水平基准线，印上的这些定位标记在加工完成，并确认与顾客配适良好后可以进行擦除，所以一般称之为"移印标记"。除此之外，厂家还在镜片水平基准线上，距离中心 17mm 的左右两侧刻印上了两个圆形小刻印，这是水平基准线定位标记，并在圆形小刻印下方刻上厂家产品信息，为了不影响视觉质量，该刻印非常细小，不经过特殊角度或者特别设备查看是看不到的，所以称之为"隐形刻印标记"。一般能从渐变焦镜片隐形刻印中解读出的信息有：厂家名称、镜片品种、折射率、下加光度、渐进带长度、左片还是右片。

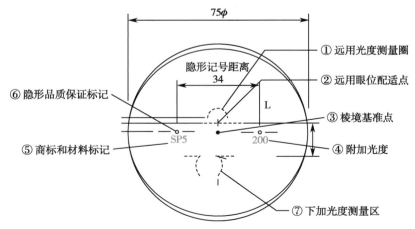

图 3-1-19　远中近渐变焦镜片成品镜片

1. 远用光度测量圈　其半径一般约 8mm，其中心是远用光度测量点。
2. 远用眼位配适点（俗称配镜十字）　即远用瞳孔中心对应点。
3. 棱镜基准点　测渐变焦减薄棱镜度的点，该点一般位于镜片的几何中心。

4. 渐进带长　远用眼位配适点到近用眼位配适点的距离，也是度数变化的区域。

5. 下加光度　亦称近用附加度或加光度（ADD），一般标记在颞侧隐形印记下。

6. 近用眼位点　注视近处目标时视线经过的位置。

7. 下加光度测量区　其半径一般根据厂家设计的不同而不同。其中心是下加光度的测量点，与远用光度测量点相比向鼻侧内移，其内移量根据厂家的设计而不同。

8. 镜片直径　渐变焦镜片的直径一般有70mm、75mm和80mm三种规格。

9. 商标和材料标记　一般标记在鼻侧隐形印记下。

10. 隐形品质保证印记　亦称隐形小刻印或还原基准点，用于镜片重新加工时还原标记，鼻侧和颞侧各一个，两点水平相距34mm。

以上5、9、10点为永久性保留的隐形标记，其他为临时性移印标记，镜片装入镜框并让顾客试戴确认正确无误后即将其擦掉，以上的这些标记为测量和加工提供了依据和方便。

室内型（中近）渐变焦镜片的标记（图3-1-20）：

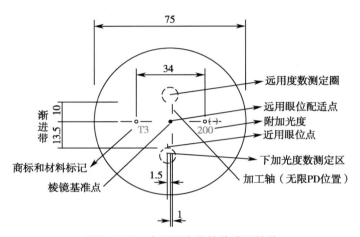

图3-1-20　中近渐变焦镜片成品镜片

办公型（近近）渐变焦镜片的标记（图3-1-21）：

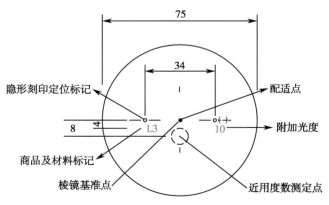

图3-1-21　近近渐变焦镜片成品镜片

四、渐变焦镜片的选择

（一）选择的基本原则

选择合适的配戴者是验配成功的第一步。顾客的用眼需求和配戴意愿是影响渐变焦镜片是否容易被接受的最重要因素，而顾客的年龄、屈光不正度数和原来旧眼镜的情况等也是应该考虑的。

1. 渐变焦镜片的适配人群

（1）从年龄方面考虑：渐变焦镜片是为调节力低下，出现了老视的人设计的，只要是年龄在 40 岁以上，调节幅度小于 4D，近点距离大于 25cm 时，一般会有看近视觉疲劳甚至看近不清晰的症状出现，所以这时就需要一副看近的眼镜了，但是看近的老视镜是不能戴着看远、不能走路的，如果想要一副眼镜既能看近清晰，又能看远、走路，这样的人群是最适合配戴渐变焦眼镜的。当然如果年龄太大，比如大于 60 岁，因为下加光较高，初次配戴远中近渐变焦会适应困难一些，这时就要考虑配中近或者近近渐变焦了。

（2）从屈光不正度数方面考虑：最佳合适配戴渐变焦镜片的顾客屈光度数一般为：球镜 ≤±6.00D，柱镜 ≤±2.00D，屈光参差 ≤±2.00D，一般近附加在 +0.75～+3.50D 之间。不过也不排除一些特殊人群能够配适成功，下面就几种特殊屈光不正的情况是否可以配戴渐变焦眼镜做一下说明：

◆ 高度近（远）视或高度散光的顾客（球镜 ≥±6.00D，柱镜 ≥±2.00D）或散光轴为斜轴的顾客，如果顾客原来的旧眼镜度数与现在要配的渐变焦镜片的度数相差不大，配渐变焦眼镜没有任何问题，如果相差非常大在 ±2.00D 以上，则要考虑用一个单焦点镜片先行过渡，或者在顾客能接受的情况下，用稍微高于原眼镜度数的低度数配渐变焦眼镜。

◆ 屈光参差的顾客（双眼屈光不正度相差 ≥±2.00D），要配渐变焦眼镜最好顾客以前的旧眼镜度数也是屈光参差的状态，如果所配戴的旧眼镜左右眼差别不大，而戴渐变焦时差距突然加大，则会出现不适。另外这种顾客要配渐变焦眼镜时最好选择渐进通道短的。

如图 3-2-22 配戴渐变焦镜片的顾客看近时，眼镜视线向下通过镜片上的近用眼位点，这时眼睛视线通过的地方是有垂直棱镜的。如果顾客 OD-2.00D　OS-4.00 计算一下渐进通道长（14mm）和短的（11mm）的渐变焦镜片在近用眼位点处的棱镜。根据棱镜公式 $P=hD$

渐进通道 14mm 的情况：$P_R=14×2÷10=2.8^{△}BD$　　　$P_L=14×4÷10=5.6^{△}BD$

双眼棱镜差：$P_R-P_L=2.8^{△}-5.6^{△}=2.8^{△}BD$

渐进通道 11mm 的情况：$P_R=11×2÷10=2.2^{△}BD$　　　$P_L=11×4÷10=4.4^{△}BD$

双眼棱镜差：$P_R-P_L=2.2^{△}-4.4^{△}=2.2^{△}BD$

通过计算可知，渐进通道短时，双眼的棱镜差会小些，对双眼的影响就会小。

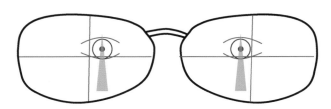

图 3-1-22　配戴渐变焦镜片看近

◆ 单眼视（一只眼睛矫正视力正常，另一只眼睛矫正视力低于 0.3）的顾客尽量避免配一只眼渐变焦镜片一只眼单焦点镜片。因为渐变焦镜片在远用眼位点存在棱镜，而单焦点镜片远用眼位点不存在棱镜，如果单只眼配渐变焦镜片两只眼就会存在很大的上下棱镜差。

◆ 左右眼下加光不一致的顾客，是可以制作并配戴的，但是因为渐变焦的减薄棱镜与下加光有一定关系，所以当这种顾客因为渐变焦眼镜单只镜片损坏而要到厂家定制时就一定要提供另外一只渐变焦镜片的度数（包括下加光）供厂家制作镜片时参考，以免因为左右眼棱镜差距大而产生不适。

（3）从用眼需求方面考虑

◆ 以配戴美观度为目的，不愿意配戴老视镜者。

◆ 以方便为目的，频繁交替使用远中近视野者。

2．渐变焦镜片的慎配人群

（1）有头晕症状的各种全身疾病的顾客。

（2）特殊职业的，要求用镜片上方看近，镜片下方看远者。

（3）加光度超过 +3.50D 者，因为厂家不能制作而不能配。

（4）体姿异常：患有运动系统疾病、不能保持平衡者（如类风湿关节炎，颈项强直，骨关节核等）；双眼位不能处于同一水平位置如行走时左右晃动过大者。

（5）既往对镜片、镜架适应困难：神经质或者心理素质特别敏感者；单焦点老视眼镜不能适应者；由于高血压，青光眼，高血糖等已引起眼底病变且视力长期不能稳定者。

（二）根据顾客情况选择合适的渐变焦镜片

对于渐变焦镜片，只能通过各种各样的设计把渐变焦镜片的性能进行优化，没有一种或多种设计能完全消除渐变焦镜片的缺陷。没有十全十美的渐变焦片，只有对于不同的配戴者最适合的渐变焦片。也就是说，如何针对不同的人群进行个性化矫配，是视光从业人员必备的一种能力，通过配镜指导，给不同的顾客配戴适合的渐变焦镜片，达到其缺点对配戴者的日常生活不产生影响，其优点得到更大限度发挥的目的。这样每个顾客选择适合自己类型的渐变焦镜片就更有利于对渐变焦镜片的适应，下面是渐变焦镜片的选配原则，以供参考：

1．从年龄方面考虑选配　不同年龄眼睛的状况不同，最适合的渐变焦镜片的类型也不一样，一般按表 3-1-2 进行区分。

表 3-1-2　根据年龄选配

年龄段	老视各阶段	表现症状	适合的渐变焦镜片
40～45 岁	老视的不自觉期	顾客没有老视眼的明显症状，看近仍然很清楚，但是近距离工作时间一久，眼睛就会疲劳	远中近渐变焦镜片
45～50 岁	老视的自觉期	顾客看近时书本或报纸的字体稍小一些就会觉得模糊，明显感觉眼睛出现了老视	远中近渐变焦镜片
50～60 岁	度数变化的不稳定期	老视度数随着年龄的增大变化得非常快	远中近渐变焦镜片或室内型（中近）、办公型（近近）渐变焦镜片
60 岁以上	老视的安定期	老视度数到这个年龄段基本趋于稳定，度数不再有大的变化	室内型（中近）或办公型（近近）渐变焦镜片

2．根据顾客的用眼需求进行选择

（1）看远看近都有戴镜需求，而且需要不时地看远看近交替切换视线，应该选择远中近渐变焦镜片。

（2）主要工作和生活是在室内，看远不需要特别好的视力，应该选择室内型（中近）渐变焦镜片。

（3）看远裸眼视力良好，走路或者看远没有戴眼镜的习惯，只是出现了老视，近距离阅读和工作出现了问题，只需要戴看近眼镜的顾客，应该选择办公型（近近）渐变焦镜片。

3．根据顾客当前剩余的调节幅度（即年龄或者下加光度）进行选择

（1）剩余调节幅度大约为 3D，或者下加光小于 2.5D（预计年龄在 55 岁之前），选择远中

近渐变焦镜片。

（2）剩余调节幅度在 3D 以下，或者下加光度大于等于 2.5D（预计年龄在 55 岁以上），选择办公型（近近）或室内型（中近）渐变焦镜片，或者在选择低下加光的远中近渐变焦的同时，根据用眼情况另外配一副中近或近近渐变焦镜片，或者选择性能更加优异的高端个性化渐变焦镜片。

4. 根据顾客所选择的镜框来进行选择

（1）选择镜框的框高小于、等于 30mm，选择短渐进通道的渐变焦镜片。

（2）选择镜框的框高大于、等于 30mm，选择长渐进通道的渐变焦镜片。

注意：为了能够更好、更快地适应渐变焦眼镜，最好不要选择非常大的镜框，只要把渐变镜片的远用区和近用区都包含到镜圈内就可以了。

5. 根据顾客看远和看近的用眼习惯来进行选择

（1）看近容易低头的顾客，或者看书读报时把书报抬得较高的顾客，往往眼睛的下旋能力较弱，所以最好选择短通道渐变焦镜片。反之选择长通道渐变焦镜片。

（2）看书读报习惯转动眼球而头位移动较少的，对看近视野有较高要求的顾客，最好选择较硬性的、近用区设计比较精细的渐变焦镜片。

（3）经常活动或运动幅度较大的顾客，应选择柔和设计、注重远视野的渐变焦镜片，比如长通道渐变焦镜片。

6. 根据顾客以前配戴的渐变焦镜片品种进行选择

（1）如果新推荐的渐变焦眼镜与旧的渐变焦眼镜品牌一致，新的渐变焦镜片品种设计一定要高于旧的渐变焦镜片，因为一般要更换新的渐变焦镜片是因为 ADD 增加了，旧的渐变焦眼镜看近不清或者费力了，而渐变焦镜片随着 ADD 的增加，其通道越窄、周边变形越厉害，所以新的渐变焦眼镜设计一定要高于旧的渐变焦眼镜，否则配戴效果与旧渐变焦眼镜相比会非常不好。

（2）如果新推荐的渐变焦眼镜与旧的渐变焦眼镜品牌不一致，同时又对各品牌各品种渐变焦镜片设计不熟悉的话，很难知道 A 品牌的 A1 品种的设计是否高于 B 品牌 B1 品种的设计，出现配戴效果不佳的情况比较多，所以最好选择统一品牌的渐变焦镜片。当然如果能清楚了解各品牌各品种之间的对比情况，仍然沿用第一个原则，就是新渐变焦眼镜比旧渐变焦眼镜的设计要高级（表 3-1-3～表 3-1-5）。

表 3-1-3　渐变焦镜片品类、品种选配一览总表

选配顺序	品类	品种	折射率	膜层
选配参考	根据 ADD 高低 / 屈光状态 / 远近用眼需求 / 剩余调节 / 年龄	根据镜框大小 / 看近下旋角度（习惯）/ 原来是否戴过渐变焦 / 原来的渐变焦镜片设计 / 消费能力	屈光度数的高低	顾客还想眼镜具备哪些特殊功能
选配元素	● 远中近渐变焦 ● 室内型（中近）渐变焦 ● 办公型（近近）渐变焦	● 长渐进带 ● 渐进带短 ● 外（前）表面渐变焦 ● 内（后）表面渐变焦 ● 双面复合渐变焦 ● 普通设计 / 人机工程渐变焦 ● 个性化设计渐变焦 ● 生活方式个性化渐变焦 ● 超级个性化渐变焦	● 1.50 ● 1.56 ● 1.60 ● 1.67 ● 1.70 ● 1.74	● 加硬 ● 加硬防反射膜 ● 加硬防反射防油膜 ● 防蓝光 ● 变色

表 3-1-4 镜片品类的选择

品类选择原则	屈光及戴镜情况		ADD/年龄/剩余调节		日常工作/生活的主要用眼需求（配镜目的）		
判断标准	常戴看远眼镜	看远不戴，且对目前看远满意	ADD<2.50D或年龄55岁以下或剩余调节>3D	ADD≥2.50D或年龄55岁以上或剩余调节<3D	远、中、近各距离都要求看清楚	注重中近距离	注重桌面范围内清晰、舒适
远中近	√		√		√		
室内型（中近）		√		√		√	
办公型（近近）		√		√			√

表 3-1-5 镜片品种的选择

	镜框高度≤30mm	镜框高度>30mm	看近习惯低头	看近习惯眼睛下转	ADD<2.50D	ADD>2.00D
长通道渐变焦		√	√			√
短通道渐变焦	√		√		√	
前表面渐变焦			√		√	
后表面渐变焦				√		√
双面复合渐变焦			√	√	√	√
普通优化设计	顾客新配的渐变焦一定要比原来的渐变焦有更高层次的优化设计					
个性化设计	适合有消费能力追求品质的顾客或者眼睛特殊的顾客					

案例解析：

了解了这些渐变焦眼镜选配原则后，接下来根据这些原则来看看应该给之前这位顾客选配什么样的渐变焦眼镜呢？

顾客张××，男，今年50岁，配戴近视眼镜，到××店配镜，经检查原眼镜度数OD-2.00，OS-3.00，矫正视力双眼均为1.0，自述现在看报纸时需要摘下眼镜或者拿远一些才能看清上面的字体，欲配一副看近的眼镜。经验光检查后，看近度数OD-1.00，OS-2.00，近矫正视力0.6，0.6。通过了解该顾客是一名机械工程师，经常看设计图纸和到工厂的作业现场查看产品制作情况。

首先来选择品类，该顾客需要看近清楚的眼镜，而且看远也需要戴近视眼镜，属于看远看近都有戴镜需求，而且因为是机械工程师，到现场查看作业时需要不时地看远看近交替切换视线，而且ADD<2.50D所以应该选择远中近渐变焦镜片。

其次选择品种，该顾客的ADD是1.00D，小于2.5D，且经常在作业现场工作，工作时经常走动，属于经常活动或运动幅度较大的顾客，应选择变化柔和的长通道设计。另外，工作性质对视野的要求较高，所以最好选择内（后）表面渐变焦或者更好的双面复合渐变焦。当然在确定选择长通道渐变焦时要留意顾客所选的镜框，一定是上下高度大于30mm的镜框。如果经济条件允许的话，该顾客还可以选择个性化设计的渐变焦镜片。

综上的情况考虑，最终顾客选配的渐变焦镜片应该是：远中近长通道内（后）表面渐变焦镜片。不过在选择何种优化设计的镜片时，最好选择晃动小、视野相对宽的，具体何种品种，看厂家对产品的详细介绍。

【实训项目及考核标准】

1. 实训项目　推介选配渐变焦眼镜。

（1）实训目的

1）能向顾客说明各种渐变焦镜片的结构与特性。

2）能根据顾客情况帮助顾客选择适合的渐变焦镜片品类。

3）能根据顾客情况帮助顾客选择适合的渐变焦镜片品种。

（2）实训工具：远中近、室内型（中近）、办公型（近近）渐变焦镜片若干、能说明渐变焦结构和性能的各种图片。

（3）实训内容：学生按各自的实训小组组织在一起，领取已经准备好的远中近、室内型（中近）、办公型（近近）渐变焦镜片以及各种性能介绍的图片一套。

1）有目的有步骤地询问顾客需求以及生活工作用眼情况。

2）向顾客说明各种渐变焦镜片的结构与特性。

3）根据顾客情况帮助顾客选择适合的渐变焦镜片品类。

4）根据顾客情况帮助顾客选择适合的渐变焦镜片品种。

2. 考核标准

实训名称		认识配镜处方中的名词术语				
项目	分值	要求	得分	扣分	说明	
素质要求	5	着装整洁，仪表大方，举止得体，态度和蔼，团队合作，会说普通话				
实训前	15	组织准备：实训小组的划分与组织 工具准备：实训工具齐全 实训者准备：遵守实训室管理制度				
实训过程	10	了解顾客屈光检查结果，询问顾客年龄、配镜目的、工作生活时用眼情况				
	20	根据用眼情况及屈光检查结果，推荐适合的渐变焦镜片品类，并能清晰讲解该品类渐变焦镜片的结构、特点				
	20	根据顾客的用眼习惯及用眼需求推荐适合的渐变焦镜片的品种（确定渐进带长、渐变焦设计）				
	10	在推荐过程中能及时合理使用各种图片和样品，达到让顾客理解的目的				
实训后	5	整理及清洁用物				
熟练程度	15	程序正确，操作规范，动作熟练				
实训总分	100					

3. 思考题

（1）销售人员如何向从未戴过渐变焦眼镜的顾客推介渐变焦眼镜？

（2）销售人员如何帮已戴过渐变焦眼镜的顾客选择个性化的渐变焦镜片？

4. 实训报告　总结实训过程，写出实训报告。

任务二 渐变焦镜片的配适

任务描述

　　一位顾客，45岁，由于看近时间长之后眼睛非常容易疲劳，经眼镜店工作人员的检查和推荐，欲配一副长通道内表面设计的远中近渐变焦镜片，用以增加看近的持久性，该顾客穿着时尚，所以选择了一副比较有设计特点的板材框眼镜架，顾客鼻梁较高，戴着非常好看。经验光检查试戴后给予顾客的眼镜度数是 OD −2.00，OS −3.00　ADD+0.75。

　　作为一名定配人员，什么样的镜架适合该顾客来装配渐变焦眼镜呢？顾客喜欢的这个镜架适合配渐变焦眼镜吗？如果适合，那如何测量配镜参数呢？又应该如何给该顾客完成渐变焦镜片的配适？

配适流程

　　步骤一：帮助顾客选择判断适合配渐变焦镜片的镜架。

　　步骤二：对顾客所选的镜架进行装配前的初步调整。

　　步骤三：测量顾客瞳距。

　　步骤四：利用配适工具确定顾客的远用眼位配适点和近用眼位点。

　　步骤五：记录测量定配数据。

一、眼镜架的选择与初调整

　　镜架作为承载镜片，是和镜片一起完成屈光任务必不可少的器具，还具有一个重要的功能——修饰脸型，展示配戴者的个性特征及喜好，所以很多顾客选择镜架的第一考虑因素就是戴上好不好看，然后才会考虑质量如何，他们基本不会考虑这个镜架配这个镜片是否能让镜片发挥最佳效果。而我们作为眼镜定配的技术人员，有责任告诉顾客他所选择的镜架相对于这个镜片来说是否能更好地发挥屈光作用。

（一）眼镜架选择

通过正确选择合适的镜架可使顾客在配戴渐变焦眼镜的过程中获得满意的效果，下面列举一下适合装配渐变焦镜片的镜架的一些特征。

1．镜圈的上下高度　一定要确保镜片有足够的远用和近用光区，如图3-2-1，尤其是切边后镜片上的看近区域一定要保留到足够大。每个厂家根据渐变焦镜片渐进带长度的不同对镜架的高度有不同的要求。渐进带长的渐变焦镜片需要更大的镜框，渐进带越长，眼镜架的框高就要越大。一般渐变焦镜片所需的最小框高是：2×渐进带长度。

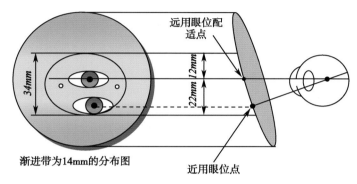

图 3-2-1　镜圈上下高度符合的条件

2．镜圈的水平长度　确保镜框的两个镜圈几何中心间的距离与瞳距相差不大。最好镜架两个镜圈几何中心距和瞳距差值在6mm以内，不然镜片需要内移很多，造成顾客远用周边晃动，如图3-2-2A镜架几何中心距与瞳距相差不大，移心少的情况，图3-2-2B是移心较多的情况。可以看出，因为渐变焦镜片有周边像差的存在，所以移心越少越好。

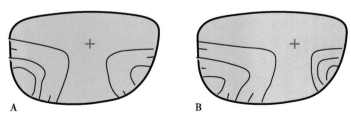

图 3-2-2　移心量不同的渐变焦镜片清晰视野范围比较

3．镜架鼻托的选择　最好选择鼻托可调的镜架，不宜选择板材镜架等没有鼻托的镜架，因为如果顾客配戴渐变焦眼镜的位置不是很适合，可以通过调整鼻托来解决配戴位置不当的问题。当然如果顾客配戴板材架非常适合，不需要任何调整，也有板材架配渐变焦成功的案例。另外，挑选有鼻托的金属镜架时，为了能够轻松地调整鼻托的高度，最好选择"蛇形"鼻托梗的，如图3-2-3A，而不选择U形鼻托梗的，如图3-2-3B。

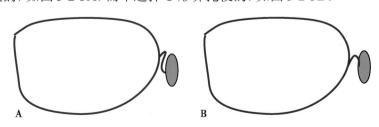

图 3-2-3　蛇形鼻托和U形鼻托

4. 镜架材质选择　尽量选用轻质镜架，同时镜架材质结构应坚固不宜变形，避免由于镜架变形而造成的配戴不适。不宜选择柔软、容易变形或者不容易调整的镜架，因为渐变焦眼镜对于配适定位准确性要求很高，一旦有些偏差，就会出现视野窄、晃动大、不清晰等问题，而出现这些问题后，如果不是偏差的太厉害，调整一下就完全可以解决，所以镜架能够进行调整对于渐变焦眼镜非常重要。

5. 镜架的框形选择　尽量选择椭圆形或小方框的镜形，避免镜架框形过大渐变焦镜片上过多的像差区留在眼镜上，造成配戴的不适，如图 3-2-4 大框架与小框架渐变焦像差区的范围不同。

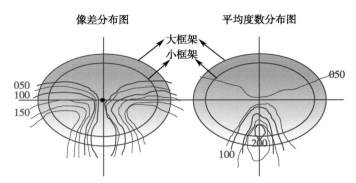

图 3-2-4　镜框大小与渐变焦变形的范围比较

（二）镜架调整

渐变焦眼镜配镜参数确定之前，先要对镜架进行标准调校，步骤和普通镜架的调整一样。强调的是：要根据顾客的面部特征进行针对性调整镜架，以适合配戴者的脸形，方便正确地进行测量，同时也尽量增大镜片的可用视野。一般通过三方面的观察对镜架平衡、镜架的高度、前倾角、镜眼距离、镜腿长度、面弯等进行调整，如图 3-2-5。

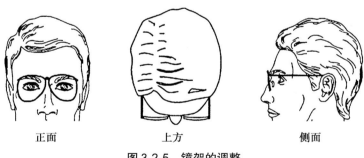

图 3-2-5　镜架的调整

1. 正面观察，调整镜架高度是否适中，正确美观的位置应该是：下眼睑与镜架的上下平分线重合，而且左右眼的镜圈高度一致，不能倾斜。

2. 侧面观察，调整镜腿的长度、前倾角和镜眼距离。镜腿的长度以舒服但不紧迫为准；前倾角一般为 8°～12°，当视近区和中间区离眼睛较近时，可增大相应的视野；镜眼距离，在美观舒适的基础上镜眼距离要尽量短些，以不接触睫毛为准，一般在 12～14mm，这样可以增大可用视野。

3. 俯面观察，调整镜架的面弯，镜架应与面部轮廓相匹配，具有一定的面弯，有助于保持足够的视野和眼球转动时的舒适度。

二、配镜参数的确定

（一）水平参数（单侧瞳距）的测量（视频 3-2-1）

使用工具：瞳距仪或有鼻梁槽的瞳距尺。

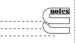

1．用瞳距尺或瞳距仪对单眼瞳距进行测量，方法与配单焦点镜片的测量方法相同。测量后记录下左右眼的单眼瞳距数据。

2．把调整好的镜架放在镜片坐标卡的中间（坐标卡的基准线上下平分镜圈，坐标卡的鼻梁中间线左右平分镜架），如图3-2-6。

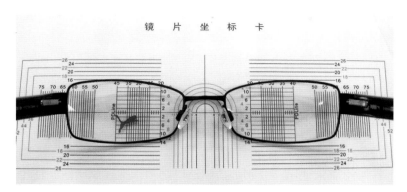

图 3-2-6　镜架放在坐标卡中间

3．左手固定住镜架，右手在镜架的衬片上，根据第一步所测得的单眼瞳距的数据标出单眼瞳距线，如图3-2-7。

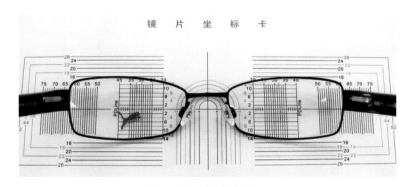

图 3-2-7　标出瞳距线

4．检查者与被检查者分别坐在配适操作台的两侧，正面对坐，视线保持在同一高度上，给被检查者戴上标记好瞳距线的镜架，保持配戴情况与刚调校时一致。

5．请被检查者以舒适的姿势向前直视，头颈位置不偏高，也不偏低。

6．将笔灯置于检查者自己的左眼下方，笔灯位置与左眼的位置在同一垂直面上（图3-2-8）。正面照射被检查者右眼，同时请被检查者双眼注视检查者的左眼，并且嘱咐其不要注视笔灯灯光，检查者闭上右眼用左眼观察，以避免平行视差。

7．看被检查者右眼的瞳孔反光点是否在已经标记好的瞳距线上（图3-2-9），对测量的瞳距是否正确做进一步的确认。

8．用同样的方法对被检查者的左眼进行瞳距的确认。

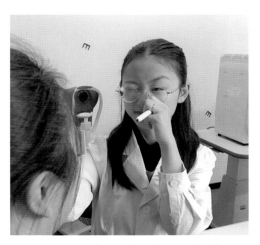

图 3-2-8　确定瞳距时检查者放置笔灯的位置

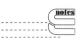

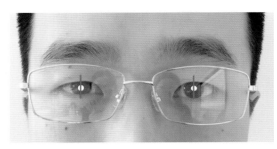

图 3-2-9　确认瞳孔反光点与瞳距线是否重合

9. 如果确认结果与测量结果不一致，以确认结果为准，重新在衬片上画出正确的单眼瞳距线并记录单眼瞳距数据。

（二）垂直参数（单侧瞳高）的测量（视频 3-2-2）

垂直参数的测量一般都是在水平参数测量（瞳距测量）确定完成之后进行的，主要有两种方法，目前都在眼镜店内使用。分别是描瞳标记法和基准线确认法。使用工具：笔灯、记号笔、眼片坐标卡。

方法一：描瞳标记法。

1. 先在镜架的衬片上标记出左右眼的瞳距线并确认无误（步骤与上面确认被检查者单眼瞳距操作相同）。

2. 用记号笔在衬片上被检查者的右眼角膜反光点的位置标出一点或一条短水平线，如图 3-2-10。做标记时持笔的手可支撑于被检查者额部，保持稳定。

3. 用同样方法标出另一眼的角膜反光点位置。

4. 取下镜架，用瞳距尺（图 3-2-11A）或镜片坐标卡（图 3-2-11B）测量出标记线到镜框下内侧缘最低点的垂直距离，即为被检者的瞳高。

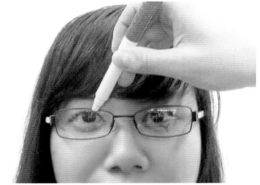

图 3-2-10　标记角膜瞳孔反光点

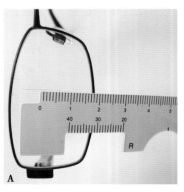

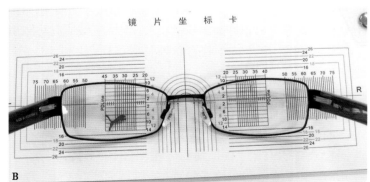

图 3-2-11　测量标记好的被检查者瞳高

方法二：基准线确认法。

1. 确认好正确的单眼瞳距，并在镜架的衬片上标记好瞳距线和水平基准线后，再次把给被检查者调整好的镜架放在镜架坐标卡的中间（坐标卡的基准线上下平分镜圈，坐标卡的鼻梁中间线左右平分镜架，与上面相同）。

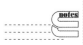

2．在镜架的衬片上用记号笔画出水平基准线、单眼瞳距线，并在瞳距线上画出水平基准线上方 2mm、4mm、6mm 处的水平横线，如图 3-2-12。

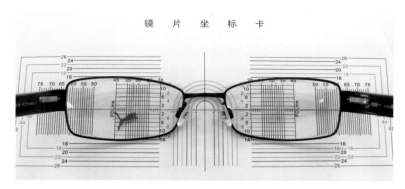

图 3-2-12　在衬片上画出基准线、瞳距线和三条瞳高线

3．检查者与被检查者面对面坐在配适操作台两侧，双方视线保持在同一高度上，让被检查者戴上标记好的镜架，然后让被检查者以舒适的姿势向前直视。检查者将笔灯置于检查者自己的左眼下方，并直射被检查者的右眼。同时检查者闭上右眼用左眼观察被检查者右眼里的瞳孔反光点（图 3-2-8），确认被检查者右眼的瞳孔反光点所在的位置（2mm 处？4mm 处？还是 3mm？ 5mm？），如图 3-2-13 瞳高的位置在中间 4mm 处。

4．相同的方法用检查者的右眼观察被检查者左眼瞳孔反光点所在的位置。

5．取下镜架，用记号笔重点标记左右眼瞳孔反光点在衬片上的位置（远用眼位配适点）。

6．用瞳距尺测量出标记线到镜框下内侧缘最低点的垂直距离，即为被检者的瞳高，与方法一中的第 4 步相同。

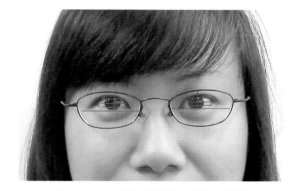

图 3-2-13　被检查者戴上后确认瞳高

描瞳标记法和基准线确认法的主要区别就是在确认被检查者瞳高时不用尖锐的记号笔对着被检查者戴镜的眼睛，显得更加人性化。同时，避免被检查者眼睛不自主地躲避逐渐靠近的记号笔导致的位置偏差。

（三）近用眼位的确定（视频 3-3-3）

因为渐变焦镜片独特的结构，无论采用多么先进、科学的设计方法，都无法改变渐变焦镜片看近视野受限的问题，如何通过科学、准确地配适来利用好近用有限的区域，最大限度地让配戴者感觉近处用眼时眼睛不受限制，才是眼镜配适技术人员应该掌握的技能。所以在渐变焦镜片的配适过程中不仅要确认被检查者的远用眼位（配镜参数），还要确认被检查者的近用眼位，精准被检查者配戴后的预后效果，近用眼位点是否准确才是渐变焦眼镜配适成功的关键。

近用眼位的确认一般都是在远用眼位点（配镜十字）确认后进行的。

还原标记确认法：

1．利用被检查者所选的渐变焦镜片厂家提供的该镜片的还原卡（图 3-2-14）。

2．把镜架衬片上标记出的远用配镜十字对准还原图中的远用眼位点（图 3-2-15A），并描出水平基准线和近用眼位圈（图 3-2-15B）。

3．同样方法把另外一只衬片也描出水平基准线和近用眼位圈（图 3-2-16A），并让被检查者配戴上画有标记的镜架，查看远用眼位是否还在确定的正确位置（图 3-2-16B）。

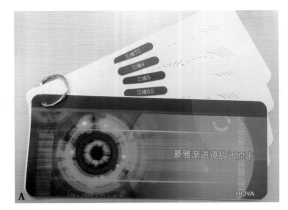
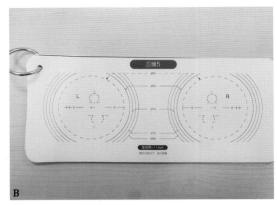

图 3-2-14　渐变焦厂家的还原卡

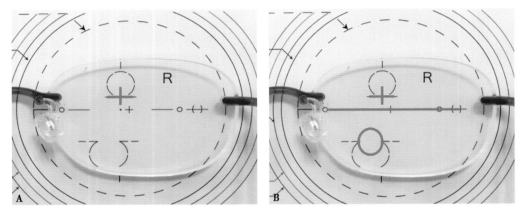

图 3-2-15　在镜架衬片上做标记

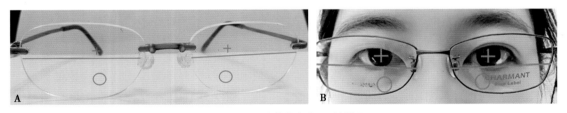

图 3-2-16　试戴做好标记的镜架

4. 确定远用眼位后,让被检查者看近注视配适台平面镜上标注的注视圈,并告知被检查者一定要保持舒适的看近的坐姿和头位,测量这时被检查者眼睛到配适台的距离(图 3-2-17),这个距离一定要和验近用光度时最清晰的距离一致。然后让检查者通过注视圈中的镜面观察被检查者看近时瞳孔反光点所在的位置,如图 3-2-18、图 3-2-19 所示。注意在观察时:检查者使用右眼观察被检查者的右眼,检查者使用左眼观察被检查者的左眼。

5. 观察在被检查者采取习惯的阅读姿势时,眼的视线是否达到所选渐变焦镜片近用眼位点的位置,以此来调整镜眼距、倾斜角。最后确保瞳孔反光点落在标记好的近用眼位圈内(图 3-2-19)。

近用眼位确认法可以在渐变焦眼镜配戴前预先评估配戴渐变焦眼镜可能会出现的问题,比如因为渐变焦镜片的渐进带长选择不合适,导致看近不清需要向上抬眼镜才能看清,或者看近清楚但是姿势非常不舒服等问题。这样就可以事前发现问题、解决问题,避免装配好以后才发现问题而造成不必要的麻烦和浪费。

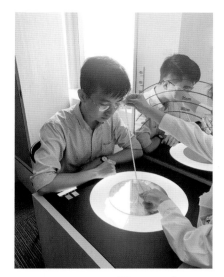

图 3-2-17　测量近用距离

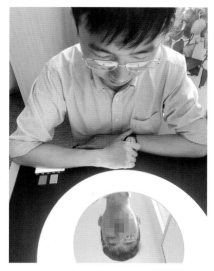

图 3-2-18　被检查者注视配适台上的注视圈

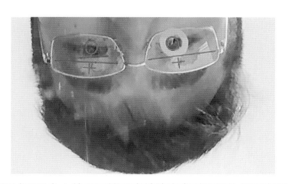

图 3-2-19　通过配适台上的平面镜观察被检查者看近眼位是否在近用眼位圈中

三、渐变焦镜片尺寸的确定

镜片尺寸的选择应以能按照要求装进眼镜框为准,但绝不是尺寸越大越好。尤其是正镜片,同样屈光度的镜片,尺寸越大则中心厚度越厚。因此,对于正镜片,若选择尺寸过大,会无谓地增大镜片的中心厚度,给使用者带来不便。对于负镜片,虽然镜片尺寸的大小对镜片的中心厚度没有影响,但镜片直径越大切边装框后的边缘厚度也会越大,外观不美观,而且也会增大其制作成本。因此,镜片尺寸的选择应以合适为宜。

渐变焦镜片的生产厂商都会提供为本厂产品特制的镜片还原测量卡,如图 3-2-20。

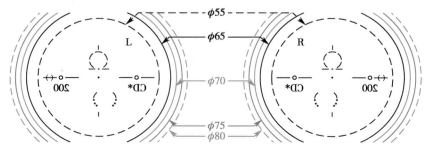

图 3-2-20　某种渐变焦镜片还原测量卡

卡上有不同尺寸的镜片图示,图示中标有配镜参数。使用时,只要将调整好并标明瞳高、瞳距的眼镜架放置在测量卡上,使衬片上标记的瞳距线与瞳高线的交叉十字点与测量卡中镜片的远用眼位配适点(配镜十字)重合,即可根据眼镜架镜圈所对应的镜片尺寸向厂商定制镜片,如图 3-2-21 镜圈最大边缘在黑色线(70mm)和红色线(75mm)之间,所以需要的镜片直径应为 75mm。

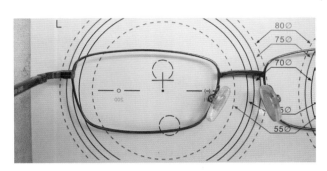

图 3-2-21　读取所需的镜片直径

【实训项目及考核标准】

1. 实训项目　配镜参数的确定。

(1)实训目的

1)根据客人眼镜配戴情况调整镜架。

2)能用镜片坐标卡和笔灯测量远用眼位配适点。

3)能利用镜片还原测量卡和配适镜台确认近用眼位是否和渐变焦镜片匹配。

4)会确定渐变镜的尺寸。

(2)实训工具:瞳距尺、眼镜架(含衬片)、眼镜坐标卡、镜片还原测量卡、笔灯、记号笔等。

(3)实训内容:学生按各自的实训小组组织在一起,领取已经准备好的镜架坐标卡、笔灯、带有衬片的镜架、瞳距尺和记号笔。

1)实训小组成员相互模拟被检查者和检查者。检查者先帮被检查者进行镜架的调整,直到被检查者戴着镜架舒适、端正为止。

2)描瞳标记法

①检查者测出被检查者的瞳距,并标记在镜架的衬片上。

②被检查者戴上衬片上已经标记了瞳距线的镜架,检查者首先确认被检查者瞳距是否正确,然后在衬片上根据被检查者瞳孔反光点标记出反光点(瞳高)的位置。

③取下镜架,量出被检查者的瞳高。

3)基准线确认法

①检查者测出被检查者的瞳距,并标记在镜架的衬片上。同时在衬片上画出 3 条瞳高线。

②被检查者戴上衬片上已经标记了瞳距线的镜架,检查者首先确认被检查者瞳距是否正确,然后用笔灯确认被检查者瞳孔反光点所在的瞳高线的位置。

③取下镜架,量出被检查者的瞳高。

4)还原标记确认法

①检查者按照前面步骤在衬片上标记并确认好配镜十字位置后,把镜架置于镜片还原测量卡上,并对位准确,临摹出水平基准线和近用眼位圈。

②让被检查者戴上标记好位置的镜架,然后用镜面反射法确认被检查者看近视线是否通过衬片画出的近用眼位圈。

③如果被检查者看近的视线（瞳孔反光点）不通过近用眼位圈，则调整镜架或看近姿势，如果仍然达不到要求，则更换渐变焦镜片的种类。

5）根据在衬片上标记出来的配镜十字，确定所需要渐变焦镜片的直径。

2. 考核标准

实训名称		配镜参数的确定			
项目	分值	要求	得分	扣分	说明
素质要求	5	着装整洁，仪表大方，举止得体，态度和蔼，团队合作，会说普通话			
实训前	5	组织准备：实训小组的划分与组织 工具准备：实训工具齐全 实训者准备：遵守实训室管理制度			
实训过程	10	调整镜架			
	10	单眼瞳距的测量与确认			
	10	描瞳标记法测出左、右眼瞳高			
	10	基准线确认法测出左、右眼瞳高			
	15	根据所选的镜片品种找到还原卡，并描摹出水平基准线及近用眼位圈			
	10	评估被检查者看近眼位情况			
	10	根据配适点确定渐变焦镜片的直径			
实训后	5	整理及清洁物品			
熟练程度	10	程序正确，操作规范，动作熟练			
实训总分	100				

3. 思考题　如果被检查者选择的眼镜架过小或过大，会对渐变焦眼镜的验配产生哪些影响？

4. 实训报告　总结实训过程，写出实训报告。

任务三　渐变焦眼镜的加工制作

学习目标

知识目标

1. 掌握：渐变焦眼镜加工中基准点和水平基准线的确定。

2. 掌握：渐变焦眼镜配镜处方的基本知识。

3. 掌握：渐变焦眼镜磨边加工的步骤。

4. 掌握：渐变焦眼镜装配、整形和质量检测的步骤和要求。

能力目标

1. 能辨识渐变焦眼镜的配镜处方。

2. 能根据单眼瞳距、瞳高和镜架的模板，确定渐变焦眼镜的远用配戴中心移心量。

3. 会对不同类型的镜架进行渐变焦眼镜的磨边加工。

4. 会对不同材质和类型的镜架进行装配、整形和质量检测。

素质目标

爱岗敬业，着装整洁，仪表大方，举止得体，态度和蔼，符合职业标准；具有团队合作精神。

任务描述

顾客张××，男，50岁，经商。由于看近阅读时需要取掉近视眼镜，导致看近有时非常麻烦，经××视光中心验光师的医学验光，检查结果如下：

表3-3-1　××眼镜验配中心验光检查单

姓名　张××　　性别　男　　年龄　50　　职业　经商　　联系电话××××　会员卡号××××

		球镜 SPH	柱镜 CYL	轴位 AXIS	棱镜 PRISM	基底 BASE	近附加 ADD	瞳距 PD	视力 VISION
远用 DV	右眼 OD	−2.00	−0.75	180			+1.75	32	1.0
	左眼 OS	−2.25	−0.50	175			+1.75	32	1.0
近用 NV	右眼 OD	−0.25	−0.75	180				30	1.0
	左眼 OS	−0.50	−0.50	175				30	1.0
备注		建议配戴渐变焦眼镜。							

验光师（签名）：×××

通过沟通交流，该顾客最后选择定配一副渐变焦眼镜，所选眼镜架为全框金属架，规格尺寸为 53 □ 17-140，框高33mm，所选镜片为某品牌标准型渐变焦镜片，渐进带为18mm，经验光师测量双眼瞳高均为21mm，右眼瞳距32mm，左眼瞳距32mm。

作为一名眼镜定配人员在接到该渐变焦眼镜的订单后，如何完成以下工作任务：

1. 能辨识渐变焦眼镜的配镜处方，能判断顾客所选镜片和镜架是否符合加工要求。

2. 能识别镜片的隐形标记，判断品牌和设计是否和订单一致。

3. 能根据单侧瞳距、瞳高和镜架的模板，计算渐变焦眼镜的远用配适中心移心量。

4. 能用半自动和全自动磨边机对渐变焦眼镜进行磨边加工，并进行装配、整形。

5. 能用渐变焦眼镜还原卡对加工后的眼镜进行标记还原并进行质量检测。

眼镜定配人员要完成一副渐变焦眼镜的定配，其加工流程如下面的图3-3-1所示：

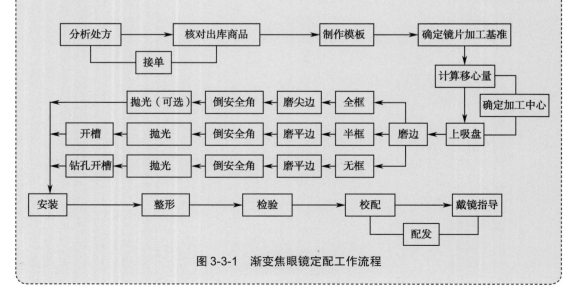

图 3-3-1　渐变焦眼镜定配工作流程

一、接单

分析加工处方：收到一个渐变焦眼镜的处方，需要初步分析远用和近附加度数在渐变焦镜片度数加工范围内，选择的镜架框高符合瞳高的要求。需要具备以下主要参数：

1．屈光度数，包括远用屈光度数和近附加度数。

2．渐变镜的品牌及设计、眼镜片材料和折射率、眼镜片表面处理（镀膜、染色）、变色镜、偏光镜、眼镜片直径（对于高屈光力正镜片控制中心厚度尤为重要）。

3．注明镜架的尺寸，镜架的类型（全框、半框、无框）。

4．提供配镜单眼瞳距、配镜单眼瞳高。

其他：有些镜片生产商可以提供个性化的镜片定制，则需要提供配戴眼镜的前倾角、面弯、镜眼距等参数，给加工制作参考使用。

二、渐变焦眼镜的加工制作

（一）加工制作前检测和检查

1．核对顾客的配镜单与镜片包装袋上的信息，确保镜片的品种、折射率、膜层等与订购的一致。包装袋上的镜片信息见图3-3-2A。

2．通过镜片上的隐形标记核对镜片是否与包装袋上镜片的信息一致。

通过隐形标记确认、表面观察的方法，确认镜片的设计种类、折射率、渐进带长度、染色、膜层、镜片直径是否与我们所订购的一致。正规厂家的渐变焦眼镜的隐形标记包含了镜片的折射率、品种（设计类型）、渐进带长、下加光度四方面的信息。比如：某种渐变焦镜片两个隐形小刻印标记分别是W1和200，鼻侧的W1中W表示镜片的品种（宽视）和渐进带长度（14mm）、1代表折射率是1.50、颞侧的200代表下加光是2.00D，如图3-3-2B。

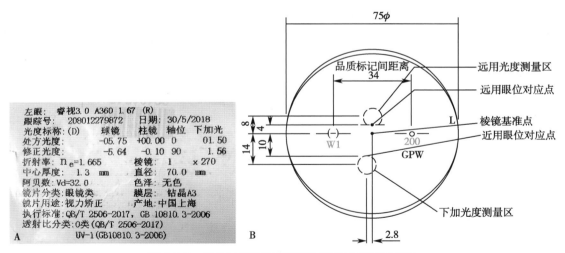

图3-3-2　镜片包装袋和隐形标记所包含的产品信息

3．检查渐变焦镜片临时性标记的正确性　渐变镜的生产厂商都会为经销商提供本厂产品特制的测量卡，由于镜片表面的临时性标记在印刷时可能会产生偏位，因此还原隐形标记后核对加工标志就显得必不可少了。

（1）最重要的是检查渐变焦镜片隐形标记与临时性标记中的镜片水平基准线是否在同一水平线上，并重合于镜片测量卡的水平中线。

（2）渐变焦镜片两个隐形标记间距的中点（即镜片几何中心）与远用眼位配适点（配镜"十"字）在同一垂直线上，并重合于测量卡的棱镜参考点。

（3）渐变焦镜片远用度数测量圈、近用度数测量圈与镜片测量卡相应位置重合。

4. 用焦度计测量渐变焦镜片的远用度数测定圈和近用度数测定圈，确认镜片的屈光度是否与镜片包装袋和顾客配镜单上的度数一致。

注：某些镜片生产厂家会根据镜片的设计标注镜片的修正值，修正值的光度与处方光度略有偏差，因此实际镜片的测量度数与修正光度核对后，允差在国标之内即可。

（1）远用屈光度数的检测：在主菜单中选择渐变焦镜片检测功能，如图 3-3-3，然后将镜片的凹面向下，在远用度数测量圈测量远用屈光度数，如图 3-3-4，读取远用屈光度。检测结果误差应该在国标范围内。

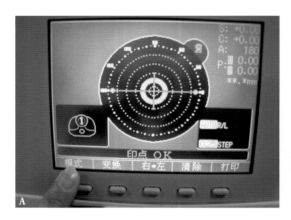
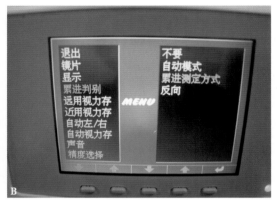
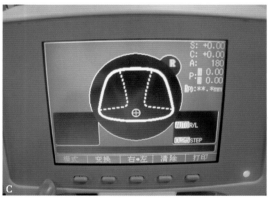

图 3-3-3 渐变焦测量模式的选择
A. 选择镜片测量模式；B. 菜单中渐变焦测量模式的选择；C. 进入渐变焦测量模式

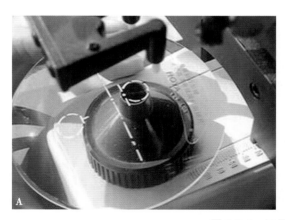
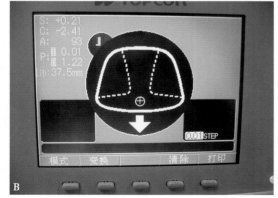

图 3-3-4 远用屈光度的检测
A. 放置镜片；B. 读取远用屈光度

（2）近用下加光度的检测：根据渐变焦的设计位置不同有两种测量方法：

第一，渐变焦镜片附加顶焦度在镜片的前表面。

1）将镜片前表面（凸面）对着焦度计支座，把镜片安放好，将镜片的远用度数测量圈对准焦度计的测量孔测量远用顶焦度，如图 3-3-5A，并按焦度计支座下方的记忆键。

2）保持镜片前表面对着焦度计支座，使镜片的近用度数测量圈对准焦度计的测量孔测量近用顶焦度（图 3-3-5B）。

3）近光顶焦度和远光顶焦度的差值就会显示出来，即为该渐变焦镜片近用附加顶焦度，如图 3-3-5C。

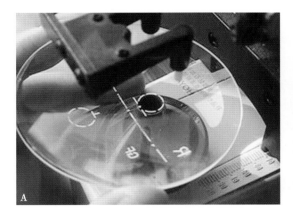
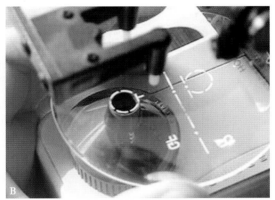
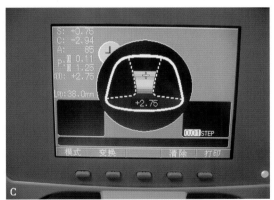

图 3-3-5　近用加光度的检测

第二，渐变焦镜片附加顶焦度在镜片的后表面。

1）将镜片后表面（凹面）对着焦度计支座，把镜片安放好，将镜片的远用度数测量圈对准焦度计的测量孔测量远用顶焦度。并按焦度计支座下方的记忆键。

2）保持镜片后表面对着焦度计支座，使镜片的近用度数测量圈对准焦度计的测量孔测量近用顶焦度。

3）近光顶焦度和远光顶焦度的差值为该渐变焦镜片近用附加顶焦度。

在测量整个过程中注意保持镜片位置水平，不可倾斜（水平标志线可供参考）。上述测量结果应与镜片颞侧加光度隐形标记数值相同。

减薄棱镜及其测量：渐变焦镜片上的棱镜参考点是测量减薄棱镜的位置，一般减薄棱镜与镜片的下加光有关，理想的状况下水平方向应该没有棱镜。在镜片的磨制过程中产生底向下的棱镜是为了减薄。有些特殊的情况，比如要定制处方棱镜的渐变焦镜片，零售商可以要求厂家不加减薄棱镜。

测量方法：渐变镜片上的棱镜参考点是测量该附加棱镜的位置，某些品类所测量的数值为近用附加度的 2/3，而某些品类所测量的数值为近用附加度的 1/2。如某品类的近用附加度为 3.00D 时，棱镜度为 $2^\triangle$，基底朝下。两眼垂直棱镜差异应控制在 $1^\triangle$ 之内。

5．最后通过黑色背景板和荧光灯用反射法和透视法检查镜片表面和内在有无疵点。

6．镜架的类型、尺寸、颜色、调校情况、膜层都应仔细核对，并检查是否有其他瑕疵。

（二）渐变焦镜片远用配适中心水平、垂直移心量的确定

1．根据镜架水平中心间的距离、顾客单眼瞳距确定远用配适中心水平移心量。

（1）测量镜架的两个镜圈几何中心间的水平距离

1）把镜架放在镜片坐标卡上，并调整镜架到中心位置（坐标卡上的水平中心线上下平分镜圈，垂直中心线左右平分两个镜圈）。

2）一只手固定住镜架，另一只手用记号笔在左右两个镜圈的衬片上描出水平中心线（图 3-3-6A）。

3）取下镜架，将瞳距尺水平放置在镜圈的水平中心线上，将瞳距尺的"0"刻度对准右眼镜圈颞侧的内缘处。左眼镜圈鼻侧的内缘处所对的刻度值即为镜架几何中心水平距离，如图 3-3-6B。注意：瞳距尺"0"刻度找准后切勿左右移动，以免造成误差。

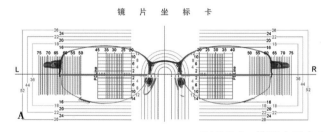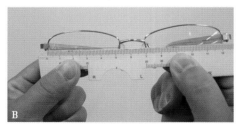

图 3-3-6 镜架水平中心距的测量

4）镜架的几何中心水平距离也可根据镜腿上的镜架尺寸标注来计算。即镜圈尺寸加上鼻梁尺寸等于镜架的几何中心水平距离。但是这个数字只能作为参考，因为镜架在生产过程中有误差。因此，为了保障加工的精度，一般还必须采用瞳距尺测量的方法得到镜架几何中心水平距离的数值。

（2）计算水平移心量：使用以下公式（3-3-1）计算水平移心量。

$$水平移心量 = 镜架几何中心水平距离 \div 2 - 单侧瞳距 \tag{3-3-1}$$

当水平移心量的计算值为正数说明需向鼻侧移心。

当水平移心量的计算值为零说明不需要移心。

当水平移心量的计算值为负数说明需向颞侧移心。

2．根据镜圈高度和顾客瞳高确定远用配适中心的垂直移心量

（1）测量镜圈高度

1）将瞳距尺垂直放置在镜圈上，若为无框架则放于模板上。

2）将瞳距尺的"0"刻度对准模板上缘的最高处。

3）模板下缘的最低处所对的刻度值即为镜圈的高度。

（2）计算垂直移心量：使用公式（3-3-2）计算垂直移心量。

$$垂直移心量 = 镜圈高度 \div 2 - 瞳高 \tag{3-3-2}$$

当垂直移心量的计算值为正数说明需向下移心。

当垂直移心量的计算值为零说明不需要移心。

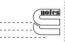

当垂直移心量的计算值为负数说明需向上移心。

此处所提到的模板指中心型模板，所提到的移心都是指固定模板移动镜片。

（三）渐变焦镜片的磨边加工

1.制作模板方法详见情境一任务四、任务五、任务六中的相关内容。

2）方法二：可以直接用裁纸刀用力在塑料模板坯料上刻出镜圈的形状，而后，用钳子瓣去多余部分，再用锉刀修整边缘，使之平滑且无毛刺，并适当修正大小使之与镜圈大小匹配。

最后，用油笔标出"R"或"L"并画出指向鼻侧的箭头。

2.半自动磨边机的磨边

（1）将模板固定在中心定位仪上。

（2）在中心定位仪上根据以上测得的水平移心量和垂直移心量移动镜片，使渐变焦镜片的远用配适中心（配镜十字）对准移心后的中心（图3-3-7）。

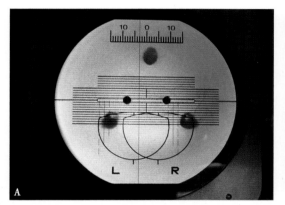
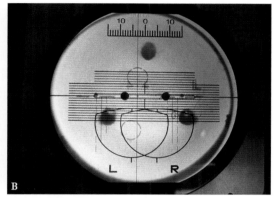

图3-3-7　渐变焦加工前的中心定位

A.放置镜片前调好水平移心；B.放置镜片时调好垂直移心

（3）将吸盘装在中心臂上。注意吸盘标记点的方向，不使镜片的上下或左右混淆，如图3-3-8A所示，上吸盘如图3-3-8B。

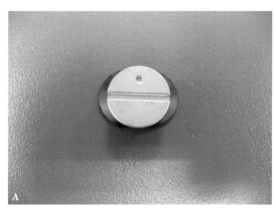
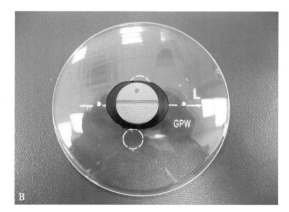

图3-3-8　用吸盘固定镜片

A.吸盘的红点在上面；B.上好吸盘的镜片

（4）取下镜片和模板，将模板装在磨边机上，注意左右眼的位置。

（5）将镜片装在磨边机上，注意标记点的位置。

（6）选择斜边类型。选择自动斜边、客户化斜边（可改变斜边位置）和平边，如为无框眼镜选择平边。

（7）镜片材料选择，如玻璃、树脂和聚碳酸酯（PC）。

（8）开始磨边。

（9）磨边结束后，取出镜片并试装镜架，如不符合要求，修改磨边量并重新磨边。

（10）再根据以上做法进行左眼镜片的磨边。

（11）手动砂轮上倒角，如有需要在抛光机上抛光。

3. 全自动磨边机的磨边

（1）选择双眼扫描或右眼扫描或左眼扫描。若镜架对称性较好，可选择双眼扫描；若镜架对称性不好，选择扫描衬片或单眼扫描。

（2）镜架类型选择，选择塑料镜架或金属镜架。

（3）将镜架放置在扫描器中，并用镜框夹固定。若为无框眼镜，则将衬片（或改变造型的模板）装在衬片定心的附件上，使衬片或模板的水平基准线与垂直基准线对准附件上的水平基准线与垂直基准线，然后，将附件放置在扫描器中。按扫描循环启动键，扫描镜架或衬片（或改变造型的模板）。

（4）输入单眼瞳孔距离（单眼瞳距）和配镜高度（瞳高），注：瞳高的测量方式包括垂直测量瞳高和镜框最低点测量瞳高，按测量方式在显示屏上选定好相对应的显示界面，显示屏上就会出现一个瞳距与瞳高相交的加工中心点如图3-3-9A，将渐变焦镜片的远用眼位配适点对准加工中心点，应使镜片的隐形刻印标记的连线与镜架（或衬片或模板）的水平基准线保持平行，如图3-3-9B所示。镜片隐形刻印标记的连线与镜架的水平基准线平行。

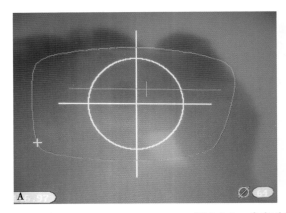 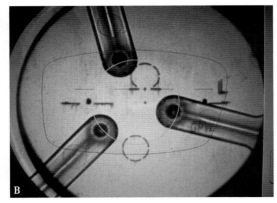

图 3-3-9　全自动磨边机的中心定位

（5）将吸盘装在中心臂上。上吸盘，然后取出已定心的镜片。

（6）将镜片放置在磨边机的镜片夹支座上。选择镜片夹持的压力，然后夹住镜片。

（7）选择镜片材料，玻璃、树脂和聚碳酸酯（PC）。

（8）斜边类型选择，选择自动斜边、客户化斜边（可改变斜边位置）和平边，如为半框和无框眼镜选择平边。

（9）按全循环启动键进行磨边。

后面的步骤同半自动磨边中的（9）（10）（11）。

（四）镜片开槽或钻孔

全自动磨边机在加工半框眼镜或无框眼镜时，磨边过程中能自动开槽和钻孔，但对于半自动磨边机加工半框或无框眼镜时，还需要使用开槽机和钻孔机，其操作方法同单焦点眼镜。

（五）渐变焦眼镜的装框

全框镜架（板材架和金属架）、半框镜架和无框镜架的渐变焦镜片的装框与磨好的单焦点镜片装框方法一样，这里就不再做详细说明了。不过要注意在装框完成后检查镜片上两个隐形刻印标记的连线一定要与镜架水平基准线平行，而且装框完成后不要擦去镜片上的临时标记。

三、眼镜整形与质量检测

（一）整形

对镜架前部所作的调整会直接影响镜架后部形态，所以调整时遵循"由前往后"原则，按镜圈向镜腿的顺序对镜架进行标准调校，要注意的是，非球面镜片在装配后可能会改变镜框的面弯，所以一定要确保加工后的镜框有合适的面弯，以及左右两侧镜片是在同一平面上。

（二）质量检测

1. 水平参数和垂直参数配适点的核实：由于加工时镜片上的临时标记被吸盘的粘贴破坏，因此在测量前需要将镜片上的临时标记通过隐形标记还原后再进行检测，具体操作参考视频3-3-1渐变焦眼镜的标记还原及检测。将镜架的镜腿朝上置于镜片测量卡上，确保镜片坐标卡上中心垂直线左右平分鼻梁，而且水平中心线上下平分镜圈（图3-3-10）。此时远用眼位配适点在测量卡垂直线上的读数即是单眼瞳距，水平线上的读数即为单眼瞳高，具体操作参考视频3-3-1渐变焦眼镜的标记还原及检测。然后核对是否在国家标准误差范围内。

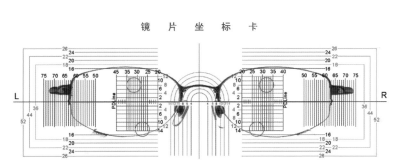

图 3-3-10　镜片坐标卡检测瞳距和瞳高

2. 远用屈光度数和下加光的检测核实，具体操作参考视频3-3-1渐变焦眼镜的标记还原及检测。除了要注意眼镜在焦度计上放置的方向外，其检测方法与检测渐变焦镜片时相同。放置眼镜时一定要让镜架的下缘向内同时保持眼镜的两镜圈紧靠焦度计上的基准板（图3-3-11）。

3. 表面质量检查　通过黑色背景板和荧光灯用反射法和透视法检查镜片表面有无加工过程中出现的划伤和麻点等。

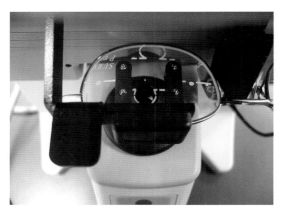

图 3-3-11　检测渐变焦眼镜的屈光度数

【实训项目及考核标准】

1. 实训项目 渐变焦眼镜的定配加工。

（1）实训目的

1）核对渐变焦镜片临时标记、隐形标记以及远用屈光度、下加光度。

2）计算水平和垂直移心量。

3）会用半自动和全自动磨边机对渐变焦眼镜片进行磨边加工。

4）会对渐变焦眼镜进行瞳高、瞳距、远用屈光度数、近用加光度和棱镜参考点检测。

5）会按照镜框的整形标准进行标准调校。

（2）实训工具：若干渐变焦镜片、全框镜架、半框镜架、无框镜架、镜片还原卡、半自动磨边机、校配工具、焦度计、模板、瞳距尺、中心定位仪、手动砂轮、抛光机、吸盘、应力仪、油性笔等。

（3）实训内容：学生按各自的实训小组组织在一起，领取已经准备好的渐变焦镜片、测量卡和油性笔。

1）分析处方后填写配镜订单。

2）加工制作前检测和检查，尤其是渐变焦镜片的度数检测。

3）渐变焦镜片远用配适中心水平、垂直移心量的确定。

4）渐变焦镜片的磨边加工。

5）渐变焦眼镜的整形与质量检测。

2. 考核标准

实训名称		渐变焦眼镜的定配加工			
项目	分值	要求	得分	扣分	说明
素质要求	5	着装整洁，仪表大方，态度端正，团队合作			
实训前	15	组织分工 器具和耗材准备 器具和加工的注意事项			
实训过程	10	分析处方后填写配镜订单			
	10	加工制作前检测和检查，尤其是渐变焦镜片的度数检测			
	10	渐变焦镜片远用配适中心水平、垂直移心量的确定			
	10	渐变焦镜片的磨边加工			
	10	对镜架进行标准整形			
	10	检测镜片远用配戴中心位置、远用屈光度数、近用加光度和棱镜参考点			
实训后	5	整理及清洁物品			
熟练程度	15	程序正确，操作规范，动作熟练			
实训总分	100				

3. 思考题

（1）在全框眼镜、无框眼镜、半框眼镜的渐变焦镜片的加工中如何确保镜片上 4 个刻印的小圆在一直线上？

（2）在渐变焦镜片的标记图上指出远用配适中心的位置，如何确保瞳距和瞳高的准确？

4. 实训报告 总结实训过程，写出实训报告。

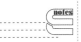

任务四 渐变焦眼镜的配发

知识目标

1. 掌握：配发时参数核对的内容。

2. 掌握：戴镜指导的内容。

3. 掌握：配戴中常见问题的处理方法。

4. 掌握：配后管理方法和原则。

能力目标

1. 能运用专业知识对顾客做戴镜评价。

2. 能运用专业知识对顾客进行配发时宣教。

3. 能运用专业知识对顾客进行戴镜指导。

4. 能运用专业知识处理常见戴镜不适应等问题。

素质目标

着装整洁，仪表大方，举止得体，态度和蔼，符合职业标准；具有团队合作
精神。

顾客张××，男，今年50岁，由于看近阅读时需要取掉近视眼镜，导致看近工
作有时不方便，到××视光中心配镜时，得知有眼镜可以同时解决远用和近用的
问题，经过规范验光后配了一副渐变焦眼镜。1周后来视光中心取镜试戴和接受配
戴指导。

作为一名眼镜定配人员在配发顾客配的渐变焦眼镜时，如何完成以下工作
任务？

1. 对已加工好的渐变焦眼镜进行配发前的参数核对。

2. 对顾客进行戴镜指导，并能对配适状态进行评估。

3. 如顾客出现不适应现象，如何向顾客解释并处理。

4. 如何进行回访。

一、配发核对与评估

（一）配发前的订单核对

在眼镜的配装加工环节，完成割边、装
架之后，对眼镜进行相关参数的核对，暂时
保留镜片上的临时性标记（图3-4-1）。顾客
取镜前要再次确认配镜参数的正确性后，才
能将制作好的眼镜配发给顾客。临时性标
记也只有在完成对顾客的配戴指导后才能
擦去。

核对配镜单与镜片是否一致：拿到顾客

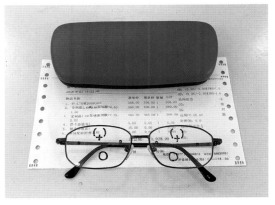

图3-4-1 临时性标记

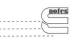

的取镜单后，除了要做与普通镜片眼镜相似的核对内容，如镜片表面质量、镜架的完整性等以外，还要着重检查渐变焦眼镜的主要参数是否与该患者的预订参数一致，包括远用屈光度数、近附加度、单眼瞳距、配镜高度等。

1. 远用屈光度数　测量渐变焦眼镜后顶点屈光力，眼镜片凸面朝上、凹面朝下，置于焦度计上，焦度计测帽中心对准远用参考圈，保持眼镜放置水平，检测出远用屈光度数，见视频3-4-1。

2. 近附加度　可通过直接观察渐变焦眼镜上的近附加标记进行核查，也可以用焦度计检测，前提是，需知道渐变焦眼镜的渐变面是设计在前表面还是后表面，如果前后表面均为渐变面，则一般焦度计并不能检测出近附加度，见视频3-4-1。

3. 单眼瞳距　检测单眼瞳距数值是否与订单一致。测量时可用毫米刻度的瞳距尺，也可以使用渐变焦眼镜测量卡，卡上的标线更加方便检测。测量两片镜片上标记的十字到镜架鼻梁中间的水平距离。使用测量卡时要注意眼镜片上的水平线须与测量卡上的水平轴平行（图3-4-2）。

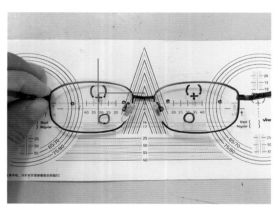

图3-4-2A　卡尺测量单眼瞳距

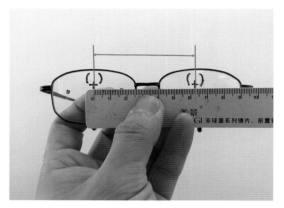

图3-4-2B　直尺测量单眼瞳距

4. 单眼瞳高　根据渐变焦眼镜标记测量左右眼镜片配镜十字的高度（到眼镜架最低点内槽或配镜十字正下方的眼镜架内槽，具体与原先预定前的测量高度同样方法）。检测单眼瞳高数值是否与订单一致。测量时可用毫米刻度的瞳距尺，也可以使用渐变镜测量卡，卡上的标线更加方便检测，使用测量卡时要注意眼镜片上的水平线须与测量卡上的水平轴平行，并使配镜十字位于"零位"，测量卡上下方显示的数值就是配镜十字高度数值（图3-4-3）。

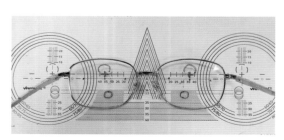

图3-4-3A　专用卡尺测量配镜十字高度

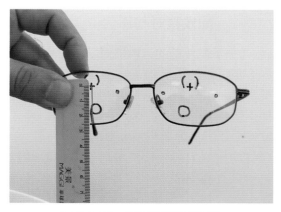

图3-4-3B　直尺测量配镜高度

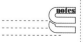

远用屈光力、近附加度、散光度数和轴位的允差参见国家配装眼镜的质量标准。对于渐变焦眼镜配镜参数的准确性要求更为严格，单眼配镜高度误差不宜超过 2mm，两眼配镜高度误差造成的垂直棱镜差异不超过 $1^\triangle$，单眼瞳距误差不宜超过 1mm。其他的误差范围参考渐变焦眼镜的配装标准。部分参数误差源于眼镜架变形，可通过调整眼镜架来弥补，具体方法见表 3-4-1。

表 3-4-1　配镜高度误差弥补方法

高度误差	调整方法
双眼同等偏高	增大鼻托正面角
	增加镜腿长度
双眼同等偏低	减少鼻托正面角
双眼不同等偏高或低	调整镜腿的高低

（二）配适评估

1. 镜架配戴情况的评估　让顾客戴上装配好的渐变焦眼镜，首先检查镜架与面部的配适情况，是否与原先调整结果相同。

2. 远用眼位配适点的评估　顾客与眼镜定配师面对面坐在配适操作台两侧，双方视线保持在同一高度上，顾客戴上配装好的渐变焦眼镜，以舒适的姿势向前直视。眼镜定配师用渐变焦配适时确认远用眼位配适点的方法评价一下远用眼位配适点（配镜十字）在垂直和水平方向上是否位于瞳孔中心，如图 3-4-4。

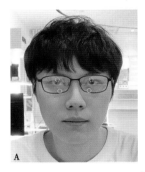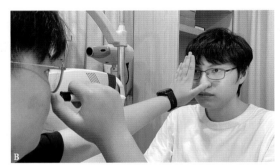

图 3-4-4　远用眼位点的确认

3. 近用眼位点的评估　采用镜面反射法评估顾客视近时的视线是否通过近用眼位点，方法如本章任务二中描述。

4. 配戴眼镜时看远看近姿势是否舒适的评估　远用眼位和近用眼位均符合要求后，再次与顾客确认看近看远的姿势是否舒适。

5. 视力评估　确认戴镜远视力、近视力是否与验配时相同；检查顾客戴镜以后的远视力，然后头位稍稍后倾，注视中距离的目标，最后检查近视力，确认顾客由远至近的全程视力是连续清晰的。

6. 视野评估　注意近阅读时的视野范围是否满足顾客需要。

若以上均无误，可指导配戴，最后用酒精擦去镜片上临时性标记。

二、戴镜指导

（一）配发时的宣教

对顾客的宣教应当从顾客一进入眼镜店时就开始。宣教是专业知识、心理学知识和社会学知识的统一，是保证渐变焦眼镜验配成功的要素。事实上，渐变焦眼镜最终能否配戴成功与镜片本身的不足关系很微小，而是与眼镜定配人员不恰当的介绍宣传和顾客过高的期望值有很大关系。

虽然在验配前已经向顾客介绍了渐变焦镜眼的相关知识和注意点，但是在让顾客拿走眼镜前应该再次向顾客进行关键点的说明：

第一，再次强调渐变焦镜眼的优点和方便之处，是老花群体的首选矫正方式，肯定这种特殊镜片的方便和美观。

第二，重复说明渐变焦眼镜的结构，从渐变焦眼镜的结构着手，告知顾客看远处时通过眼镜片的上方位置，一般正视前方即可，视标放置在远处；宣传视近处时的物体眼睛一定要向下转动，而不是低头，因为视近的度数位于镜片的下方，此时近物相对水平放置于眼前的桌面或台面上；因为镜片上度数的逐渐变化，导致用眼镜片周边视物时会变形或不清楚，所以看侧面物体时尽量要转动头部，而不是转动眼睛。

第三，结合顾客眼镜的度数和戴镜习惯，预估其配戴过程中可能会出现的问题，让顾客知道这是由于自己特殊的度数和戴镜习惯导致的，降低顾客的期望值。

另外通过宣教时与顾客沟通，有必要让顾客知道，渐变焦眼镜需要一定的适应过程，而且一般都会适应，可以对配镜者介绍：现在配戴的眼镜片包含了从远到近的连续变化的屈光度数，所以满足您看远、中、近不同距离的视觉要求；但正是由于眼镜的这个特点，因此可能感觉有点不太舒服，可能需要1～2周的适应期；另外，如果通过镜片的两侧周边视物发现模糊，需要转头使用镜片的中央区域看。这样的沟通和演示比让配镜者自己发现问题再来质问，再重新解释要更容易理解些。同时，应该进一步了解顾客的习惯工作距离、视远与视近的需求比例、特殊的视觉需求（职业、爱好）、中距离工作视力需求、与视觉有关的头部运动、特殊视觉的位置，如：是否有向上看近、向下看远的要求等，目的是为了更针对性地对顾客进行戴镜指导，让其更好更快地适应渐变焦眼镜。部分操作见视频3-4-1渐变焦眼镜的使用指导。

（二）配发时戴镜指导

戴镜指导一定不能仅限于说教，眼镜定配人员一定要让顾客戴上渐变焦眼镜后进行真实的体验，并在体验的过程中指出顾客使用中不正确的方法，同时告知顾客正确的配戴方法。具体参考见视频3-4-1渐变焦眼镜的使用指导。

1. 看远处物体　顾客配戴调整好的眼镜后，自然地平视前方远处景物，确认看远的清晰度。如果仰头看远可能会因为视线经过渐变中距离区域而视远模糊，所以应该避免不自然地看远。比如让配戴者看远用视力表，重新验证远视力，是否与原来的检查结果一致。如果不一致，则需要进一步重新核实瞳高是否加工准确。

2. 看中距离区域目标　顾客确认好看远处景物的清晰度后，头位不动，眼睛视线自然下移，并找到距离眼睛50cm到4m以内的目标物体（比如：墙上的广告画或挂历等）确认其清晰度。然后眼睛视线不动看着目标物体，调整头位和身体的姿势，确认一下看清楚目标的舒适度。由于渐变区和近用区位置的局限性，指引顾客在利用上述区域视物时，注意左右或者上下摆头以得到最佳视觉效果。

3. 近距离阅读和工作状态　手持近距离阅读的书报放在自己习惯的阅读距离，如水平放置于桌面上，先让眼睛的视线经过远用区看远，这时保持头位不动，眼睛的视线自然下移，直到看清书报上的字迹，确认一下看近的清晰度，是否近视力与原来的检查结果一致；然后眼睛盯着书报上的字，调整头位或手臂（书报的位置），确认看清近处目标时的头位和姿势是否舒适。

4. 尝试看电脑　如果是手提电脑，电脑屏幕距离眼睛在50cm以内，需使用眼镜的近用区域看电脑屏幕，如果看清屏幕时的姿势不自然，需调整手提电脑屏幕的倾斜度，屏幕的倾斜度越大，视线就会自然向下使用镜片的近用阅读部分，屏幕上的字迹就越清晰，姿势就更加舒适。如果是台式电脑，最好让电脑屏幕距离眼睛在 40cm 以外，用眼镜的中距离区域（渐进带）观察屏幕，如果仍然不是很清楚，说明视线仍然通过远用区，应该调高座椅的高度，让眼睛的高度高于电脑屏幕的上方，这时在注视屏幕时视线就会自然向下，得到清晰的视觉。

5．行走感觉　由于渐变镜设计上的独特性，静态和动态的视觉习惯与自然姿势相比都将有所变化。在顾客熟悉静态的视觉状态后，再指导其学习行走时的视觉习惯。必须注意要让顾客意识到镜片周边存在像差区，需要一定的适应时间，而且长时间配戴可以加速适应过程。

6．上下楼梯　正常人的身高一般都在 1.5m 以上，所以观察地面时，眼睛距地面的距离在 1.5m 以上，属于中远距离，一定要使用眼镜上的远用或中距离区域才可以看清，所以下楼梯时头位要比正常情况下低一些，千万不要用镜片的近用部分看楼梯，否则感觉地面会高起来或者地面不平。

三、常规问题处理

（一）渐变焦眼镜的适应问题
配戴渐变焦眼镜之后，顾客因为自身条件的不同会经历一定时间的视觉状态变化，由于渐变焦镜片的设计导致注视方式发生改变，尤其是近距离和周边的视觉。需要事先让顾客知道所配的新眼镜与以前的矫正眼镜（双焦点镜或者单焦点镜）之间的不同之处，并鼓励顾客适应这种新的视觉。

影响顾客适应的因素有很多，如顾客选择渐变焦眼镜时的目的、期望值、文化素养、视觉习惯、日常生活方式、职业、业余爱好以及与眼镜定配师良好的沟通等。在临床复诊中，也常会发现有些不适应问题是由于配戴者使用不当造成的。如果配戴者不恰当地使用远中近区域，或者视觉需求和渐变镜提供的矫正特点不符，也会影响配戴的效果和舒适性。一般来讲，如果适应期超出 2 周，或者在适应期内出现异常的视觉状态，这就表明验配或配适方面可能存在问题，需要分析并加以解决。

为了确定渐变焦眼镜配戴者的配戴问题，首先要详细询问，如：是否第一次配戴渐变焦眼镜、该眼镜的配戴时间、配镜时的屈光矫正度数是否有可能变化、渐变镜的种类是哪个、原先的矫正方式和习惯性度数等。为了客观地了解配戴者的适应问题，通常采用问句来了解进一步的状况，如：配戴以前的眼镜是否也曾出现类似问题；工作状况有无改变，身体其他状况有无改变，有无手术史，问题是何时开始出现的还是一直存在，是逐渐发生和加重的还是突然发生的等。

仔细观察配戴者对渐变焦眼镜的使用也是很重要的一个环节，即使你选用了合适的渐变焦眼镜配戴者，严格按照规范的验配程序进行验配，但是配镜者没有正确使用，那么也很容易出现不舒适。

（二）临床中常见不适应问题分析及处理
1．处理流程建议　询问问题→推测原因→逐个排查原因→根据原因针对性地解决。

2．关键因素　找准原因，分析最可能的原因，一般原因包括五个方面考虑：镜架原因、参数测量及加工原因、镜片原因、处方原因、患者个人原因。

3．解决思路和原则　首先根据原因来解决，镜架原因则首先重新调整镜架，其次是更换镜架；参数不准，瞳高可以根据要求适当地调整镜架来达到，瞳距一般无法调整，需要重新更换镜片重新加工；镜片原因则需要重新选择合适的镜片设计；处方原因则需要重新验光和调整处方；患者个人原因往往与适应能力和敏感程度有关，建议先适应 2～4 周后再处理。

4. 各种问题及处理

（1）镜架调整问题：镜眼距离、镜架倾斜角的大小会导致有效视野和视觉舒适度等的改变（表3-4-2）。

表3-4-2 倾斜角与镜眼距离对配戴效果的影响及解决方法

问题描述	可能原因	拟解决方法
看远视野窄，看近视野良好 眼睛向下看时费力，或看近需要向上抬眼镜	倾斜角太大	调整倾斜角，把倾斜角变小
看远视野良好，看近视野狭窄 晃动感较强	倾斜角太小	调整倾斜角，把倾斜角变大
看远、中、近视野都不太好，镜片的晃动感强	镜眼距离太大	调整镜眼距离，把鼻托调低
看远、中、近视野都不错，但看近时较费力，或看近时要向上抬眼镜才看清楚	镜眼距离太小	调整镜眼距离，把鼻托调高

（2）处方不恰当导致的问题：远用和（或）近用处方的不恰当，会影响视觉清晰度和有效视野的大小（表3-4-3）。

表3-4-3 验光处方不当对配戴效果的影响及解决方法

问题描述	可能原因	拟解决方法
看近视野窄，戴上眼镜后变形和晃动感较强	下加光过高	调整下加光 或同时微调远用度数
看中距离不清楚	下加光过高	调整下加光
看远不清楚，其他方面还可以	远用屈光度偏远视处理	在远用度数上加入往近视度数方向调整，比如加−0.25DS
戴上眼镜后眼睛疼痛，非常不舒服	可能从未戴过眼镜的原因 可能远用度数与旧眼镜的度数相差较大	根据顾客的日常生活和工作需求，重新确认处方度数
看远看近都清晰，但是视物有变形	可能未戴过眼镜的原因 渐变焦眼镜中加入了散光	进一步确认有没有加入散光的必要

（3）配镜参数（瞳高、瞳距）测量或者加工不准确导致的问题：主要是水平参数（单眼瞳距）或者垂直参数（瞳高）的偏差。

由于渐变焦眼镜的度数增加规律基本是体现在垂直方向上的，因此配镜高度的偏差会引起类似度数不准确的表现，也会导致有效视野大小的变化。少量的双眼同向高度误差可以通过调整镜架来补偿，而单眼瞳距的偏差主要导致视野的变化，这样的情况相比高度的偏差更难以通过镜架来调整。如果双眼高度偏差在1mm以内，尝试调整镜架；否则需要更换镜片（表3-4-4）。如果是瞳距误差，一般都需更换镜片。需要提醒的是，配镜高度实际上需要结合配戴者的视觉习惯，如果配戴者在看远时习惯抬头或低头，那么按照常规的配镜高度加工的眼镜就会影响远视力或者近视力。

表3-4-4 双眼瞳高同向高度误差对配戴效果的影响及解决方法

问题描述	可能原因	拟解决方法
远视力下降，看远时需低头，变形和晃动感较强，中/近视力反而更好	瞳高过高	增大鼻托正面角；增加镜腿长度
中/近视力下降，看中/近距离时看中/近距离时头往后仰或向上抬眼镜	瞳高过低	减小鼻托正面角
阅读时头位侧移或者两眼视近视野不对称	单眼瞳距不准	经核实后更换眼镜

（4）渐变焦镜片的品种或设计选择不当导致的问题：不同品种、不同设计的渐变焦镜片有不同的功能侧重点，比如渐变焦镜片根据用途的不同分为远中近均衡的渐变焦、中近为优势的渐变焦。如果把看近较优势的渐变焦配给了注重看远的顾客就会出现不适的反应，所以要根据顾客眼睛的习惯来选择渐变焦镜片的设计。

1）顾客配镜的目的和用途（表3-4-5）。

表3-4-5　顾客配镜目的用途与渐变焦镜片类型的选择

走路不喜欢戴眼镜，但是看中近距离（室内）的工作和生活需要配戴眼镜	选择中近优势的渐变焦镜片
只有桌面的工作需要配戴眼镜，包括使用电脑	选择近用优势的渐变焦镜片
看远、中、近都需要配戴眼镜	选择远中近均衡设计的渐变焦镜片

2）顾客眼睛本身的状况：根据顾客眼睛转动幅度和视觉习惯来选择不同长短渐进带的渐变焦镜片（表3-4-6）。

表3-4-6　顾客的状况与镜片渐进带的选择

顾客的状况	建议选择的渐进带长度
眼睛向下转动幅度很大	长
看近习惯低头	短
眼睛向下转动幅度较小	短
眼睛不习惯向下看	短
阅读书报时习惯把书报抬高	短

在进行解决疑难问题时所用到的仪器有：瞳距仪、瞳距尺、笔灯、焦度计、近视力表、远视力表、镜片测量卡（专用于所测镜片）、记号笔和顾客的既往检查记录。为渐变焦镜顾客保存一份完整的检查记录档案是验配成功的必要参考。

四、配后管理

渐变焦眼镜会给顾客带来全新的视觉感受，为了保证配戴舒适，必须进行定期随访，了解顾客的适应进程，并且及时了解其屈光状态、眼镜配适情况的变化。可以在配镜后1周、2周、1个月、6个月、1年进行定期随访。经过规范验配，顾客经过一段合理的适应期（一般配戴1～2周）后，往往都能较好地适应。但是也有些人在正常的适应期之后仍未能很好地接受这种感觉，或以前适应现在却不适应。回访检查步骤如下：

1．尽量鼓励顾客详细叙述其配戴感受和用眼习惯等，要有足够的耐心倾听所有的细节。

2．观察顾客戴上眼镜后的远用、近用眼位是否在正确的位置

（1）通过还原卡把渐变焦镜片的眼位标记还原。在眼镜片远用区域的左右侧找到两个隐形标记，复原到该品牌和类别的测量卡上的隐形标记，根据测量卡上的各个标记位置，依次在已经加工好的渐变焦眼镜上画出相应的远用配镜十字、近用区域，其他标记视情况需要时画出。

（2）配戴者戴上已经加工好的眼镜，通过平视法确认配戴者的远用眼位，确认瞳孔反光点是否正好位于配镜十字的中心；通过平面镜反射法确认近用眼位。

（3）若眼位位置有偏差，请先试调镜架看是否可以矫正。

3．查看眼镜处方与顾客习惯眼镜的度数，渐变焦眼镜的处方是否考虑到顾客旧眼镜的度数和配戴情况。

4.确认顾客选择的渐变焦镜片的品种是否适合。

5.确认顾客是否正确地使用渐变焦眼镜。用询问的方式了解顾客是如何使用眼镜的，还可以通过检查看顾客是否正确使用。

6.向顾客讲明最终的解决方案并解释产生困扰的原因。解决顾客眼镜的困扰后，除了要把最终的结果告诉顾客，还要向顾客解释一下产生不适的原因，目的是充分向顾客展示对待投诉的耐心、信心和技术实力。

7.如需要更换镜片，也要向顾客讲明更换的新镜片更加适合顾客。

8.通过听、问、复述来了解顾客对于渐变焦镜片的期望值。由于个体差异等各方面的客观因素造成不能同时满足顾客的多个期望值，可以采取以下措施使顾客的满意度提高：①对顾客的期望值进行排序；②设定顾客的期望值；③降低顾客的期望值。

9.最终确认顾客满意度。

案例分析1：

案例问题描述：

顾客原来配戴过渐变焦眼镜2年，前段时间重新购买一副渐变焦眼镜，仅更换相同的镜框，镜片保留原来的度数不变，但配戴新眼镜后诉说：看远没以前清晰，看书字看不清楚，轻度头晕，看东西有变形的感觉。

问题分析与初步判断思路：首先考虑镜架调整问题，其次考虑主要参数有无问题。

处理流程：

1.还原渐变焦眼镜片的隐形标记，再次配戴，观察视远时配戴者的瞳孔反光位置是否对准配镜十字，发现镜架配镜过高，调整鼻托位置后视远略清晰。

2.观察镜架前倾角，发现不够大，导致顾客眼部运动到达不了镜框下部，调整前倾角后看近有改善。

3.顾客描述还是没原架清晰。继续调整镜框鼻托，尽可能使镜眼距离减少，观察瞳孔位置，使配镜十字与瞳孔集合，再次戴镜，顾客表示配镜舒适。

分析该渐变焦眼镜的调整关键：

1.实际配戴镜架时的瞳高偏低，调整鼻托使镜架位置降低则视远效果佳。

2.镜架前倾角不够大将影响视近的视野和舒适度。

3.尽量减少镜眼距离有利于视物清晰。

案例分析2：

问题描述：

某患者，男，50岁，工程师，原来配戴双焦眼镜5年，镜片处方为：

右眼　-4.50DS/-0.75DC×85

左眼　-5.00DS/-0.50DC×95

双光镜的近用加光为+0.75DS，瞳距：右眼32mm，左眼30mm。

主诉一：看报纸小字吃力

验光师建议他配戴渐变焦眼镜，验光结果为：远用处方同原来一样，加光为+1.50DS，配镜参数：瞳距：右眼32mm，左眼30mm；双眼瞳高：26mm。患者配戴新的渐进多焦点镜片1周后，再次来诊。

患者主诉：看书时头部需要后仰才能看清。

案例问题：

患者第一次来医院，主诉的原因可能是什么？

1.验光师为何建议他配戴渐变焦眼镜？

2.再次来医院，主诉的原因可能是什么？

3．假如你是验光师，如何处理？

分析思路：

1．考虑近用加光不足，导致仰头看近。

2．配镜高度太低则近用不够清楚，导致仰头看近。

解决方法：

1．调整镜架，将镜腿缩短或拉拢鼻托，尽量使配镜高度变高。

2．如果调整镜架仍不能解决，则需要重新定片，调高近附件度数。

【实训项目及考核标准】

1．实训项目　渐变焦眼镜的配适评价和戴镜指导。

（1）实训目的

1）能对顾客配戴的渐变焦眼镜进行配适评价。

2）会对顾客进行戴镜指导。

（2）实训工具：若干已经加工好的渐变焦眼镜、渐变镜测量卡尺、笔灯、平面镜、远／近视力表等。

（3）实训内容：学生按各自的实训小组组织在一起，领取已经准备好的实训工具。

1）对渐变焦眼镜进行标记的复位和配适评价（远用眼位、近用眼位、戴镜视力、视野范围）。

2）会对顾客进行戴镜指导（看远、看近、看电脑、走路、上下楼梯）。

2．考核标准

实训名称		渐变焦眼镜的配适评价和戴镜指导			
项目	分值	要求	得分	扣分	说明
素质要求	5	着装整洁，仪表大方，举止得体，态度和蔼，团队合作，会说普通话			
实训前	10	组织准备：实训小组的划分与组织 工具准备：实训工具齐全 实训者准备：遵守实训室管理制度			
实训过程	10	进行渐变镜的标记复位			
	10	检查镜架与模拟顾客面部的配适情况			
	10	核实远用眼位配适点（配镜十字）及视近点的位置			
	10	检查远、中、近视力及近阅读时的视野范围			
	10	指引模拟顾客注视远、中、近视标			
	10	指引模拟顾客看电脑			
	10	指导模拟顾客学习行走及上下楼梯			
实训后	5	整理及清洁物品			
熟练程度	10	程序正确，操作规范，动作熟练			
实训总分	100				

3．思考题

（1）顾客在配戴渐变焦眼镜时可能出现哪些不适应症状，如何根据其以前的用眼习惯，进行针对性的指导戴镜？

（2）观察顾客戴镜时的头位情况，能否进行针对性的指导戴镜？

（3）如顾客出现视力模糊，可能会受哪些因素影响，应如何调整？

4．实训报告　总结实训过程，写出实训报告。

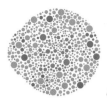

情境四　棱镜眼镜定配加工

任务一　棱镜眼镜镜片推介

任务描述

一位母亲带着6岁的男孩来门店配镜，因小孩眼睛斜视去××医院视光门诊就诊，并提供了医院开具的验光处方，要求按验光处方配一副带棱镜的眼镜，同时询问了棱镜眼镜片与镜架、棱镜眼镜使用和用眼事项等方面的问题。验光处方如下：

××××医院验光单

编号××××　　姓名：王××　　年龄：6岁　　职业：_____　　日期：××年×月×日

	眼别	球镜（S）	柱镜（C）	轴向（A）	棱镜（P）	基底（B）	矫正视力（V）	备注
远用 DV	右（OD）	+2.50	+2.00	90	15	B0	0.2	
	左（OS）	+1.00	+0.50	90	15	B0	1.0	
近用 NV	右（OD）							
	左（OS）							

瞳距（PD）　55　mm　　近附加（Add）_____　　医师　×××

作为一名眼镜定配人员，接到配戴者提供的棱镜验光处方及配镜要求后，需开展工作如下：

（1）首先熟悉棱镜配镜处方，向配戴者解释屈光不正矫正与棱镜矫正的相关问题。

（2）思考并确定配戴者最合适的棱镜眼镜镜片类型。

（3）向配戴者说明棱镜眼镜镜片类型、特点及配镜情况，并为其推荐合适的镜片，说明棱镜眼镜配镜和戴镜的相关问题。

（4）填写配镜订单，向供货方订购棱镜眼镜镜片。

根据以上配戴者棱镜眼镜验光处方，该配戴者右眼为弱视合并内斜视，需用底朝外棱镜矫正或改善眼位，配戴者棱镜眼镜镜片选择分析如下：

（1）首先考虑能否用单光镜片移心获得所需棱镜。因处方棱镜度数较大，导致用单光镜片产生棱镜的移心量太大，无法通过单光镜片移心获得处方所需棱镜。

（2）其次考虑能否向厂家定制加磨棱镜镜片。因处方棱镜两眼平均分配后，每只眼棱镜度依然较大（$15^\triangle$），导致加磨棱镜镜片较厚，眼镜配戴不美观也不舒适，同时也超出了厂家加磨棱镜范围（一般不超 $10^\triangle$），因此定制加磨棱镜镜片不可行。

（3）因此推荐使用压贴三棱镜。让配戴者配一副单光眼镜矫正视力，同时在镜片表面贴上压贴三棱镜薄片获得处方所需棱镜，达到矫正眼位的目的。

一、棱镜眼镜镜片的类型与特点

（一）棱镜眼镜的处方

1. 眼用棱镜的作用

（1）进行双眼视的检测与训练：利用眼前加三棱镜双眼视物时产生复像来进行相关双眼视功能的检测，如双眼平衡测试、双眼映像不等检测、隐斜视检测、融像范围检测等。

对集合功能不足、融像范围异常等双眼视异常患者，也可在眼前加棱镜进行训练。

（2）缓解视疲劳：通过眼前加三棱镜，以控制人眼视远、视近时的眼位，消除或缓解因聚散功能异常引起的视疲劳。如垂直隐斜、散开不足患者，可眼前直接加三棱镜来缓解视疲劳；会聚不足患者，如训练无效，可眼前加底朝内三棱镜来缓解视疲劳；对老视严重患者戴近用镜阅读时发生的肌性视疲劳，可用底朝内三棱镜来缓解。

（3）矫治斜视：在斜视患者眼前加三棱镜，可矫正或改善眼位，维持双眼单视功能，消除或减轻因斜视引起的复视、代偿头位等症状。

2. 棱镜眼镜的处方解读

（1）两眼棱镜基底方向关系：两眼棱镜矫正效果相同的棱镜基底方向关系为："内对内、外对外、上对下"。即左眼加 BI 棱镜与右眼加 BI 棱镜效果相同；左眼加 BO 棱镜与右眼加 BO 棱镜效果相同；左眼加 BU 棱镜与右眼加 BD 棱镜效果相同，或左眼加 BD 棱镜与右眼加 BU 棱镜效果相同。如：右眼 $6^\triangle$BI（左眼无棱镜）= 右眼 $4^\triangle$BI 和左眼 $2^\triangle$BI= 右眼 $1^\triangle$BI 和左眼 $5^\triangle$BI= 左眼 $6^\triangle$BI（右眼无棱镜）。

两眼棱镜的平均分配：在一眼加棱镜会增加该眼镜片厚度及重量，导致两眼镜片厚度及重量有明显差异，因此写棱镜配镜处方时，可以考虑按两眼棱镜基底相同方向对两眼棱镜进行平均分配。如：右眼 $6^\triangle$BO（左眼无棱镜）= 右眼 $3^\triangle$BO 和左眼 $3^\triangle$BO；左眼 $6^\triangle$BU（右眼无棱镜）= 右眼 $3^\triangle$BD 和左眼 $3^\triangle$BU。

（2）棱镜眼镜的验光处方单与配镜订单：棱镜眼镜的验光处方，一般用表格形式进行填写，主要包括配戴者的相关信息，屈光不正度、矫正棱镜、瞳距、近附加、矫正视力等内容，其中处方棱镜常用水平和垂直方向棱镜表示。例如：

××××医院验光单

姓名：_____ 年龄：_____ 职业：_____ 日期：____年__月___日

项目	眼别	球镜（S）	柱镜（C）	轴向（A）	棱镜（P）	基底（B）	矫正视力（V）	备注
远用	右（OD）	+4.50	+1.25	90	4	B0	0.6	弱视
	左（OS）	+2.50	+1.00	90	4	B0	1.0	
近用	右（OD）							
	左（OS）							

瞳距（PD）_____mm　　近附加（Add）_____　医师_____

根据验光处方和配戴者挑选的镜架与镜片商品，眼镜店为配戴者填写棱镜眼镜配镜订单，主要内容包括：①配镜处方，包括左右眼的球镜、柱镜、柱镜轴位、棱镜度、基底方向、瞳距、近附加等；②镜架、镜片商品的相关信息，包括品牌、型号、材质、规格、价格等；③配戴者的相关信息，眼镜店或视光中心的相关信息。例如：

×××眼镜公司配镜订单

姓名：×××　年龄 6　电话：×××　日期：_____年____月____日

项目	眼别	球镜（DS）	柱镜（DC）	轴向（Ax）	棱镜（P）	基底（B）	瞳距（PD）	瞳高（PH）	近附加（Add）	备注
远用□	右（R）	+2.50	+2.25	90	4	BI	30	21		
近用□	左（L）	+1.50	+1.00	90	4	BI	28	21		

商品	品牌、型号	材质、颜色	规格	数量	单价	备注
镜架	全框××××、2019	板材、黑色	48□16-135	1副	260	8折
镜片	×××、棱镜	1.56树脂、绿膜	φ60	2片	580	8折

加工要求：□钻孔　　□开槽　　□改形　　□染色　　□（　　　　　　）

实际收费：镜架_____元，镜片_____元，加工费_____元，合计_____元

接单_____　　出库_____　　加工_____　　检测_____　　收费_____

对棱镜眼镜，因配戴者视轴通过镜片不同位置视物时受到的棱镜效应不同，因此进行棱镜眼镜加工时，最好对镜框中左、右眼瞳孔中心位置进行精确定位，用单眼瞳距和瞳高配镜，对屈光参差眼尤为重要。

（二）棱镜眼镜镜片类型与特点

目前产生处方所需棱镜的镜片有三种类型：①单光镜片移心产生棱镜；②镜片生产厂家在单光镜片上加磨棱镜；③将现成的压贴三棱镜片贴在普通框架眼镜镜片上。

1. 单光镜片移心产生棱镜的方法及特点

（1）镜片的配镜移心：镜片的配镜移心是指配镜过程中用定中心仪确定镜片加工中心时所进行的镜片移心，目的是将镜片光心点（或镜片的配适点，如渐变焦镜片表面的配镜十字、棱镜镜片的棱镜配适点）从镜框几何中心位置移至镜框内瞳孔中心位置。

对单光眼镜而言，如配镜处方中不含棱镜，则将镜片光心从镜框几何中心位置移至人眼瞳孔中心位置，此时人眼瞳孔中心与镜片光心重合，人眼获得的棱镜度为零。

（2）镜片产生棱镜的移心：镜片产生棱镜的移心是指将镜片光心从镜框瞳孔中心位置沿某个方向移动相应的距离，此时人眼瞳孔中心与镜片的棱镜配适点重合，但与镜片光心不重合，光心处于偏离瞳孔中心状态，目的是使人眼获得配镜处方中所需棱镜度及基底方向。

产生棱镜移心量计算：$C=P/F$（其中，C 为移心量，单位 cm；P 为移心产生的棱镜，单位 $^\triangle$；F 为镜片屈光力，单位 D）

产生棱镜的移心方向：负镜片向产生棱镜基底的相反方向移心，正镜片向产生棱镜基

底的相同方向移心。如需产生 BO 棱镜，正镜片需将镜片的光心从镜框瞳孔中心位置向外（或颞侧）移心，负镜片需将镜片的光心从镜框瞳孔中心位置向内（或鼻侧）移心。

【例题 1】　配镜处方 R：−5.00DS/−1.00DC×90/2$^{\triangle}$BO/2$^{\triangle}$BD，通过镜片移心产生处方中所需棱镜，求右镜片的棱镜移心。

计算：

镜片水平向屈光力：$F_H=F_S+F_C×\sin^2\theta=-(5.00+1.00×\sin^290)=-6.00DC$；

镜片垂直向屈光力：$F_V=F_S+F_C×\cos^2\theta=-(5.00+1.00×\cos^290)=-5.00DC$；

水平方向移心：$C_H=P_H/F_H=2^{\triangle}BO/-6.0DC=-0.33cm$（向内移心）；

垂直方向移心：$C_V=P_V/F_V=2^{\triangle}BD/-5.00DC=-0.4cm$（向上移心）；

公式中：F_S 为镜片球镜度，F_C 为镜片柱镜度，θ 为柱镜轴位方向，F_H、F_V 分别为镜片水平方向和垂直方向的屈光力，P_H、P_V 分别为处方中水平方向和垂直方向的棱镜度。

分析：

因镜片移心产生棱镜是向量公式，产生水平方向棱镜度要用镜片水平方向屈光力计算水平方向移心量，产生垂直方向棱镜度要用镜片垂直方向屈光力计算垂直方向移心量，要将镜片球镜度和柱镜度分解成水平方向屈光力和垂直方向屈光力，负镜片的移心方向与需产生棱镜的基底方向相反。

（3）单光镜片移心产生棱镜的结构：镜片上棱镜配适点的棱镜度等于处方棱镜，配镜时将该点对准镜框中瞳孔中心位置即可。

如图 4-1-1 示，对应例题 1 的镜片移心，右镜片表面三个印点的中心点是光心点，三印点连线为水平基准线，光心点在镜片棱镜配适点上方0.4cm、偏右侧（或内侧）0.33cm；即配镜时右镜片光心点从镜框瞳孔中心位置向上移 4mm、向内移3.3mm 后，使镜片棱镜配适点对准右眼瞳孔中心，从而使右眼获得处方所需棱镜（2$^{\triangle}$BO/2$^{\triangle}$BD）。

（4）特点：选择用普通单光镜片移心产生棱镜时，处方棱镜经双眼平均分配后左、右眼处方棱镜

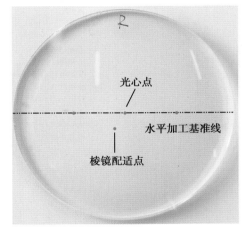

图 4-1-1　镜片移心产生棱镜的结构

度一般较小，镜片定心时镜片直径能满足产生棱镜移心与配镜移心的合成移心量。

2. 单光镜片加磨棱镜的方法及特点

（1）加磨棱镜的方法：厂家在制作加磨棱镜镜片时，将普通单光镜片和三棱镜镜片有机合成为一块整体性镜片，相当于在单光镜片表面加一块新月形三棱镜镜片（由虚线 r_2 凸面与实线 r_2 凹面组成），如图 4-1-2 示。

单光镜片，前后表面分别由曲率半径 r_1 凸面和曲率半径 r_2 虚线凹面组成，r_2 与 r_1 在同一主轴上，镜片同一子午线两端的边缘厚度相等，无厚薄差。

加磨棱镜镜片，前后表面分别由 r_1 凸面和 r_2 实线凹面组成。单光镜片与加磨棱镜镜片凹面曲率半径相等均为 r_2，即加磨棱镜镜片与单光镜片前后表面的曲率半径完全相同，因此两种镜片的屈光力完全相等；因实

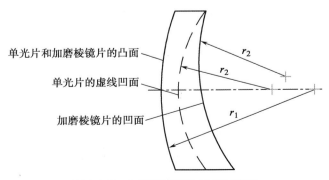

单光片和加磨棱镜片的凸面

单光片的虚线凹面

加磨棱镜片的凹面

图 4-1-2　加磨棱镜镜片结构示意图

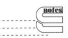

线凹面 r_2 与 r_1 不在同主轴上，即实线凹面是一个偏心面，导致镜片同一条子午线两端出现了厚薄差，实现单光镜片加磨三棱镜的目的。

如图 4-1-3 示，为眼镜店向厂家定制的加磨棱镜镜片，厂家在棱镜镜片表面标识了三个点（如图 4-1-3A 中三个白点），中心点是棱镜配适点，三点连线代表镜片水平加工基准线，可作为棱镜检测和配镜加工定位的基准。

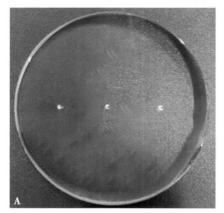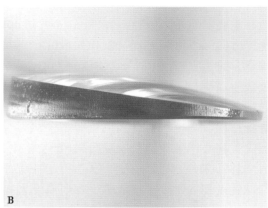

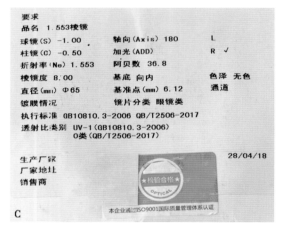

图 4-1-3　向厂家定制的加磨棱镜镜片
A. 加磨棱镜镜片；B. 加磨棱镜镜片厚薄差；C. 加磨棱镜镜片包装袋

（2）特点：加磨的棱镜度越大，镜片的厚薄差越大，厚边越厚，越重，配装眼镜的外观越差。加磨棱镜镜片棱镜度一般不超过 $10^{\triangle}$，即处方棱镜经双眼平均分配后左右眼处方棱镜度一般不超过 $10^{\triangle}$。

3. 压贴三棱镜的结构及特点

（1）压贴三棱镜的结构：压贴三棱镜（Fresnel 棱镜），也称膜状压贴三棱镜。目前市场上压贴三棱镜薄膜为塑胶材质，其结构相当于由许多完全相同的缩小三棱镜、按相同底顶线方向紧密相连排列成一层，平铺在一张塑胶薄膜上所构成，压贴三棱镜的一面是锯齿形表面，另一面为平面，用于压贴在普通框架眼镜镜片表面，如图 4-1-4 和图 4-1-5 所示。

图 4-1-4 中，图上面的压贴三棱镜薄膜中每个小三棱镜完全相同，且与图下面单一大三棱镜的棱镜度大小和基底方向完全相同，从而实现大幅度减小眼用棱镜镜片厚薄差的目的。

安装压贴三棱镜薄膜时，按镜框内缘形状用剪刀将压贴三棱镜薄膜剪成与镜片一致的形状，然后将压贴三棱镜的平面压贴在普通框架眼镜镜片的后表面。

（2）特点：压贴三棱镜薄膜作为眼用棱镜，较薄（厚度约 1mm），重量轻，棱镜度最高可达 $40^{\triangle}$，且安装和更换方便。因压贴三棱镜为软胶材质，视物清晰度不如普通镜片，易划伤

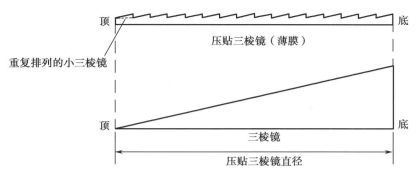

图 4-1-4　压贴三棱镜镜片的原理结构示意图

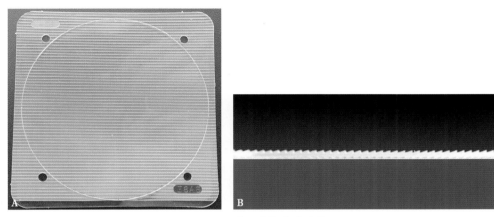

图 4-1-5　压贴三棱镜薄膜实物图

A．压贴三棱镜薄膜；B．侧面小三棱镜结构

和磨损，用久了会发生老化，表面排列小棱镜之间的凹槽易积污垢，要经常清洗，且清洗麻烦，压贴在眼镜镜片表面所呈现的紧密柱状形排列不美观。若弱视患者一眼弱视、一眼健眼，则选择贴在健眼镜片后表面。

二、棱镜眼镜镜片类型的选择

为了获得配镜处方所需棱镜度，优先按单光镜片移心产生棱镜、加磨棱镜镜片、压贴三棱镜的次序分析和选用镜片。

（一）棱镜眼镜镜片选择考虑因素

1．选择单光镜片移心产生棱镜的考虑因素　与单光镜片移心产生棱镜相比，加磨棱镜镜片属车房镜片，价格相对偏高，而配镜后的棱镜效应相同，而压贴三棱镜价格较高，且镜片不如单光镜片清晰。

当处方棱镜度较小且镜片屈光力较大时，用单光镜片移心产生棱镜所需的移心量不大，镜片直径大于镜片移心（指配镜移心和产生棱镜移心所组成的合成移心 $\sum C$）所需的最小未割边直径，优先选择用单光镜片移心来产生棱镜。

选择镜片移心产生棱镜时，尽量让配戴者选小框架，如配戴者矫正镜片为正镜片，选用的镜片直径要接近最小未割边直径，尽可能减薄装镜时镜片的厚度。

$$镜片最小未割边直径\,d=镜圈最大内径+2×\textstyle\sum C+2\,(mm)$$

（其中：$\sum C$ 为移心量，单位 mm；磨边损耗要求镜片边上留有 2mm 余量。）

2．选择加磨三棱镜的考虑因素　当处方棱镜度不大（一般单眼 $<10^{\triangle}$）时，用单光镜片移心产生棱镜所需移心量较大，镜片直径不能满足配镜时的合成移心量，则考虑采用加磨棱镜镜片，同时还应考虑配戴者能否接受加磨棱镜镜片的厚度、重量和外观方面的缺点。

选择加磨棱镜镜片配镜时，尽量让配戴者选镜架几何中心距与瞳距接近的小框架，订购的车房加磨棱镜镜片的直径要接近最小未割边镜片直径，尽可能减薄装镜时镜片的厚度。

3. 选择压贴三棱镜的考虑因素 当处方棱镜度较大时，如选用加磨棱镜镜片会导致镜片厚度较大，或处方棱镜度虽不大，但配戴者不能接受加磨棱镜的重量和外观，此时应考虑采用压贴三棱镜。

因压贴三棱镜的清晰度比单光镜片和加磨棱镜要差些，恰好利用这一缺点，将压贴三棱镜贴在斜视性弱视患者的健眼上，还能起到不完全遮盖治疗的作用。

与全框金属架相比，全框塑料镜架因框边缘相对厚，贴在眼镜镜片凹面的压贴三棱镜边缘厚度可以被塑料镜框边缘遮盖一部分，起保护和美观作用，因此选择压贴三棱镜时建议选用全框塑料镜架。

（二）棱镜眼镜镜片的选择案例分析

1. 单光镜片移心产生棱镜的选择案例

【案例1】 某配戴者远用配镜处方 R：+4.00DS/+2.00DC×90/$6^{\triangle}$BO，L：+5.50DS/−2.00DC×180/$6^{\triangle}$BO；远用瞳距：R30mm，L29mm；选用的全框塑料架尺寸 48 □ 18−135，测量的镜圈最大内径为 48mm，眼镜店现有镜片的直径最大为 65mm，问右眼能否选择单光镜片移心产生棱镜的方法进行配镜？

分析：若用单光镜片移心产生处方所需棱镜进行配镜，右镜片定心时要进行两次水平方向移心，即配镜移心和产生棱镜移心，两次移心叠加的结果为合成移心。

计算：

右镜片配镜移心 C_1=（48+18）÷2−30=3mm（内移）；

右镜片水平向屈光力 F_H=F_S+F_C×$\sin^2\theta$=+（4.00+2.00×$\sin^2 90$）=+6.00DC；

右镜片产生棱镜移心 C_2=P_H/F_H=$6^{\triangle}$/+6.0DC=1.0cm=10mm（外移）；

右镜片合成移心 $\sum C$=C_1+C_2=3mm（内移）+10mm（外移）=7.0mm（内移）；

右镜片最小未割边直径 d= 镜圈最大内径 +2×$\sum C$+2=48+2×7.0+2=64mm。

结论：现有镜片直径 65mm＞最小未割边直径 64mm，因此可以通过单光镜片移心产生棱镜的方法进行配镜，使右眼获得处方所需棱镜。

2. 加磨棱镜镜片的选择案例

【案例2】 某配戴者棱镜配镜处方：远用，R：+2.00DS/+2.00DC×90/$4^{\triangle}$BI，L：+4.25DS/−2.00DC×180/$4^{\triangle}$BI；远用瞳距 R27mm、L28mm；选用的全框塑料架尺寸 46 □ 16−130，测量的镜圈最大内径47mm，现有镜片的直径最大为 65mm，问右眼应选择哪种棱镜镜片进行配镜？

计算：

配镜移心 C_1=（46+16）÷2−27=4mm（内移）；

镜片水平向屈光力 F_H=F_S+F_C×$\sin^2\theta$=+（2.00+2.00×$\sin^2 90$）=+4.00DC；

产生棱镜移心 C_2=P/F=$4^{\triangle}$/+4.0DC=1.0cm=10mm（内移）；

合成移心 $\sum C$=C_1+C_2=4mm（内移）+10mm（内移）=14mm（内移）；

右片最小未割边直径 d= 镜圈最大内径 +2×$\sum C$+2=47+2×14+2=77mm。

结论：现有镜片的最大直径 65mm＜最小未割边直径 77mm，如向厂家订制直径≥77mm的车房单光镜片，镜片的成本较高，厚度也较厚，因此右眼无法用单光镜片移心产生棱镜的方法进行配镜，处方中 $4^{\triangle}$ 在加磨棱镜镜片的棱镜度范围之内，因此给配戴者选择向厂家订制加磨棱镜镜片对右眼进行配镜。

3. 压贴三棱镜的选择案例

【案例3】 某配戴者棱镜配镜处方：远用，R：+1.00DS/+0.50DC×90/$12^{\triangle}$BO（矫正视力 1.0，键眼），L+2.00DS/+2.00DC×90/$12^{\triangle}$BO（矫正视力 0.2，弱视合并内斜），远用瞳距

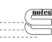

R27mm、L28mm；选用全框架尺寸 46 □ 16-130，现有镜片直径最大为 65mm，问该配戴者应选择哪种棱镜镜片进行配镜？

分析：

该配戴者左眼屈光不正度大于右眼，右眼是健眼，左眼是弱视合并内斜，矫正棱镜为 24^{Δ}BO，平均分配于两眼。

如选用单光镜片移心产生棱镜的方法进行配镜，计算得知左眼水平方向的合成移心量太大（产生棱镜移心为：12^{Δ}/+4.0DC=3.0cm，外移；配镜移心为：(46+16)÷2-28=3mm，内移；合成移心为：30-3=27mm，外移），而右眼的合成移心量比左眼的更大，因此无法选用单光镜片移心产生棱镜的方法给该配戴者左、右眼进行配镜。

如选用加磨棱镜镜片进行配镜，处方棱镜平均分配后每眼的棱镜度达 12^{Δ}，超出了一般厂家加磨棱镜的订制范围，且眼镜装配后镜片的厚薄差较大、较重，配戴者配戴也不舒适、不美观，因此无法通过选择加磨棱镜镜片的方法给该配戴者进行配镜。

结论：该配戴者只能选择压贴三棱镜进行配镜。给配戴者配一副全框架单光眼镜用来矫正屈光不正，同时订购一片 24^{Δ} 压贴三棱镜薄膜，贴在眼镜右镜片内表面上（右眼为健眼），来矫正或改善眼位。

【实训项目及考核标准】

1. 实训项目　棱镜镜片的选择。

（1）实训目的

1）会根据棱镜眼镜验光处方初步分析配戴者的屈光不正度和眼位及矫正情况，并确定配戴者棱镜镜片的选择方案。

2）会计算单光镜片移心产生棱镜配镜的合成移心量、镜片的最小未割边直径。

3）会向配戴者介绍单光镜片移心产生棱镜、加磨棱镜、压贴三棱镜三种棱镜镜片的结构、特点、选择条件、配镜情况。

4）会根据配镜订单及配戴者需求推荐配戴者选择合适的棱镜镜片并说明原因。

（2）实训用具：若干棱镜眼镜配镜订单、全框金属架、全框塑料架、若干球镜片、若干球柱镜片、加磨棱镜镜片（样片）、压贴三棱镜（样片）、电脑焦度计、瞳距尺、油性记号笔、配戴者（学生模拟）等。

（3）实训内容

1）根据验光处方初步分析配戴者的屈光不正度、眼位及矫正情况。

2）根据配镜订单计算用单光镜片移心产生棱镜进行配镜的合成移心量、镜片最小未割边直径：

①向配戴者介绍单光镜片移心产生棱镜的结构、特点、选择条件。

②向配戴者介绍加磨棱镜镜片的结构、特点、选择条件。

③向配戴者介绍压贴三棱镜的结构、特点、选择条件。

3）根据配镜订单及配戴者需求帮助配戴者选择棱镜镜片的种类并说明原因。

2. 考核标准

实训名称		棱镜镜片的选择			
项目	分值	要求	得分	扣分	说明
素质要求	5	说普通话，团队合作，遵守实训室规章制度，养成查找问题、分析问题、解决问题的习惯			
实训前	15	组织准备：实训小组的划分与组织 用具准备：实训用具齐全 实训者准备：预习教师布置的实训内容			

续表

实训名称		棱镜镜片的选择			
项目	分值	要求	得分	扣分	说明
实训中	10	阅读配镜处方,准确分析配戴者的屈光不正度、眼位及矫正情况			
	10	根据配镜订单准确计算单光镜片移心产生棱镜的合成移心量、镜片最小未割边直径			
	10	向配戴者正确介绍单光镜片移心产生棱镜的结构、特点、选择条件			
	10	向配戴者正确介绍加磨棱镜镜片的结构、特点、选择条件			
	10	向配戴者正确介绍压贴三棱镜的结构、特点、选择条件			
	10	根据配镜订单及配戴者需求,为配戴者正确选择棱镜镜片的种类并说明原因			
实训后	5	清理垃圾,整理物品,设备清理并归位			
熟练程度	15	程序正确,操作规范,动作熟练			
实训总分	100				

3. 思考题

(1) 开具棱镜验光处方时左右眼棱镜平均分配的方法。

(2) 简述常规配镜移心与产生棱镜移心这两种移心的概念及目的。

(3) 加磨棱镜镜片的结构、特点及选择条件是什么?

4. 实训报告　总结实训过程,完成实训报告。

任务二　棱镜眼镜定配加工

学习目标

知识目标

1. 掌握:棱镜眼镜配镜处方的内容及格式。

2. 掌握:国家标准中关于定配眼镜的处方棱镜度偏差要求。

3. 掌握:棱镜眼镜定配中移心计算、加工中心确定、全自动磨边机磨边、倒安全角、安装的操作方法(包括移心棱镜、车房棱镜及压贴三棱镜)。

4. 掌握:棱镜眼镜的整形、光学参数检验和外观检验、校配项目及其操作。

5. 熟悉:棱镜眼镜配装质量检测内容及相应国家质量标准要求。

6. 了解:压贴三棱镜眼镜的日常维护清洁的注意事项。

能力目标

1. 能够辨识解读三种棱镜眼镜的处方。

2. 会根据配镜订单分析棱镜处方、核对和检验出库的棱镜镜片。

3. 能够使用焦度计确定移心镜和加磨镜的加工基准。

4. 会用全自动磨边机扫描全框镜架、确定棱镜镜片加工中心和对镜片实施磨边。

5. 能够独立完成三种棱镜眼镜的加工。

6. 会使用焦度计检测加工完成的棱镜眼镜是否符合国家标准。

素质目标

1. 着装整洁,仪表大方,举止得体,态度和蔼。

2. 字迹书写规范端正,内容填写正确无空缺。

3. 拿放镜架、镜片姿势正确,轻拿轻放,勿接触光学中心区。

4. 仪器操作规范,旋转部位力度适中,勿用手、硬物接触透镜。

5. 仪器用完关闭电源,及时清理仪器和桌台废物。

6. 及时清理加工中产生的垃圾,保持加工场所卫生整洁。

任务描述

顾客王××,男性,12岁,活泼好动的小学生,双眼内斜。主诉上课看黑板的时候明显感觉眼睛累,1年前配的眼镜,最近没有重新验光配镜,现来视光中心要求重新验配一副新眼镜,希望能明显改善视物疲劳,视光师通过系统的检查,开具的验光处方具体如下:

××眼镜验配中心　　NO.00029××

姓名　王××　　性别　男　　年龄　12　　职业　小学生　　日期××年××月××日

		球镜 SPH	柱镜 CYL	轴位 AXIS	棱镜 PRISM	基底 BASE	视力 VISION
远用 DV	右眼OD	−4.25	−1.00	156	$4^{\triangle}$	BO	1.0
	左眼OS	−5.50			$4^{\triangle}$	BO	1.0
近用 NV	右眼OD						
	左眼OS						

瞳距(PD):远用　57　mm　　　　　　近用　　　　mm

验光师(签名):×××

通过沟通和挑选,王××最终选择一副板材全框眼镜架,规格为47□16–135,镜片品牌为×××,折射率为1.67、直径为65mm、膜层为黄绿膜的非球面镜片。

作为一名眼镜定配人员,在接到验光师开具的验光处方以及顾客其他相应的配镜信息后,如何完成以下各项工作任务?

1. 准确理解验光处方内容,并正确开具配镜订单。

2. 核对出库商品眼镜片、板材全框眼镜架。

3. 选择或制作模板。

4. 科学、正确地确定加工中心。

5. 使用全自动磨边机(半自动磨边机)等设备进行全框眼镜的镜片磨边。

6. 按照配装眼镜整形要求对安装后的板材全框棱镜眼镜进行整形,使其成为合格眼镜。

7. 使用焦度计和其他工具对配装眼镜进行光学参数检验和外观检验。

8. 针对具体配镜者的配戴效果进行个性化校配,使其配戴舒适美观。

眼镜定配人员要完成一副全框棱镜眼镜的定配,其工作流程如图4-2-1所示:

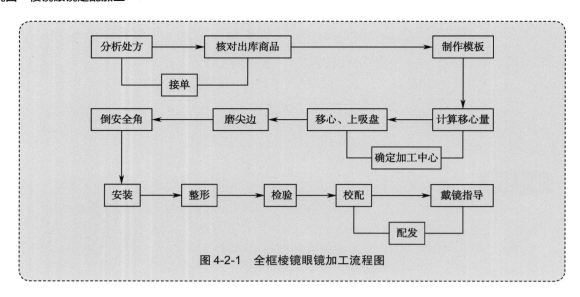

图 4-2-1　全框棱镜眼镜加工流程图

一、接单

（一）分析处方

1. 阅读验光处方　以任务描述中引入的案例为例，验光师经过主、客观屈光检查后对顾客王××开具的验光处方如下：

×× 眼镜验配中心　NO. 00029 × ×

姓名王××　　　性别　男　　年龄　12　　职业　小学生　　　日期××年××月××日

		球镜 SPH	柱镜 CYL	轴位 AXIS	棱镜 PRISM	基底 BASE	视力 VISION
远用 DV	右眼 OD	−4.00	−1.00	180	$4^\triangle$	BO	1.0
	左眼 OS	−5.50			$4^\triangle$	BO	1.0
近用 NV	右眼 OD						
	左眼 OS						

瞳距（PD）：远用___57___mm　　　　　　近用_____mm

验光师（签名）：×××

看到该验光处方后，我们应从以下几个方面进行分析：

（1）顾客的基本信息：该患者是一位男性小学生，活泼好动。

（2）处方的格式：该验光处方为表格式处方。

（3）患者的屈光状态及其相关信息：右眼复性近视散光，顺规散光，左眼单纯近视，双眼前各加 $4^\triangle$ 基底向外的棱镜，通过配戴眼镜视力可以矫正到正常范围，综合顾客处方信息可知镜架选择板材全框最适合，金属全框也可以，不建议选配半框及无框镜架。

注：分析处方所需的棱镜是移心棱镜、加磨棱镜，还是压贴棱镜。一般移心棱镜适用于屈光度较大且棱镜需要较小的情况；加磨棱镜适用于屈光度较小而需要棱镜较大或者移心量较大的情况（一般适用于不超过 $10^\triangle$）；而压贴棱镜则适用于需要棱镜更大对于视觉质量要求不高的情况。

根据验光配镜处方栏，可知顾客需要基底向外的 $4^\triangle$ 棱镜，且水平移心量 X=（47+16-57）/2=3（mm），向内移心，

右眼产生棱镜的移心量 C_R=P/F=4/4.00=1（cm）（向内移心）

左眼产生棱镜的移心量 C_L=P/F=4/5.50=0.73（cm）（向内移心）

水平方向所需的总移心量 $X_{总}$=X+C 太大，镜片直径不够大，因此此配镜应采用车房加磨棱镜镜片。

2．填写配镜订单　依据验光处方内容及所选镜架、镜片信息，填写配镜订单。案例中定配眼镜对应的配镜订单为：

××眼镜店定镜单

No.000001—××

姓名　<u>王××</u>　　　　　订镜日期　××年××月××日　　　　连锁店名<u>　　　　　</u>

性别<u>　男　</u>职业<u>　学生　</u>　取镜日期　××年××月××日　　　　电话××-××××

电话×××××　　　　　　　发料地点<u>　　　　　　　　　</u>　　　销售方式<u>　　　　　</u>

会员卡号<u>　　　　　</u>　　　装配地点<u>　　　　　　　　　</u>　　　营业员号<u>　　　　　</u>

		品种	球镜	柱镜	轴位	棱镜	基底方向	零售价	眼镜片实收	欠款金额
远用☑	右	××非球面1.67	−4.00	−1.00	180	4△	BO	××	××	××
近用□	左	××非球面1.67	−5.50	0	0	4△	BO	××	××	××

瞳距<u>　57　</u>mm　　　　　眼镜片直径<u>　65　</u>mm　　　　　特殊工艺费×××

货号	品种	零售价	眼镜架实收	欠款金额
××××	××全框	××	××	××

加工说明<u>　　　　　　　　</u>　　加工费<u>　××　</u>　　快件费<u>　无　</u>

应收合计<u>　×××　</u>　　实收合计<u>　×××　</u>　　欠款合计<u>　×××　</u>

开单<u>　×××　</u>　　加工<u>　×××　</u>　　检验<u>　×××　</u>　　发货<u>　×××　</u>

（二）核对出库商品

1．核对眼镜片

（1）按订单对镜片包装袋标记的信息进行配前核对：查看订单，根据订单内容逐项核对眼镜片包装袋上标记的参数：品牌、顶焦度、折射率、直径、中心厚度、色散系数等。取出镜片，查看镜片上的品牌印记（雾显标，隐形刻印等），确认镜片品牌。

如果需要压贴三棱镜，检查镜片是否为不镀膜非球面镜片；压贴薄膜是否为棱镜以及压贴薄膜上标识棱镜度跟订单是否一致。

如果订单中左、右眼的屈光度和镜片参数与镜片包装袋标记的参数一致，将对镜片的表面质量和屈光度进行检测，如果不一致，将镜片退回重新取片。

（2）检查镜片外观及表面质量：镜片外观质量检测：检查是否为棱镜镜片（顶薄底厚，图 4-2-2）；镜片膜层颜色是否与订单一致，两镜片膜层颜色是否一致。

镜片表面质量检查方法与单光球面镜片表面质量的检测方法相同，在明视场消光黑背景下，检验灯使用 15W 荧光灯或带有灯罩的 40W 无色白炽灯，将眼镜片置于光源前 300mm 左右，移动镜片，不借助于放大光学装置，目测检查：眼镜片表面是否有、划痕，眼镜片内有无超过标准允许的条纹、气泡、霍光（跳光）以及色泽不均匀等质量问题。

根据眼镜镜片国家标准（GB 13511.1—2011）中规定：镜片表面应光洁，透视清晰，表面不允许有橘皮和霉斑；在以基准点为中

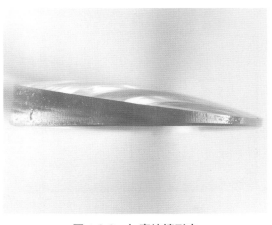

图 4-2-2　加磨棱镜形态

心，直径 30mm 的区域内不能存在影响视力的霍光、螺旋形等内在的缺陷。

（3）镜片顶焦度检测，确定加工基准点，标记印点（视频 4-2-1）：

使用焦度计检查镜片的顶焦度，若符合国标要求，进行打点标识确定加工基准点（加工基准点的确定，移心棱镜加工与加磨棱镜加工相同），如图 4-2-3 所示。

注意：此时焦度计打印出三个点，中间的一个点即为加工基准点，三点的连线即为水平加工基准线，但是中间的点不是镜片的光心，如图 4-2-4。

在镜片上靠近自己方向做标记是为了避免加工时棱镜底向做反，左右眼弄错（在后面的加工过程中该标记始终朝上放置），如图 4-2-5。

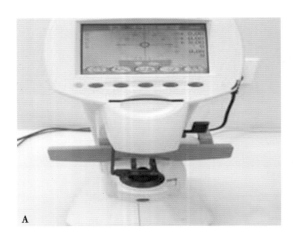

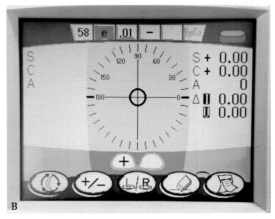

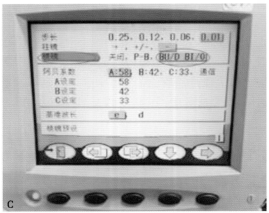

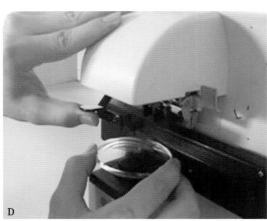

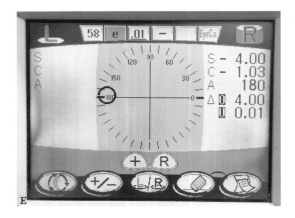

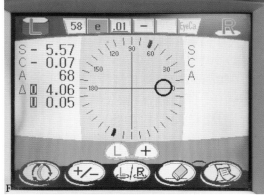

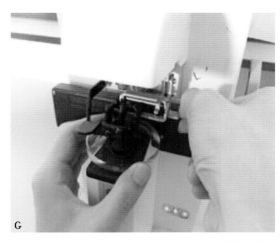 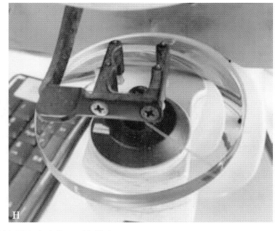

图 4-2-3 镜片顶焦度检测及确定加工基准点

A．打开电源开关，仪器自检；B．进入初始测量界面；C．设置棱镜度显示方式为 BU/D 显示，阿贝数跟镜片阿贝数一致；D．镜片后表面放置在测量支座上并移动镜片；E．移动镜片根据国标找到与处方要求合格右眼的数据，若没有则退片重订，若有进行图 4-2-3G 的操作；F．移动镜片根据国标找到与处方要求合格左眼的数据，若没有则退片重订，若有进行图 4-2-3G 的操作；G．旋转印点旋钮，点出加工基准点；H．在镜片靠近自己的方向做标记，标记眼别

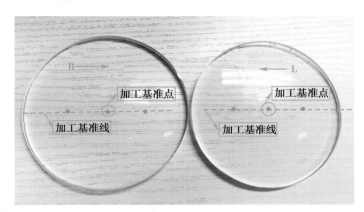

图 4-2-4 点出加工基准点并标记的左、右眼镜片

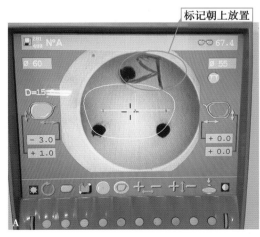 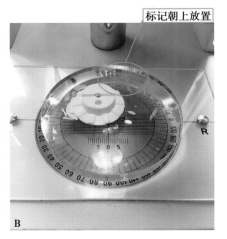

图 4-2-5
A．全自动磨边机定中心；B．半自动磨边机定中心

2．核对眼镜架

（1）按订单对眼镜架进行加工前核对：查看订单，根据订单内容逐项核对眼镜架的品

牌、型号规格、颜色等,防止错发。眼镜架的型号规格、品牌、材质、产地等信息,分别印刻在眼镜架的两镜腿内侧(图4-2-6所示)。

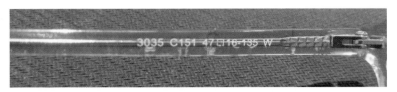

图 4-2-6A　镜架左镜腿内侧标识

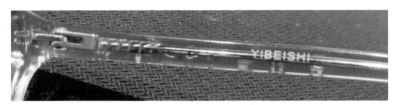

图 4-2-6B　镜架右腿内侧标识

(2)眼镜架外观检查

1)眼镜架的表面应光滑、色泽均匀,没有直径≥0.5mm 的麻点、颗粒和明显擦伤,没有漆皮脱落、翻槽等。

2)左右镜圈应是否对称,身腿倾斜角应是否符合要求,镜腿开闭自如等。

3)眼镜架镜圈槽深浅均匀,无凸凹不平现象。

二、加工制作

(一)加磨棱镜眼镜的加工制作

1. 制作模板(视频4-2-2)

(1)全自动磨边机扫描仪扫描形状(图4-2-7)

(2)扫描镜架

1)打开扫描仪与全自动磨边机电源开关,机器自动进行初始化的自检和复位操作,如开机正常,初始化完成后,按扫描仪屏幕上显示的确认键"◙",屏幕会显示原始布局界面。

2)检查将要扫描的镜圈槽过渡是否平滑,有无明显凸起等,若有,更换镜架,若无,将镜架前表面朝下放入扫描仪内,向内轻推夹具使其夹紧镜架,如图4-2-8。

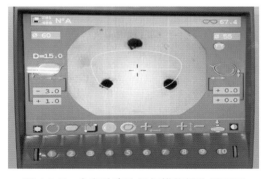

图 4-2-7　全自动磨边机扫描仪操作界面图

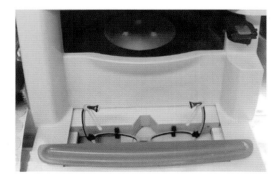

图 4-2-8　镜架放入扫描仓

3)扫描参数设定和扫描

①通过按图4-2-7中"2"号键选择扫描右眼镜圈(有双眼扫描"▧"、左眼扫描"◨"或右

眼扫描"▨"等，按确认键"◎"后扫描仪进行自动扫描）。

扫描单眼镜圈时，扫描完成后屏幕优先显示扫描的镜圈（即扫描左眼先显示左眼◙，扫描右眼显示右眼◙。扫描双眼镜圈，此时扫描完成后默认优先显示右眼。当图形传输到磨边机时也是同样的显示顺序。

②按图 4-2-7 中"1"号键（◎开始扫描键）开始扫描镜圈操作，扫描完成后（图 4-2-9），根据镜架实际鼻梁距按"━"或"➕"输入镜架鼻梁距，然后再次按下"◎"显示扫描完成后的镜圈图形（图 4-2-10）。

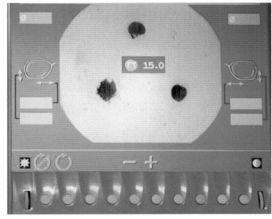
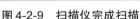

图 4-2-9　扫描仪完成扫描

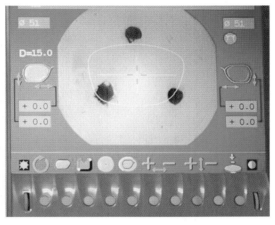

图 4-2-10　显示扫描的图形

（3）扫描衬片（具体过程操作参照本书无框眼镜定配加工情境）

1）对于镜架镜圈材质比较软的镜架，由于用扫描仪直接扫描镜圈会造成扫描后的形状与镜圈本身形状相差较大，选择扫描衬片。

2）对于卸下衬片后，镜圈变形较大，且不能通过调整恢复的镜架，要选择扫描衬片。

2. 确定加工中心

（1）设置镜片的参数：对应扫描仪显示屏幕上的按键图标，按键选择镜片相关的参数。

1）选择定心镜片的类型：按键选择镜片类型，有单光、双光、渐进等类型，单光镜片选择"◙"。

2）选择定心镜片是右片或左片：按键选择定心镜片是右片"◙"还是左片"◙"，先选择右片"◙"。

3）设置水平移心量数值：按水平方向尺寸调整键➕━的"+"或"-"键，设定右眼水平移心量，屏幕上瞳孔中心十字图标（屏幕中的白色"十"）垂直线移至相应水平坐标位置（图 4-2-11 示右眼水平移心量 3mm）。

4）设置垂直移心量数值：按垂直方向尺寸调整键"➕┃━"的"+"或"-"键，设定右眼垂直移心量，屏幕上瞳孔中心十字图标水平线移至相应高度坐标位置（图 4-2-11 示右眼垂直移心量 1mm）。

（2）在定中心仪上正确放置镜片

1）将已印点标记右镜片放镜片支架上，则扫描仪显示屏显示镜片圆形形状、镜片表面三个印点，如图 4-2-12A 示。

2）前后左右移动镜片和转动镜片，将镜

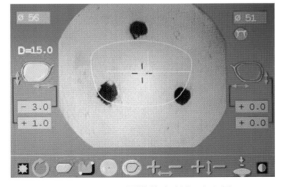

图 4-2-11　设置镜片参数与移心量

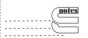

片中心印点对准瞳孔中心十字中心，三个印点与瞳孔中心十字水平线重合，如图4-2-12B 示。

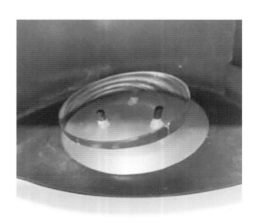

图4-2-12A 镜片放在镜片支架上

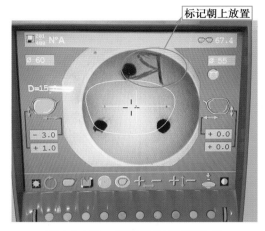

图4-2-12B 移动镜片至正确位置

（3）镜片上吸盘

1）在定中心仪摇臂吸盘座上装上带双面胶的吸盘，如图4-2-13 示。

2）按显示屏上吸盘按键"🔳"，定中心仪摇臂会自动沿水平方向向内转动至镜片上方，然后向下给镜片压上吸盘，完成右镜片的初步定中心。

3）取下粘有吸盘的镜片用瞳距尺测量移心量是否正确（由于镜片的加工基准点位置有棱镜，光线通过棱镜会向基底方向发生偏折所以此时粘好吸盘的镜片移心量会有偏差），根据测量结果偏差情况重新输入移心量上盘。

如图4-2-14 示测量实际水平移心量为 2mm，比需要的移心量为 3mm 小了 1mm，此时我们需要重新输入水平移心量 4mm，然后重新上吸盘。

同理，换左镜片重复上述定心参数设定、镜片定位和上吸盘操作，完成左镜片的定中心。

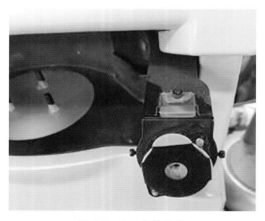

图4-2-13 安装吸盘

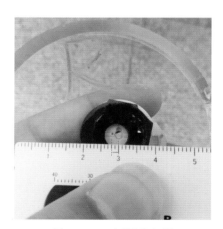

图4-2-14 测量移心量

3．磨边机磨边（视频4-2-3）

（1）开机初始化：打开电源，磨边机进行初始化自检和复位操作，如一切正常，初始化完成后，磨边机加工仓仓门开启，屏幕显示原始界面，按确认键"🔵"，屏幕显示操作界面，如图4-2-15 示。

按形状检索键"🔳"，屏幕上显示关联的扫描仪最后一次扫描仪扫描的镜片形状。

（2）装夹右镜片：将带吸盘右镜片按正确方向定位装入加工仓卡头中，按镜片夹紧键

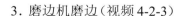

"▓"，镜片夹头自动夹紧镜片，如图4-2-16。

（3）设置右镜片磨边参数：按磨边机上排控制键盘中相关按键，正确选择镜片磨边的相关模式或参数，如图4-2-16示。

左或右片磨边选择：按左/右镜片选择键，如磨右片则选择右镜片图标"◐"。

镜片材料选择：按镜片材质选择键，选择树脂镜片材料"▓▓"。

抛光模式选择：按是否抛光选择键，选择启用镜片的不抛光模式"▧"。

磨制压力选择：按工作模式选择键，选择镜片的安全压力模式"▨"。

磨边类型选择：按磨边类型选择键，有自动尖边、手动尖边、自动平边、自动开槽、手动开槽等，全框棱镜眼镜选择手动尖边"▨"。

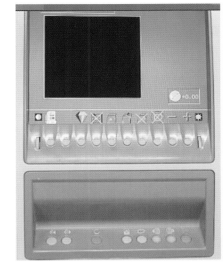

图4-2-15　全自动磨边机操作界面图

磨边尺寸调整：按"+"或"−"键，可对镜片磨边尺寸进行放大或缩小。

（4）对右镜片磨尖边：磨边参数设定完成后，按下排控制键盘中的启动键"◐"，仓门自动关闭，磨边机镜片探头先自动探测镜片磨边位置处前后表面的磨边数据，探测结束后屏幕显示磨尖边位置处及镜片前后表面环状曲线图，共三条，中间白色为尖边位置，两条蓝色环曲线表示镜片前后表面，如图4-2-17A示。

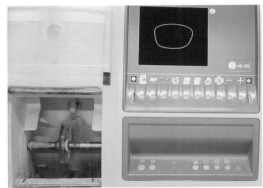

图4-2-16　正确装入镜片并设置磨边参数

设置尖边位置：按图4-2-17A所示中的"▨"设置尖边位置为百分比设定，按"+"或"−"键设定尖边位置为50%，如图4-2-17B示。

再次按下排控制键盘中的启动键"◐"，开始磨边，磨边完成后仓门自动打开。

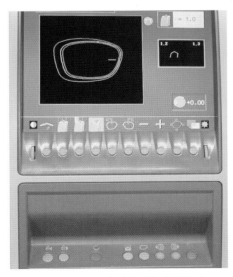

图4-2-17A　尖边位置设置界面

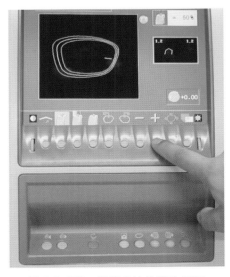

图4-2-17B　设置尖边位置为50%

（5）右镜片再磨（重修）：右镜片磨边完成后，屏幕上右片"◎"图标呈现亮色并不断闪烁，表示右镜片可进行二次磨边操作。

按镜片放松键"■"，取出右镜片，先不要卸下吸盘，检查镜片形状、大小及磨边质量。如镜片尺寸偏大，可对镜片进行二次磨边。

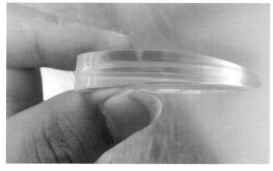

将带吸盘右镜片再次装入磨边机夹头并夹紧，按尺寸缩小键"−"至所需尺寸，按再磨键"■"，磨边机自动对镜片进行再磨，再磨完成后，仓门自动打开。

（6）完成左镜片磨尖边：右镜片磨边完成后，将带吸盘的左镜片正确位置装入磨边机加工仓夹头并夹紧，按上述相同方法设定左镜片磨边参数和完成左镜片的磨边（图4-2-18）。

图4-2-18 磨制完成后棱镜镜片尖边位置

4．安装镜片

（1）打开烘热器，将板材镜架用烘灯均匀加热，注意只需稍微加热即可，不要烤焦镜架。

（2）磨制完成的镜片倒安全角后（按照先装棱镜顶端，后装底端；先装镜圈尖角最后钝角的顺序，如图4-2-19装片，在这里建议将镜片带吸盘装入镜架，尽量保证吸盘上的凹槽在同一水平线，这样可以减小在镜片装入镜架后轴向跟底向的偏差，如图4-2-19所示。

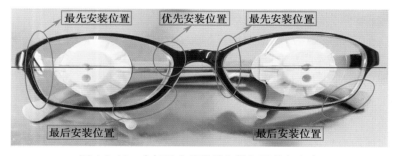

图4-2-19 未卸吸盘镜片装入镜架及装入顺序

（3）注意事项

1）棱镜眼镜当基底在鼻侧位置时，在装片的时候注意鼻支架不要顶崩镜片（可以用手动磨边机将厚的位置适当磨薄）；当镜架为半框时，注意棱镜顶部位置不要崩裂。

2）磨边机开机自动初始化时发现问题或有故障，屏幕会显示相关的错误信息图标，待问题排除后才能进行下一步操作。

3）磨边机磨边过程中，磨边参数选择相关按键对应屏幕图标显示为亮色，则该键对应参数可以再进行调整，如对应图标显示为暗色，则不能调整。

4）镜片磨边时可随时按急停键"■"，停止磨边操作。

5）镜片二次磨制时，镜片上吸盘位置不能有任何移动。

6）不同品牌全自动磨边机，各按键对应图标略有不同。

（二）压贴棱镜眼镜加工

压贴三棱镜眼镜是在已经加工完成的光学眼镜镜片后表面上压贴一层塑料薄膜棱镜，因此需要压贴的镜片不能选择镀膜镜片，因为镀膜镜片表面相对光滑不易贴合。

压贴薄膜棱镜是贴在镜片后表面的，所以要尽量选择板材镜架，板材镜架宽厚的镜圈会起到保护压贴棱镜不会因为磕碰造成边缘翘起，如图4-2-20所示。

1.检查压贴棱镜薄膜是否为三棱镜，并核对薄膜上标识的棱镜度与处方是否一致，如图4-2-21，标有"base"的方向为三棱镜的基底所在方向，标有"$10^{\triangle}$"表示棱镜度为$10^{\triangle}$。

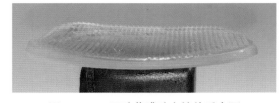

图4-2-20　压贴薄膜贴在镜片后表面

2.先按照处方要求完成全框眼镜加工并检验，检验合格后在镜片上恢复镜片的加工基准点，如图4-2-22所示（具体步骤参照本书前面情境）。

棱镜度标识

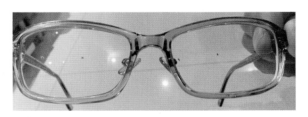

基底方向标识

图4-2-21　压贴棱镜标识

图4-2-22　在需要压贴的眼镜镜片上恢复加工基准点

3.压贴

（1）压贴棱镜时，认真阅读处方，确认棱镜的基地方向，压贴棱镜上标有"base"的一端为基底，如图4-2-21所示。

在镜片上做一条水平参考线，将压贴棱镜光滑面与光学镜片后表面贴合，底向内/外时，压贴镜片的直线要垂直，如图4-2-23所示（底向上/下时，压贴镜片的直线要水平）。用手轻轻按压压贴镜片使与光学镜片初步贴实。

（2）选择锋利且刃薄的剪刀，将剪刀刀刃与压贴镜片成锐角，如图4-2-24示，沿着光学镜片边缘剪出镜片轮廓，注意不要剪到镜片。然后将压贴镜片取下（操作做过程中不要用指甲、剪刀等硬物划到压贴薄膜）按照镜片轮廓精细修剪，保证轮廓无凸起小角，边缘成锐角，且修剪完成的压贴薄膜放在原镜片上时边缘不要接触镜框，如图4-2-25及视频4-2-4。

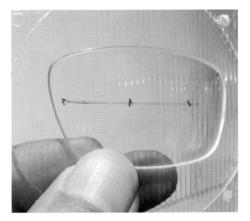

图4-2-23　初步将压贴薄膜与镜片正确贴合

（3）用弱碱性低浓度清洗剂清洗光学镜片、框架及压贴棱镜表面，去除灰尘和油腻。压贴棱镜与光学镜片一定要彻底清洗干净，并彻底用清水冲洗干净，不要留下任何洗涤液痕迹，同时操作人员的手也必须清洗干净。

（4）用一个干净容器装水，将眼镜和压贴薄膜浸入水中，如图4-2-26，再次确定棱镜的基底方向（可以选择一个直线参照物），保证棱镜线水平或垂直。在水中，使压贴棱镜光滑面与眼镜后表面紧密贴合，并通过滑动固定压贴镜片的位置，用拇指由压贴镜片中心向四周赶出气泡（视频4-2-5）。

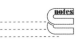

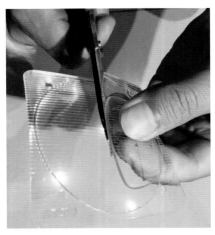

图 4-2-24 剪刀刀刃与压贴镜片成锐角

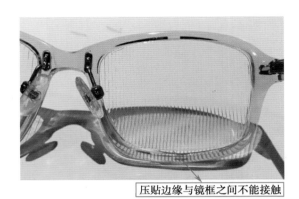

压贴边缘与镜框之间不能接触

图 4-2-25 压贴薄膜边缘不能接触镜架

（5）当压贴棱镜与镜片之间没有任何气泡时，从水中取出眼镜，保持压贴镜片不能移动，用手捏住两镜片取出，自然晾干 24 小时，完成压贴，如图 4-2-27 示。

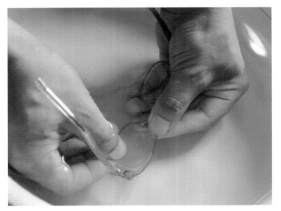

图 4-2-26 压贴薄膜与眼镜完全浸入水中

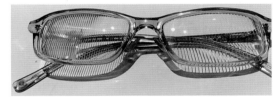

图 4-2-27 压贴完成的压贴棱镜眼镜

三、眼镜整形与质量检测

（一）眼镜整形

棱镜眼镜整形内容、整形质量要求，与全框眼镜的整形相同。需要注意的是，棱镜镜片底端比较厚，在需要使用整形钳整形时，避免整形钳挤压到棱镜镜片；用烘灯加热除调整镜腿以外的部位时，需要取下镜片操作。

压贴眼镜整形要求与前面棱镜整形基本相同，需要注意整形过程中不要触碰压贴部分，以免造成压贴棱镜移动或留下压痕或划痕。

（二）质量检测

1. 外观及表面质量检测

（1）镜片形状：用镜圈衬片比对检查镜片形状是否与镜圈几何形状基本一致且左右对称。

（2）镜片松紧度：用手转动镜片，感觉镜片是否在镜圈内松动，如松动，即为片小。如果镜片较大，在镜圈中会镶嵌过紧，造成应力过大，甚至出现镜片膨出镜圈现象，甚至改变镜片表面弯度。可用应力仪检查装配应力大小。或者转动眼镜，观察棱镜镜片顶端处反光是否有条纹现象，若有说明镜片过大。

（3）镜片尖边位置：从眼镜上方观察镜片尖边位置是否满足要求（图 4-2-28）。

（4）镜片表面质量：在明视场消光黑背景下，直接目测检验镜片表面是否有划伤、麻点、脱膜、膜层裂纹、两眼镜片片基颜色或膜色不一致等疵病。镜片内部是否存在气泡、杂质等疵病。镜片是否有倒安全角、倒安全角是否均匀，镜片边缘是否有毛刺、崩边现象。

（5）眼镜架外观：目测镜架是否有焦损、翻边、扭曲、钳痕、镀层脱落、明显擦痕现象。

（6）压贴三棱镜眼镜待晾干后用灯光反光目测镜片与压贴薄膜之间是否有气泡、油渍等。

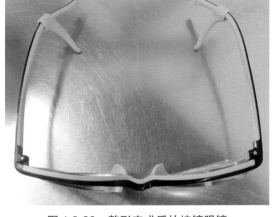

图 4-2-28　整形完成后的棱镜眼镜

2. 光学参数检测

（1）将加工完成后的眼镜用瞳距尺根据瞳距在镜片上找到右眼与左眼镜片的瞳孔中心对应点，并用记号笔标记，如图 4-2-29 和视频 4-2-6。

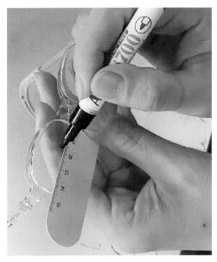

图 4-2-29A　标记右眼加工基准点

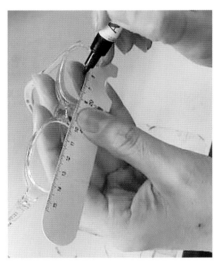

图 4-2-29B　标记左眼加工基准点

（2）在顶焦度计上检测左眼与右眼镜片标记位置光学参数是否符合 GB 13511.1—2011 国家标准中的规定，符合则合格（图 4-2-30）。

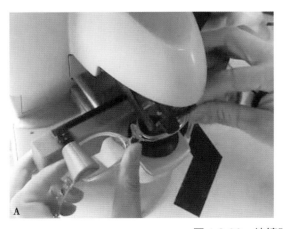

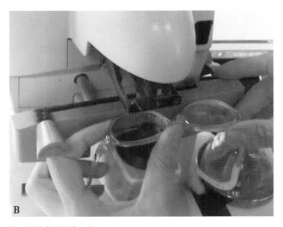

图 4-2-30　棱镜眼镜光学参数检测
A. 检测右眼；B. 检测左眼

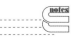

四、配发

（一）订单确认

眼镜配发的首要环节就是订单确认，主要内容包括：患者的姓名、职业、年龄，患者的处方，镜框和镜片的品牌、规格型号、价格，特殊的加工需求等。交付顾客时要根据处方的各项要求逐一进行核对确认，确认无误后，回收配镜单进行存档，并交给顾客试戴，若配戴有不适感需进行校配。

（二）校配

根据五官与戴镜习惯进行针对性校配，使配镜者达到配戴舒适和视觉效果理想的目的。

棱镜眼镜校配时的手法与整形相同，尽量不要使镜片受力，校配指标及要求，与其他框架眼镜道理相同（具体操作请参照前面情境眼镜校配部分）。

（三）戴镜指导

1. 棱镜眼镜主要用于斜视矫正、代偿头位、术后眼位矫正等，在配发时，要向患者说明使用方法及注意事项。因此戴镜和摘镜时一定要双手握着挂耳，从脸颊的正面戴上或取下，避免单手摘戴造成配戴一段时间后眼镜歪斜，影响矫正效果。如果出现镜架配件缺失，螺丝松动，眼镜歪斜等现象，建议找专业人员调整。

2. 配发到顾客手中，告知压贴三棱镜较软不要用指甲等硬物接触，很容易在表面留下划痕、压痕等，压贴棱镜在使用时不能用力擦拭（擦拭会造成压贴棱镜移动以及边缘翘起），有灰尘时要用清水冲洗，然后用洁净镜布蘸去水珠，如出现压贴薄移动，或者出现气泡请专业人员帮忙处理。

【实训项目及考核标准】

1. **实训项目**　全框加磨棱镜眼镜加工。

（1）实训目的

1）能看懂棱镜眼镜验光处方，并能确定和规范书写配镜订单。

2）能使用自动焦度计测定棱镜镜片顶焦度，确定加工基准点并印点标记。

3）能利用全自动（或半自动）磨边机加工制作全框棱镜眼镜。

4）会对棱镜眼镜进行质量检测，能对顾客进行戴镜指导。

（2）实训工具：配镜订单若干、全框眼镜架、眼镜片、焦度计、手工磨边机、全自动（半自动）磨边机及其扫描仪和中心仪、拆吸盘专用钳、螺丝刀、整形工具、记号笔等。

（3）实训内容

1）学生按各自的实训小组组织在一起，领取各组配发的实训材料，在指定的机位旁准备就绪。

2）根据给定的加工条件，小组讨论分析，确定正确的加工技术路线。教师巡回检查、指导。

3）按既定加工路线，学生分组利用自动焦度计、全自动磨边机等设备完成眼镜片顶焦度的检测、全框棱镜眼镜的加工制作、眼镜整形与质量检测、眼镜校配与戴镜指导等工作任务。教师巡回检查、指导。

4）任务完成后，各小组展示定配好的全框加磨棱镜眼镜。教师有针对性地点评、总结。

2. 考核标准

表 4-2-1　全框加磨棱镜眼镜加工

实训名称		全框加磨棱镜眼镜加工			
项目	分值	要求	得分	扣分	说明
素质要求	5	着装整洁，仪表大方，举止得体，态度和蔼，团队合作，说普通话，拿放镜架、镜片规范			
实训前	15	组织准备：实训小组的划分与组织 工具准备：实训工具齐全 实训者准备：遵守实训室规章制度			
	10	根据处方，使用焦度计正确印点标记			
	8	正确使用扫描仪扫描镜架			
	10	使用定中心仪准确移心和安装吸盘			
	16	正确使用全自动磨边机磨手动尖边			
	4	用手工磨边机倒安全角			
	4	安装			
	8	整形			
实训后	5	整理及清洁用物			
熟练程度	15	程序正确，操作规范，动作熟练			
实训总分	100				

3. 思考题

（1）在加工棱镜眼镜时，如何确定镜片的加工基准点？

（2）在加工棱镜眼镜的过程中，如何正确移心与定中心？

4. 实训报告　总结实训过程，写出实训报告。

索 引